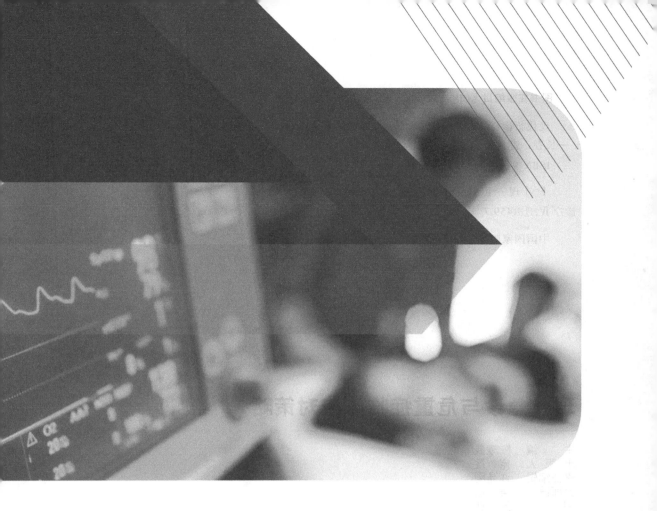

现代**急诊与危重症**
临床应对策略

主编 陈耀武等

U0334803

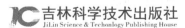
吉林科学技术出版社
JiLin Science & Techonlogy Publishing House

图书在版编目（CIP）数据

现代急诊与危重症临床应对策略 / 陈耀武等主编
. —长春：吉林科学技术出版社，2023.5
ISBN 978-7-5744-0406-9

Ⅰ.①现… Ⅱ.①陈… Ⅲ.①急性病—诊疗②险症—
诊疗 Ⅳ.①R459.7

中国国家版本馆CIP数据核字（2023）第092831号

现代急诊与危重症临床应对策略

主 　编	陈耀武等
出 版 人	宛　霞
责任编辑	许晶刚
封面设计	吴　迪
制 　版	吴　迪
幅面尺寸	185mm×260mm
开 　本	16
字 　数	400 千字
印 　张	16
印 　数	1-1500 册
版 　次	2023年5月第1版
印 　次	2024年1月第1次印刷

出 　版	吉林科学技术出版社
发 　行	吉林科学技术出版社
地 　址	长春市福祉大路5788号
邮 　编	130118
发行部电话/传真	0431-81629529 81629530 81629531
	81629532 81629533 81629534
储运部电话	0431-86059116
编辑部电话	0431-81629518
印 　刷	廊坊市印艺阁数字科技有限公司

书 　号	ISBN 978-7-5744-0406-9
定 　价	108.00元

《现代急诊与危重症临床应对策略》编委会

主 编

陈耀武	丽江市人民医院
杨贺英	昆明市延安医院
曹云友	云南省第一人民医院
谭 芳	昆明医科大学第一附属医院
郝 丽	昆明市延安医院
张 阳	长沙市第四医院（滨水新城院区）

副主编

杜贤荣	山西省人民医院
严 冉	云南博亚医院
宋 辉	深圳市宝安区人民医院
李洪鸿	佛山市南海区第七人民医院
罗文娟	广东省第二人民医院
朱 昊	苏州科技城医院
王利剑	佛山市顺德区第三人民医院

编 委

粟伟栋	长沙卫生职业学院

前 言

随着医学的飞速发展和科学技术的进步,现代急救医学和重症医学的发展也日益完善。急救医学是一门跨专业、跨学科的独立医学分科,很多内容存在交叉,但它在医疗服务模式、诊断的认识规律和治疗原则等方面又具有其自身的特殊性,包括急诊急救、危重病加强医疗、急救医疗管理体系等部分。

本书首先分别介绍了心肺复苏技术、器官功能支持技术、血流动力学监测、重症超声、重症监护等常用的危重症监测救护技术;然后从重症患者的感染问题、脓毒症与多器官功能障碍、各系统急危重症等方面进行详细阐述;此外,针对临床常见的难治性哮喘、急性呼吸窘迫综合征、脓毒症等急危重症也有深入分析。本书内容丰富,资料新颖,叙述详细,条理清晰,具有科学性、先进性、实用性等特点,是一部反映现代临床急危重症诊疗方面的新著,适用于急诊科、危重症科、相关科室医务人员和医学院校师生参考使用。

由于参加编写的人员较多,文笔不尽一致,繁简程度也不尽相同,加之编者的时间有限,不足之处在所难免,望广大读者批评指正。

编 者

目 录

第一章 心肺脑复苏技术

第一节 心肺脑复苏基础与进展

心搏骤停（cardiac arrest，CA），又称心源性猝死，是发达国家的首要死亡原因。每年美国和加拿大超过 30 万人因此而丧生，我国 2010 年的统计数据显示，国内每年死于心搏骤停的总人数为 54.4 万人。心肺复苏（cardiac pulmonary resuscitation，CPR）是抢救心搏呼吸骤停患者的重要措施。CPR 发展至今已有 50 多年的历史，现代传统 CPR 的基本框架形成于 20 世纪五六十年代，其标志是确立 CPR 的四大基本技术，即口对口人工呼吸、胸外心脏按压、体表电除颤和肾上腺素等药物的应用。随着技术的进步，患者恢复自主呼吸和循环功能的可能性较以往有了很大的提高，但是长时间心脏停搏后导致的缺血缺氧性脑病，却成为影响预后的独立因素。针对此，近年来有学者提出心肺脑复苏（cardiac pulmonary cerebral resuscitation，CPCR）的概念，旨在强调脑保护和脑复苏的重要性。

一、心搏骤停的定义与诊断

心搏骤停（CA）是指心脏射血功能的突然终止，患者对刺激无反应，无脉搏，无呼吸或濒死叹息样呼吸，如不能得到及时有效的救治，常导致即刻死亡。

临床上根据以下 3 点诊断 CA：①无意识——患者意识突然丧失，对刺激无反应，可伴四肢抽搐；②无脉搏——心音及大动脉搏动消失，血压测不出；③无呼吸——面色苍白或发绀，呼吸停止或濒死叹息样呼吸。

二、心搏骤停的原因

1.器质性心脏病　器质性心脏病是 CA 的最常见原因，其中冠心病最常见，占 CA 总人群的 80%；其次为心肌病，占 10%～15%，是 35 岁以下人群出现 CA 的主要原因。此外，心脏瓣膜病变及先天性心脏病亦可引起 CA。

2.非器质性心脏病　此类患者本身并无心脏结构异常，通常由于心脏电活动异常致恶性心律失常而引起 CA。

3.其他原因　除心脏本身的病变外，休克、缺氧、严重的水电解质平衡和代谢紊乱、中毒和呼吸系统疾病均可导致 CA。

临床上，通常可按"6H5T"来分析 CA 的原因。"6H"，即低血容量（hypovolemia）、低氧血症（hypoxemia）、酸中毒（hydrogen ion）、高/低钾血症（hyper/hypokalemia）、低血糖（hypoglycemia）、低体温（hypothermia）；"5T"，即中毒（toxins）、心脏压塞（tamponade）、张力性气胸（tension pneumothorax）、冠状动脉或肺动脉栓塞（thrombosis of the coronary/pulmonary vasculature）、创伤（trauma）。

三、心搏骤停的类型

CA 后的临床表现是一致的,但依据心电图可分为以下 4 种类型。

1.心室颤动　心室颤动(ventricular fibrillation,VF)是指心电图的波形、振幅与频率均不规则,无法辨认 QRS 波、ST 段与 T 波。

2.无脉性室速　无脉性室速(pulseless ventricular tachycardia,PVT)是指脉搏消失的室性心动过速。

3.无脉性电活动　无脉性电活动过去称电机械分离,心脏有持续的电活动,但是没有有效的机械收缩。心电图表现为正常或宽而畸形、振幅较低的 QRS 波群,频率多在30 次/分以下(慢而无效的室性节律)。

4.心室停搏　心室停搏指心肌完全失去电活动能力,在心电图上表现为一条直线。

临床上通常根据电击除颤能否有效恢复灌注性心律,将心律分为可电击性心律和非可电击性心律两类。

(1)可电击性心律:包括 VF 和 PVT,抢救的关键在于及早电击除颤、及时有效地予以 CPR。

(2)非可电击性心律:指无脉性电活动和心室停搏,其对电击除颤无效,复苏效果极差。

四、CPR 复苏流程

经过 50 多年的发展,CPR 过程已经逐步程序化、规范化和社会化。为了便于理解记忆,Safar 将 CPR 分成 3 期。

1.基础生命支持(basic life support,BLS) 或称初期复苏,包括开放气道、口对口人工呼吸和胸外心脏按压。

2.高级生命支持(advanced life support,ALS) 或称后期复苏,目的是基于更有效的呼吸和循环支持,首先争取心脏复跳,使自主呼吸随之恢复,以稳定循环和呼吸功能,为脑复苏提供良好的前提条件和基础。

3.延续生命支持(prolonged life support,PLS) 或称复苏后治疗(post－resuscitation treatment,PRT),指自主循环恢复(restoration of spontaneous circulation,ROSC)后,以脑复苏或脑保护为中心的全身支持疗法,也包括进一步维持循环和呼吸功能。

五、生存链

1992 年,美国心脏病协会主办的全美第 5 次心肺复苏会议提出生存链的概念。生存链是指提高心搏呼吸骤停院外抢救成功率的几个关键步骤:及早启动急救程序、及早CPR、及早电击除颤和及早进一步治疗。专家们认为各个步骤一环扣一环,相互衔接,任何一个步骤的延误都可能导致抢救失败。生存链的概念在各次国际复苏指南会议上均得到重申,也做了部分修改。新发布的 2015 版《美国心脏协会心肺复苏及心血管急救指南》(以下简称《2015CPR 指南》)进一步区分了救治院内心搏骤停(in-hospital cardiac ar-rest,IHCA)和院外心搏骤停(out-of-hospital cardiac arrest,OHCA)患者生存链的不同(见图 1-1),因为 IHCA 和 OHCA 这两种情况所需要的架构和流程大不相同。OHCA 患者将依赖他们的社区获得救助。非专业救护人员必须识别出 CA、进行呼救、开始 CPR 并给予除颤[公共场所除颤(public access defibrillation,PAD)],直到接受过紧急医疗服务(emergency medical service,EMS)培训的专业团队接手后,将患者转移到急诊室和(或)心导管室。患者最终会被转移到重症监护病房接受后续救治。相反,IHCA患者依赖专门的监控系统(如快速反应或早期预警系统)来预防CA。如果发生CA,患者将依赖医疗机构各个部门和服务间的顺畅沟通,以及由专业医疗人员,包括医师、护士、呼吸治疗师等组成的多学科团队。

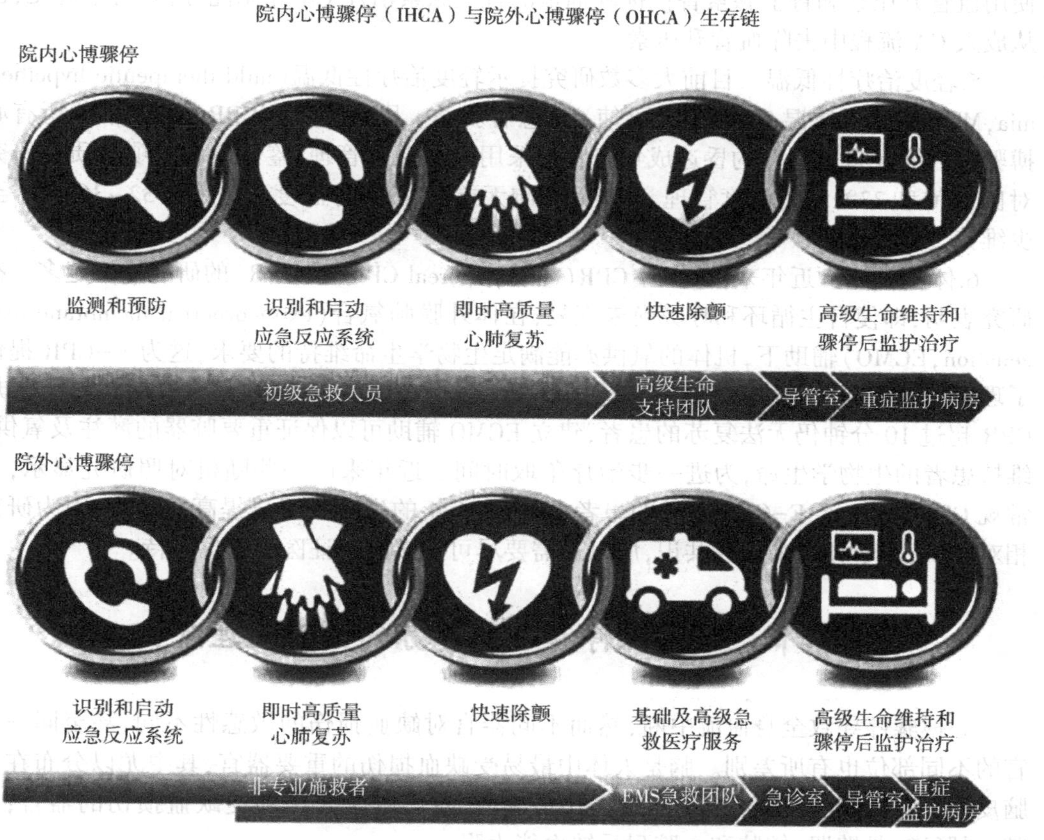

院内心博骤停(IHCA)与院外心博骤停(OHCA)生存链

院内心博骤停

监测和预防　　识别和启动　　即时高质量　　快速除颤　　高级生命维持和
　　　　　　　应急反应系统　心肺复苏　　　　　　　　　骤停后监护治疗

初级急救人员　　　　　　　高级生命　　导管室　　重症监护病房
　　　　　　　　　　　　　支持团队

院外心博骤停

识别和启动　　即时高质量　　快速除颤　　基础及高级急　　高级生命维持和
应急反应系统　心肺复苏　　　　　　　　救医疗服务　　　骤停后监护治疗

非专业施救者　　　　　　　　EMS急救团队　急诊室　导管室　重症
　　　　　　　　　　　　　　　　　　　　　　　　　　　监护病房

图1-1　《2015CPR指南》心血管急救成人生存链

六、CPR进展

经过多年的研究和探索,现代心肺脑复苏取得了很大的进步。自《2015 CPR指南》发布以后,CPR领域取得了较大进展,有些甚至是颠覆性的,主要集中在以下几个方面。

1.对院外心博骤停(OHCA)患者实施单纯胸外按压 vs 胸外按压+通气　国外几个单中心的研究结果表明,对OHCA患者由非专业施救人员单纯实施胸外按压,与实施传统CPR相比,存活率相近,因此推荐对OHCA患者在急救人员到来前,仅实施单纯胸外按压。

2.机械CPR vs.徒手CPR　LNC研究表明机械CPR在OHCA患者抢救中相对徒手CPR并未显示出优势。目前,对于机械CPR设备在OHCA或IHCA患者的生存率和神经系统结局方面是否具有优势尚不明确。因此,人工胸外按压仍然是治疗 CA 的标准措施,但在进行高质量人工胸外按压比较困难的条件下,可选择机械活塞装置进行胸外按压。

3.高级气道 vs 面罩　多数研究提示,院前气管插管与较差的神经系统结局相关,有的研究还发现院前气管插管与患者死亡风险增高相关,声门上气道亦未发现对存活率有显著优势,由此提示院前建立任何形式的高级气道均可能是有害的。

4.药物治疗进展　早期肾上腺素可能改善 OHCA 患者长期和神经系统预后,但联合使用血管升压素和肾上腺素替代标准剂量的肾上腺素治疗 CA 并无优势,为简单起见,已从成人 CA 流程中去除血管升压素。

5.轻度治疗性低温　目前大多数研究提示轻度治疗性低温(mild therapeutic hypothermia,MTH)(目标体温 32~34℃)可使 CA 患者获益。因此,《2015CPR 指南》推荐所有心搏骤停后恢复自主循环的昏迷成年患者都采用目标温度管理,鉴于最新一项高质量研究对比 36℃ 和 33℃ 两种温度管理,对预后影响无差异,故目标温度可选定在 32~36℃,并至少维持 24 小时。

6.体外 CPR　近年来,对体外 CPR(extracorporeal CPR,E-CPR)的研究越来越多。有研究表明,即使自主循环和呼吸尚未恢复,在体外膜肺氧合(extracorporeal membrane oxygenation,ECMO)辅助下,机体的氧供亦能满足生物学生命维持的要求,这为 E-CPR 提供了理论基础。随着技术与材料的改进,ECMO 可以在 20~30 分钟完成安装。对于常规CPR 超过 10 分钟仍无法复苏的患者,建立 ECMO 辅助可以保证重要脏器的灌注及氧供,维持患者的生物学生命,为进一步治疗争取时间。近年来的一些随机对照研究显示,与常规 CPR 相比,经 E-CPR 抢救的患者 30 天及 1 年的生存率明显提高。然而,因为研究相对较少,医学界尚未形成共识,所以还需要尽可能多的循证医学证据支持。

第二节　心搏骤停和心肺复苏的病理生理改变

心搏骤停导致全身血流中断,然而不同器官对缺血损伤的敏感性不同,甚至同一器官的不同部位也有所差别。脑是人体中最易受缺血损伤的重要器官,其中尤以分布在大脑皮质、海马和小脑的神经元细胞损伤最为明显;心脏是其次易受缺血损伤的器官;肾脏、胃肠道、骨骼肌,较脑和心脏耐受缺血能力强。

正常体温情况下,心脏停搏 5 分钟后,脑细胞开始发生不可逆的缺血损伤;如心搏骤停 10 分钟内未行心肺复苏,则神经功能极少能恢复到发病前的水平。心搏骤停与心肺复苏相关的缺血再灌注损伤的病理生理机制,按时间可依次划分为骤停前期、骤停期、复苏期和复苏后期 4 个阶段。

一、骤停前期

心搏骤停前,机体潜在的疾病及促发心搏骤停的因素能明显影响心肌细胞的代谢状态,也将影响到复苏后细胞的存活能力。如窒息引起心搏骤停,之前的低氧血症状态消耗了细胞能量存储,导致酸中毒,又可明显加剧复苏中缺血损伤的程度。相反,细胞也可能对慢性或间断性缺血产生“预处理”效应,从而可对较长时间的缺血有较好的耐受性。

二、骤停期

心搏骤停引起血液循环中断,数秒内即导致组织缺氧和有氧代谢中断。在这种情况下,细胞代谢转为无氧代谢。无氧代谢所产生的三磷酸腺苷极少,难以维持细胞存活所必需的离子浓度梯度。能量消耗的速度因组织不同而不同,同时取决于其能量储备和代谢需求程度。心肌能量消耗与心搏骤停时的心律失常相关,与无脉性电活动或心室停搏相比较,发生颤动的心肌要消耗更多的能量。能量的耗竭导致细胞膜去极化,从而触发了一系列的代谢反应,包括细胞内钙超载、大量氧自由基产生、线粒体功能异常、基因异常表达、降解酶(磷脂酶、核酸内切酶、蛋白酶等)的激活和炎症反应等。

三、复苏期

复苏期仍是全身缺血病理过程的延续,标准的胸外按压产生的心排血量仅为正常时的30%左右,并随着复苏开始时间的延迟和胸外按压时间的延长而下降。大量研究表明,标准心肺复苏所产生的灌注压远不能满足基础状态下心脏和脑的能量需求。最初数分钟,发生内源性儿茶酚胺和血管活性肽大量释放,加强了次要组织的血管收缩,使得血液优先供应脑和心脏。血液灌注的优先分配机制在心肺复苏期间具有重要的意义,因为心肺复苏的目的就是产生足够的心肌血液灌注,使心脏重新恢复节律和有效的机械收缩功能,从而减少重要器官脑的缺血损伤。然而,机体在自主循环恢复后持续存在着血管收缩状态,对血流动力学有着明显的不良影响。复苏成功后,血管收缩导致后负荷的明显增加,给已相当脆弱的心脏增加了额外负担,同时导致一些次要缺血器官继续处于缺血状态。

1.心泵理论 胸外按压时,心脏受到胸骨和胸椎的挤压,使心室和大动脉之间产生压力梯度,这种压力驱使血液流向体循环和肺循环。心脏瓣膜能防止血液倒流,然而随着复苏时间的延长,除了主动脉瓣外,其他瓣膜的功能亦逐渐减弱。

2.胸泵理论 胸外按压时,胸腔内压力增高,在胸腔内血管和胸腔外血管之间形成压力梯度,血液顺着形成的压力梯度流向外周动脉系统。由于上腔静脉和颈内静脉连接部位的静脉瓣膜具有防止血液逆流的功能,所以在按压情况下逆流到脑静脉系统的血流得以受限。根据胸泵理论,由于右心室和肺动脉之间没有压力梯度,因此其作用仅为血流的被动通道。

四、复苏后期

复苏后期的病理生理特点类似于休克综合征,其特征表现为持续缺血诱发的代谢紊乱和再灌注启动的一系列级联代谢反应,两者都介导了细胞的继发性损伤。在初始缺血阶段存活下来的细胞可能由于随后的再灌注损伤而导致死亡。复苏后综合征被定义为严重的全身系统性缺血后多器官功能障碍或衰竭。

心搏骤停复苏成功后,心脏功能明显受抑制,受抑制的心肌定义为"心肌顿抑"。复苏后心功能不全的程度和可逆性,与诱发心搏骤停的前驱致病事件、心搏骤停期间的心脏节律、心搏骤停持续时间及复苏期间应用肾上腺素能药物总剂量相关。复苏后内脏器官缺血所释放的心肌顿抑因子,可使心功能不全进一步恶化。在相当多的患者中,既往和发病时进行性的局灶性心肌缺血(心绞痛或心肌梗死)可引起心脏其他部位的心肌功能不全。

第三节　基础生命支持

　　基础生命支持(BLS)是指心脏停搏发生后就地进行的抢救,基本目的是在尽可能短的时间内进行有效的人工循环和人工呼吸,为心脑提供最低限度的血流灌注和氧供。BLS流程包括心搏骤停的识别与紧急反应系统的启动、早期CPR、迅速使用自动体外除颤仪(AED)除颤3个部分,具体流程图如图1-2所示。

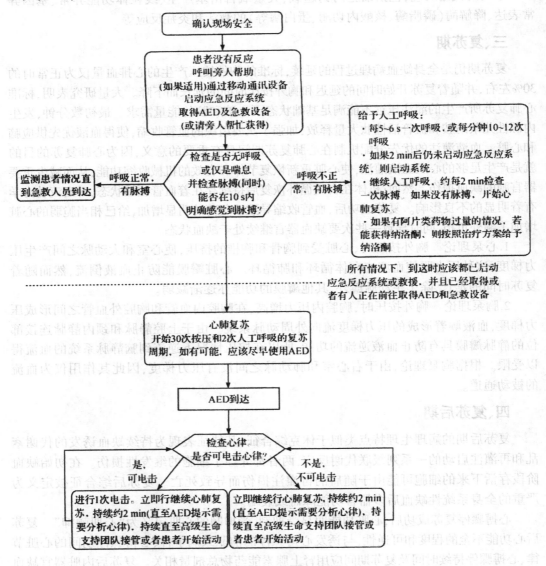

图1-2　成人BLS流程

一、心搏骤停的识别与紧急反应系统的启动

心搏骤停的识别主要基于 3 个方面的判断:患者对刺激有无反应、有无自主呼吸或濒死喘息及有无心博。

1.判断有无反应 循环停止 10 秒,大脑因缺氧而发生昏迷,故意识丧失是心脏停搏的首要表现。施救者要立即拍打患者的双肩及呼叫患者,以判断患者的反应,如果患者有反应,那么他/她就会回答、活动或呻吟;如果患者仍然无反应,则立即大声呼救,也可以通过移动通信设备(如手机)快速启动紧急反应系统。应强调的一点是,在采取任何救治措施之前,施救者必须首先确定周围环境安全,然后再检查反应。

2.判断有无自主呼吸 由于对无反应患者很难准确判定呼吸的情况,同时偶尔喘息并不能达到足够的通气,因此《2010 CPR 指南》取消了既往 CPR 程序中的"看、听和感觉呼吸"来判断有无自主呼吸,当发现患者无反应并且无呼吸或无正常呼吸(仅有喘息)时,施救者就要假设患者发生了心搏骤停。

3.判断有无心博 徒手判断心博停止的方法是触颈总动脉搏动,颈总动脉位于气管与颈部胸锁乳突肌之间的沟内。检查方法:一手示指和中指并拢,置于患者气管正中部位,男性可先触及喉结然后向一旁滑移 2~3cm,至胸锁乳突肌内侧缘凹陷处。为了尽可能地减少胸外按压的延迟,医务人员检查脉搏的时间要少于 10 秒,如果在 10 秒内无法明确感觉到脉搏,就要开始行胸外按压。

二、早期 CPR

CPR 主要包括胸外按压、气道开放和人工呼吸 3 个部分,以往的 CPR 顺序为 A—B—C,即先开放气道,再人工呼吸,最后胸外按压。鉴于循证医学的证据,《2010 CPR 指南》将 CPR 的顺序改为 C—A—B,即先胸外按压,再开放气道,最后人工呼吸。

1.胸外按压 胸外按压指的是在胸骨中下部进行的有力并有节奏的按压。这些按压通过增加胸腔内压力及直接按压心脏产生血流,为心脑提供最低限度的血流灌注和氧供,所以高质量的胸外按压是复苏成功的关键。成人高质量 CPR 注意事项见表 1-1。

(1)部位:胸骨下 1/3 交界处或双乳头与前正中线交界处。

(2)定位:用手指触到靠近施救者一侧的胸廓肋缘,手指向中线滑动到剑突部位,取剑突上两横指,将另一手手掌跟置于两横指上方,置胸骨正中,或直接将一只手掌跟置于双乳头与前正中线交界处的胸骨正中。然后叠加上另一只手,手指锁住,交叉抬起。

(3)按压方法:按压时上半身前倾,腕、肘、肩关节伸直,以髋关节为支点,垂直向下用力,借助上半身的重力进行按压。

(4)按压频率:以 100~120 次/分的速率进行胸外按压。研究表明,当按压速率>120 次/分时,按压深度会由于剂量依存的原理而减少;当按压速率在 100~119 次/分时,按压深度不足的情况约占 35%;而当按压速率提高到 120~139 次/分时,按压深度不足的情况占 50%;当按压速率>140 次/分时,按压深度不足的情况占 70%。

(5)按压幅度:对普通成人实施胸部按压,按压深度至少 5cm,同时避免胸部按压深度大于 6cm。

(6)胸廓充分回弹:胸廓回弹是指在心肺复苏的减压阶段,胸骨回到其自然或中间位置。胸廓回弹能够产生相对胸廓内负压,促进静脉回流和心肺血流。在按压间隙倚靠在患者胸上会妨碍胸廓充分回弹,回弹不充分会增加胸廓内压力,减少静脉回流、冠状动脉灌注压力和心肌血流,影响复苏存活率。因此,施救者应避免在按压间隙倚靠在患者胸上,以便每次按压后使胸廓充分回弹。

(7)尽可能地减少胸外按压中断的次数和时间,使得胸外按压比例,即实施按压的时间在心肺复苏所用总时间中所占的比例,至少为60%。

(8)按压/通气比:对所有年龄段患者实施单人CPR及对成人实施双人CPR时,均按照30∶2的按压/通气比。因小儿心搏骤停多是窒息所致,故专业急救人员对婴儿及青春期前儿童实施双人CPR时,可采用15∶2的按压/通气比;而对新生儿实施CPR时,因其对氧合和通气的要求远远高于胸外按压,故保留3∶1的按压/通气比。

(9)单纯胸外按压:研究表明,对于心脏病因导致的心搏骤停,单纯胸外按压的心肺复苏或同时进行胸外按压和人工呼吸的心肺复苏的存活率相近,因为心搏骤停最常见的原因是室颤,此时在心搏骤停后的最初几分钟血液里仍然含有足够的O_2。此外,许多的心搏骤停患者会表现喘息或者有临终喘气,可以通过气体交换获得O_2并把CO_2排出。如果气道开放了,胸外按压舒张期的胸廓被动回弹也能提供一些O_2的交换,因此为增加旁观者CPR的实施,应鼓励非专业的施救人员进行单纯CPR。但需强调的是,对于青少年的心搏骤停,人工呼吸是成功复苏的一个重要因素。另外,无论对于成人还是儿童,如果发生窒息性心搏骤停(如溺水、药物过量),以及心搏骤停已经较长时间,则应实施传统的CPR。

表1-1 成人高质量CPR的注意事项

施救者应该	施救者不应该
以100~120次/分的速率实施胸外按压	以<100次/分或>120次/分的速率按压
按压深度至少达到5cm	按压深度小于5cm或大于6cm
尽可能减少按压中的停顿	按压中断时间大于10秒
给予患者足够的通气(30次按压后2次人工呼吸,每次呼吸超过1秒,每次须使胸部隆起)	给予过量通气(呼吸次数太多,或呼吸用力过度)

2.开放气道 心搏骤停后昏迷的患者舌根、软腭及会厌等口咽软组织松弛后坠,必然导致上呼吸道梗阻,通常采用开放气道的手法,解除梗阻。对于没有头或颈创伤表现的患者,医务人员应该使用仰头抬颏法开放气道。施救者一手置于患者额头,轻轻使头部后仰;另一手置于其颏下,轻轻抬起使颈部前伸。对于怀疑存在颈椎损伤的患者,可采用托颌法。施救者的示指及其他手指置于下颌角后方,向上和向前用力托起,并利用拇指轻轻向前推动颏部使口张开。因为在实施CPR时保持气道开放及提供适当的通气是优先的,所以如果托颌法未能成功开放气道,应改用仰头抬颏法。

注意清除口腔、气道内分泌物或异物,有义齿者取下义齿。可先将患者头部侧向一边,一手固定舌前端使其勿向后倾,然后以另一手的示指或中指缠上纱布或手帕深入其口中,将异物取出。若异物梗阻在喉部无法取出,则在腹部剑突下、肚脐上用手向上、向下推挤数次,再用手将异物取出。

3.人工呼吸　实施 CPR 期间行人工呼吸的最主要的目的是要保证适当的氧合;其次,是要排出 CO_2。研究表明,在麻醉情况下,$8\sim10mL/kg$ 的潮气量可以维持足够的氧合及排出 CO_2。实施 CPR 期间,心排血量为正常的 $25\%\sim33\%$,肺摄取 O_2 及排出 CO_2 能力下降。因此,低分钟通气量(低于正常的潮气量及呼吸频率)就能维持有效的氧合及通气,成人实施 CPR 期间的潮气量为 $500\sim600mL$($6\sim7mL/kg$)、呼吸频率 10~12 次/分就已足够。相反,如果过度通气,不仅会导致胃扩张、反流、误吸等并发症,而且会增加胸腔内压力,减少静脉血回流到心脏,从而降低心排血量及存活率。

(1)口对口人工呼吸:施救者一手捏住患者鼻子,另一手推起患者颏部保持气道开放,并口对口密闭,给予一次超过 1 秒的人工呼吸,注意只需要正常吸气(不必深吸气),眼睛观察胸部运动,观察到胸部隆起即可,并同样再进行第二次人工呼吸。

(2)口对鼻通气:当患者口腔严重创伤、患者的口腔不能打开、口对口通气无法密闭或溺水者在水中施救等情况时,可采用口对鼻通气。

(3)应用气囊面罩进行人工通气:院内实施 CPR 时,一般用气囊面罩进行人工通气。单人进行气囊面罩通气时,施救者通常采用 C-E 手法,即一只手用拇指和示指(呈"C"字形)扣压面罩,中指及其他手指(呈"E"字形)抬起下颌,另一只手捏气囊。单人操作技术要求颇高,且容易疲劳,故不推荐单人实施 CPR 时使用。双人操作则容易保障有效的气道开放和通气。具体双人操作如下:一名施救者开放气道并把面罩密闭脸部,另一人挤压成人($1\sim2L$)的球囊以提供大约 600mL 的潮气量,当气道开放得好、面罩与脸之间密闭时,要达到这个潮气量值,在用 1L 容量的气囊时需要挤压大约 2/3,而用 2L 球囊时挤压大约 1/3 即可。操作时两人都应该注意患者胸部的起伏情况。当有可能时,医务人员要加用 O_2(O_2 浓度 $>40\%$,氧流量要达 $10\sim12L/min$)。

(4)人工呼吸的注意事项

1)无论采取何种方式通气,均要求在通气之前开始行胸外按压。单人施救者应首先进行 30 次胸外按压,然后开放患者气道进行 2 次人工呼吸。

2)如果一个有自主循环(脉搏有力且易触及)的成人患者需要进行呼吸支持,则施救者通常按照每 5~6 秒给予一次呼吸,或者以 10~12 次/分的呼吸频率进行人工通气,每次呼吸的时间都要超过 1 秒且都要能见到胸廓抬起。

3)只要患者没有建立高级气道,施救者实施 CPR 时就要执行 30:2 的按压通气循环,施救者在按压时要暂停通气,每次通气时间要在 1 秒以上。当 2 人实施 CPR 时,在建立了高级气道[气管内插管、双腔通气管或喉面罩导气管(laryngeal mask airway,LMA)]后,每 6 秒进行一次通气(即呼吸频率 10 次/分),通气时不需要停止胸外按压。

三、早期 AED 除颤

AED 是先进可靠的计算机化仪器,能自动分析复杂的体表心电图(electrocardiogram,ECG)信号的特征,包括频率、振幅、频率和振幅的结合,如斜率或波形,并能使用声音提示指引施救者对 VF 和 PVT 性心搏骤停患者进行安全除颤。

一项大型前瞻性随机试验中,目标公共场所的普通施救者进行 CPR+AED 的方案,其院外发生 VF 性 CA 存活者数量是早期呼叫 EMS 和早期 CPR 方案的 2 倍。因此,《2015 CPR 指南》继续强调在很可能有目击者的院外心搏骤停发生率相对较高的公共场所(如机场、运动场等)实施公共场所除颤(PAD)方案。当可以立即取得 AED 时,对于有目击者的成人心搏骤停,应尽快使用除颤器。若成人在没有目击的情况下发生心搏骤停,或不能立即取得 AED 时,应该在他人前往获取及准备 AED 的时候开始行心肺复苏,而且视患者情况,应在设备可供使用后尽快尝试进行除颤。当现场有 2 位或以上施救者的时候,一位开始行 CPR,而其他人应启动急救反应系统和准备除颤器。

第四节　高级生命支持

高级生命支持(ALS)是指通过运用辅助设备和特殊技术以维持更有效的血液循环和通气,尽最大努力恢复患者的自主循环与呼吸。主要内容是呼吸管理,建立给药通道,应用复苏药物,人工电除颤、电复律、起搏等。治疗心搏骤停时,高级生命支持干预措施建立在实施高质量心肺复苏的基础生命支持基础上,为了进一步提高恢复自主循环的可能性,《2015 CPR 指南》建议,最好通过监护生理参数,如呼气末 CO_2(end-tidal CO_2,ET-CO_2),指导心肺复苏,包括足够的 O_2 和早期除颤,同时由高级生命支持操作者评估并治疗可能的心搏骤停基本病因。

一、呼吸管理

对持续较长的室颤性心搏骤停和所有表现其他心律的患者,通气和胸外按压同等重要,所以在 ALS 阶段,开放气道和保障充分通气仍然是重要的任务。

1.气道设备　常用于开放气道的辅助器械分为基本气道设备和高级气道设备两种。

(1)基本气道设备:包括口咽通气道和鼻咽通气道两种。口咽通气道可以防止舌头阻塞气道,有助于球囊面罩通气时有充足的通气。鼻咽通气道对气道阻塞或有气道阻塞风险的患者,特别是牙关紧闭妨碍放置口咽通气管时很有用。对非深度意识障碍的患者,鼻咽通气道比口咽通气道更容易耐受,但怀疑患者有颅底骨折或严重凝血功能障碍时,应首选经口咽通气道。

(2)高级气道设备:包括气管插管、食管气管联合导管和喉罩 3 种。通常根据心脏停搏现场的条件,以及施救者的经验和能力选用不同的措施,一般常用经口气管插管途径,但是,困难气道或一些医务人员未经良好的气管插管训练,可以选用食管气管联合导管、喉罩操作来建立与气管插管效果相当的高级气道。研究表明,心搏骤停患者喉罩操作简便,不影响治疗预后。

2.确认气管插管位置　确认气管插管位置在临床上非常重要,气管插管碰到一些困难气道时,会厌暴露不清楚,有可能气管插管会滑到食管里,所以插入气管后务必确认气管插管的位置。确认气管插管位置有如下几种方法:第一种方法是观察胸廓、胃部,通气后观察两侧胸廓的起伏是否对称、胃泡的部位是否有起伏。第二种方法是听诊双肺上下肺的呼吸音是否一致、胃泡部有无气过水声。第三种方法是建议进行 CO_2 波形图定量分析,用检测仪确认并监测气管插管位置和心肺复苏质量。目前,建议在围停搏期为插管患者持续使用 CO_2 波形图进行定量分析。在为成人使用 CO_2 波形图进行定量分析方面,目前的应用包括确认气管插管位置,以及根据 $ETCO_2$ 值监护心肺复苏质量和检测是否恢复自主循环的建议。持续 CO_2 波形图是确认和监测气管插管位置是否正确的最可靠方法。虽然可选择其他确认气管插管位置的方法,但其可靠性都无法与持续 CO_2 波形图相比。由于患者气管插管在转移过程中移位的风险日益增加,因此操作者应在通气时观察连续的 CO_2 波形,以确认和监测气管插管的位置。由于血液必须通过肺部循环,CO_2 才能被呼出并对其进行测量,因此 CO_2 波形图也可以用作胸外按压有效性的生理指标并用于检测是否恢复自主循环。无效胸外按压(可由患者特殊情况或施救者操作造成)的 $ETCO_2$ 较低。心排血量降低或已恢复自主循环但再次心搏骤停患者的 $ETCO_2$ 也会降低。与此相对应,恢复自主循环可能导致 $ETCO_2$ 突然增加。

3.气管插管后气道管理 插入和确认气管插管的正确位置后,抢救人员应该在门牙处标记记录管子的深度并予以固定保护。患者抬头和低头时或从一个位置搬移到另一个位置时,气管导管很可能移位,推荐用 CO_2 波形图持续监测气管导管的位置,如可能,也可以通过摄胸部 X 线片来确认气管导管的末端在隆突上方的正确位置。

4.高级气道建立后的通气 因为心搏骤停期间心排血量比正常时低,所以通气的需求也降低。高级气道建立后,通气者应每 6 秒给予一次通气(10 次/分),以避免过度通气,同时也不需暂停胸外按压。

5.高级气道建立的注意事项

(1)复苏早期,胸外按压的作用比建立气道通气更重要,建立高级气道通气会导致胸外按压的中断。应衡量对按压及气管插管的需求程度。CPR 早期及 VF 相关性的心搏骤停除颤期间,需延迟建立高级气道。

(2)在复苏的前几分钟,气管插管可以稍缓。这时候可以用球囊面罩保持通气,研究证明其早期效果与气管插管相当。缺点是,在人员转运中不方便,长时间效果差,可能造成胃胀气。目前,没有确定性的临床证据可证明早期插管或药物治疗可改善 CA 患者神经功能和提高其出院存活率。根据病情变化,必要时可以延迟插管。

(3)为了减少难以察觉的气管导管移位,插管后和转运中搬动患者时,应重新确认插管位置。

二、复苏药物及给药途径

建立复苏药物给药途径及应用复苏药物也属于高级生命支持的重要部分,但应强调的是心搏骤停期间,高质量 CPR 和快速除颤最为重要,用药其次。给确定的室颤或无脉性室速开始 CPR 和除颤后,抢救人员可以建立给药途径,但这应在不中断胸外按压时执行。目前,药物的使用和时间已被简化。

1.复苏药物给药途径

(1)给药途径分类:①静脉内给药:是最常用的给药途径,包括中心静脉和外周静脉;②骨髓腔内给药:也是较好的给药途径,多用于儿童;③经气管内给药:不作为首选,如果不能建立静脉或骨通道,某些药物(如肾上腺素、利多卡因)可选择经气管内给药。

(2)建立静脉通道:静脉通道分为两种,一是周围静脉通道,优点是方便,不需中断心脏按压,并发症少。缺点是药物峰值低,循环时间较长。应采用"弹丸式"推注。最常用的外周静脉是肘正中静脉。二是中央静脉通道,优点是药物作用起效快,可做血流动力学监测。缺点是技术及时间要求高。只有在周围静脉通道无法建立,又有充足的时间时,才行中心静脉穿刺。

(3)用药途径选择:以静脉或骨髓内途径(iv/io)给药作为首选。但要注意,静脉通道的建立在早期不是非常必要的,首先着眼于 CPR 和电除颤非常关键,只有在良好的 CPR和电除颤的基础上再考虑建立静脉通道,然后给复苏药物。另外,强调为心室颤动/无脉性室过速实施高质量的心肺复苏和早期除颤。虽然仍然建议采取血管通路、给药及高级气道置入等措施,但这些操作不应导致胸外按压明显中断,也不应延误电击。给药一般先给肾上腺素 1mg,然后再给 20mL 的生理盐水静脉推注有利于药物从外周运送到中心循环。静脉作为首选给药途径,但当静脉通道未准备好时,经骨髓腔给药也是合理的。

2.常用的复苏药物

(1)肾上腺素

1)作用机制:具有 α-肾上腺素能受体激动剂的特性,心肺复苏时可增加心肌和脑的供血,对复苏有利;其 β-肾上腺素能样作用是否有利于复苏仍有争议,因其可能增加心肌氧耗和减少心内膜下心肌灌注。

2)适应证:可用于 VF/PVT 及心脏停搏和假性电机械分离(pseudo-electromechanical dissociation,PEA)。

3)用药方法:多采用标准剂量肾上腺素,即每 3~5 分钟静脉滴注或骨髓腔内注射 1mg。在心搏骤停后 1~3 分钟给予肾上腺素,能够获得更好的 ROSC、出院存活率和神经功能完好存活率。

(2)血管升压素

1)作用机制:血管升压素是一种强力的非肾上腺素性血管收缩剂,直接兴奋平滑肌 V1 受体和(或)增强血管对内源性儿茶酚胺的敏感性,使内脏、冠脉、肌肉及皮肤的血管收缩。

2)适应证:可用于 VF/PVT 及心脏停搏,并可替代第一或第二剂肾上腺素。

3)用药方法:40U 通过静脉或骨髓腔途径给药。但《2015 CPR 指南》认为,联合使用血管升压素和肾上腺素替代标准剂量的肾上腺素治疗心搏骤停时没有优势,为了简单起见,已从成人心搏骤停流程中去除血管升压素。

(3)阿托品:不建议在治疗无脉性心电活动/心搏停止时常规性地使用阿托品,并已将其从高级生命支持的心搏骤停流程中去掉。目前,高级生命支持和儿科高级生命支持(pediatric advance life support,PALS)中的建议和流程对无脉性心电活动心搏停止的治疗保持一致。有脉搏心动过速的流程已简化。建议使用腺苷,因为它在未分化的稳定型、规则的、单型性、宽 QRS 波群心动过速的早期处理中,对于治疗和诊断都有帮助(这在高级生命支持和儿科高级生命支持建议中也是一致的)。必须注意,腺苷不得用于非规则宽 QRS 波群心动过速,因为它会导致心律变成室颤。为成人治疗有症状的不稳定型心动过缓时,建议输注增强心律药物以作为起搏的一种替代治疗方式。

(4)胺碘酮

1)作用机制:作用于心肌细胞膜的抗心律失常药,通过对钠、钾和钙等离子通道的影响发挥作用。

2)适应证:当 CPR、2~3 次除颤及给予肾上腺素或血管加升素后,若 VF/PVT 仍持续,可考虑给予抗心律失常药物,如胺碘酮。

3)用药方法:首剂 300mg,用 5% 葡萄糖液稀释静脉注射或骨髓腔内注射,随后每次可追加 150mg。

(5)利多卡因

1)适应证:利多卡因在心搏骤停时可作为胺碘酮的替代药物,用于 VF/PVT。

2)用药方法:心搏骤停患者,起始剂量为静脉滴注 1.0~1.5mg/kg,如 VF/PVT 仍持续存在,可每隔 5~10 分钟追加 0.5~0.75mg/kg,第一小时的总剂量不超过 3mg/kg。

(6)镁剂

1)适应证:如心律为尖端扭转性室速,可应用镁剂。

2)用药方法:1~2g 镁加入 10mL 5% 葡萄糖溶液中,5~20 分钟静脉或骨髓腔内注射;如果尖端扭转型室速患者脉搏存在,可将 1~2g 镁加入 50~100mL 5% 葡萄糖溶液中,5~60 分钟缓慢静脉滴注。

(7)碳酸氢钠

1)适应证:非一线药物,原有代谢性酸中毒、高钾血症、抗抑郁药物过量,可在胸外按压、除颤、建立人工气道、辅助呼吸、血管收缩剂治疗无效,抢救 10 分钟后,才考虑应用碳酸氢钠。

2)用药方法:1mmol/kg 起始量,根据血气分析结果调整用量。

三、人工电除颤、起搏

1.人工电除颤　早期电除颤是心搏骤停抢救成功的关键一环,因为目击下心脏停搏最常见的初始心律是室颤,而电除颤是治疗室颤的最有效手段。除颤成功的可能性会随着时间的推移而迅速降低(从患者倒地至首次电击的时间每延迟 1 分钟,病死率增加 7%~10%),而且若不能及时终止室颤,有可能在数分钟内转变为心室停顿等更加难治的心律失常,所以对于 VF/VT,需要早期尽快除颤。一旦证实为 VF,早期 CPR 和快速除颤能提高出院存活率。

电除颤是终止室颤和无脉室性速的最有效手段。根据除颤波形的不同,现代除颤仪分为单相波和双相波两种类型。虽然单相波形除颤仪先应用于临床,但现在几乎所有的AED和人工除颤仪都使用双向波除颤。不同的装置具有不同的能量级。

(1)非同步直流电除颤特性:对一个室颤患者来说,能否成功地被除颤并存活,决定于从室颤发生到首次电除颤治疗的时间。同时还要注意标准除颤器的使用,选择适当的能量,以能产生足够穿过心肌的电流而达到除颤的效果,且要尽量减少电流对心肌的损伤。成人的体型与除颤所需能量间无明确关系,但与经胸壁电阻抗的大小有一定的关系。

(2)除颤时间与抢救成功率:除颤时间与抢救成功率息息相关,除颤每延迟1分钟,病死率增加7%~10%。

(3)除颤器电流要求与波形分类:除颤器包括单相波和双相波两种除颤波形。单相波主要为单向电流;双相波是指依次有两个电流脉冲,方向相反。

(4)除颤能量选择:单相波初始及后续电击均采用360J,用截断指数双相波前次电击时,可选择150~200J;采用直线双相波第一次除颤时,选择120J,其后选用相同剂量或更大剂量。当不了解使用设备的有效剂量范围时,可使用设备的最大电能。

(5)电极位置:电极放置的标准部位,一个电极置于胸骨右缘锁骨下方,另一个电极置于左乳头的外侧,电极的中心在腋中线上。其他电极放置方法是将心尖电极放于心前区左侧,另一个电极(胸骨电极)放在心脏后面、左肩胛下角区;或两个电极分别放在胸部侧壁。必须注意,电极应该很好地分隔开,其间的导电胶等物质不能在胸壁上流出而接触。

(6)除颤三部曲:除颤首先需明确适应证,是否是室颤或无脉性室速,然后选择合适的能量,涂上导电糊,放在标准的位置上或者其他位置后说:"我准备好了。"随后,问周围的人:"大家都准备好了吗?"然后,再强调一下:"我开始除颤了。"也就是说,除颤时一定要注意安全,包括除颤者的安全、周围人的安全和患者的安全。另外,需注意,除颤时电板一定要紧压在胸壁上同时放电,以免造成胸壁灼伤。

(7)电击次数:对所有VF、无脉性VT电除颤时,均采用单次电击策略,单次电除颤后立即恢复CPR。完成5个30∶2同期的CPR后,再检查心律,决定是否再一次除颤。

2.起搏 起搏是通过起搏器释放特定频率的脉冲电流,刺激心肌引起心脏活动,主要用于心动过缓伴血流动力学不稳定的患者。心脏停搏目前不再推荐起搏治疗。

四、鉴别心搏骤停的原因

明确诊断和治疗基础病因的重要性是处理所有心搏骤停必不可少的。心搏骤停处理期间,抢救者应考虑6H5T,以识别和治疗可能导致心搏骤停或可能使复苏复杂化的因素。6H包括低血容量、低氧、高碳酸血症及代谢性酸中毒、高钾血症和低钾血症、低体温。5T包括药物过量、心脏压塞、张力性气胸、急性冠脉综合征或肺动脉栓塞和创伤。根据病因采取措施,比如,张力性气胸和心脏压塞应立即穿刺,急性的冠脉综合征(心肌梗死),则给他们经皮冠状动脉介入治疗(PCI)建立血流或者给肺栓塞的患者溶栓,或者进行胸廓手术把栓子取出来。

五、环形成人高级生命支持流程及 ALS 心搏骤停处理流程

传统高级生命支持心搏骤停流程经过简化和综合，以强调高质量心肺复苏(包括以足够的速率和幅度进行按压，保证每次按压后胸廓回弹，尽可能地减少按压中断并避免过度通气)的重要性，并强调应在心肺复苏的非中断期间组织高级生命支持操作(图1-3)。

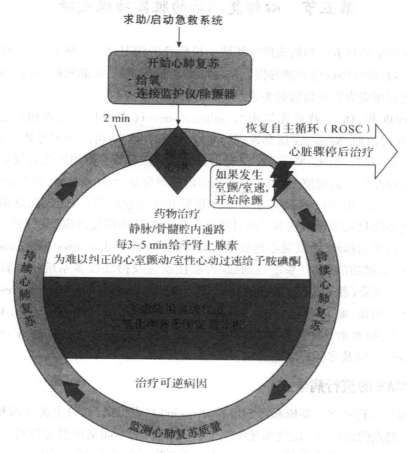

图 1-3 环形成人 ALS 流程

六、终止复苏指标

终止复苏指标,一般在以下两种情况下实施:第一种情况就是复苏成功,转入复苏后的生命支持、脑复苏、脏器支持阶段。第二种情况就是复苏失败,失败标准有二,一是心脏死亡,经30分钟基本生命支持(BLS)和高级生命支持(ALS)抢救,心脏毫无电活动,可考虑停止复苏术。临床上判断往往以30分钟为时间界线,但实际上这30分钟并未得到很多人的认可,有人认为30分钟太长,有人认为30分钟太短,在这方面还有争议。30分

钟是目前比较常规的抢救时间。二是脑死亡,目前,我国尚无明确的"脑死亡"诊断标准,故须慎重执行,避免不必要的医疗纠纷。即使脑死亡明确,但能否放弃抢救,在我国出于伦理学方面的原因,也应征求患者家属的意见方可执行,所以我国目前采用心脏死亡作为终止复苏的指标。

第五节　心肺复苏后的脏器功能支持

心搏骤停是公共卫生和临床医学领域中最危急的情况之一。随着 CPR 技术的进步及普及,许多心搏骤停的患者能够恢复自主呼吸和循环功能,而继发的脏器功能,尤其是脑功能的恢复却成为影响预后的关键。

早在 1948 年, Opitz 就首先提出"manifestationszeit(多种临床表现期)"这一概念。20 世纪70 年代前期, Negovsky 医师发现行 CPR 后患者缺血/再灌注可导致一系列改变,称为"复苏后疾病"。后来, Negovsky 又提出自主循环恢复的心搏骤停患者复苏后有更复杂的病理生理改变。大规模、多中心心搏骤停治疗研究显示,尽管 CPR 的理论、技术及器械上有了明显的进步,但心搏骤停患者总体预后并无明显改善,因此人们意识到对心搏骤停的研究不能只局限于疾病本身或只注意提高自主循环恢复的成功率,更要关注心搏骤停后不良后果的诊治,也就是心搏骤停后综合征(post-cardiac arrest syndrome, PCAS),包括脑损伤、心肌功能障碍、系统性缺血/再灌注反应及持续性多系统多器官的病理改变,包括严重感染(脓毒症)、全身炎性反应综合征(systemic inflammatory response syndrome, SIRS)、出血、血栓性疾病如急性冠脉综合征(acute coronary syndrome, ACS)、肺部疾患[肺栓塞、肺水肿、呼吸衰竭、急性呼吸窘迫综合征(acute respiratory distress syndrome, ARDS)],以及多器官功能衰竭。

一、PCAS 的流行病学

心搏骤停流行病学主要依靠乌斯坦因(Urstein)共识指南,如自主循环恢复、住院、出院及以后各终点的百分率。院内病死率因地区、救治机构不同呈现很大差别。一项包括>36 000 例院内心搏骤停患者的研究显示,自主循环恢复的成人,院内病死率为67%。

除 PCAS 的病死率外,还包括存活者的神经系统功能状态。根据 Urstein 指南脑功能分类(cerebral performance category, CPC),研究显示自主循环恢复后存活至出院的成人中68%预后良好,儿童中58%预后良好,即脑功能可归为 CPC1(脑功能良好)或 CPC2(脑功能中度残疾)。

PCAS 可依据时间分为 4 个时期:①心搏骤停后即刻期,一般为自主循环恢复后最初20 分钟;②心搏骤停后早期,界定为自主循环恢复后 20 分钟到 6~12 小时,此期间进行干预治疗最有效;③中间期,为自主循环恢复后 6~12 小时至 72 小时,此期损伤仍活跃,积极治疗仍然有效;④恢复期,界定为 3 天,此期预测预后较为可靠。

二、PCAS 的病理生理学

心搏骤停患者恢复自主循环后病死率仍非常高,主要是因多个脏器发生独特的病理生理改变,缺血缺氧导致最初的各脏器损伤,其后的再灌注又带来新的损伤。另外,心搏骤停后的特征性改变又加重了引起心搏骤停的疾病或损伤。

PCAS 主要可分为 4 个重要组成部分。

1.循环障碍　心肌功能异常、血容量不足和(或)血管容量异常均可导致血流动力学不稳定。心搏骤停后心肌功能障碍可在自主循环恢复后即刻通过心脏超声监测。研究显示,自主循环恢复后 30 分钟,射血分数(EF)从 55% 下降至 20%,左室舒张末压力(left ventricular end diastolic pressure,LVEDP)从 8mmHg 增加至 10~22mmHg。另外一项研究也提示 49% 的患者存在心肌功能障碍,表现为心动过速及 LVEDP 升高,出现低血压及低心排血量。但这种心肌功能障碍往往是可逆的,一般 8 小时达最低点,72 小时恢复正常。心搏骤停 EF 值低的患者,经数周至数月也可逐渐恢复。

2.脑损伤　脑损伤是心搏骤停患者致死及致残的常见原因。研究显示,院内心搏骤停患者恢复自主循环至进入重症监护病房(ICU)的院内病死率为 69%,其中因脑损伤致死的为 23%。脑损伤的机制非常复杂,主要包括兴奋性毒性作用、氧自由基产生、钙平衡失调、病理性蛋白酶瀑布样反应及细胞凋亡等。

持续时间较长的心搏骤停,脑灌注压虽然可维持,但由于脑血管内微血栓形成导致微血管阻塞引起无复流现象,另低血压、低氧血症、脑血管自身调节异常等均可影响脑组织灌注,导致继发性损伤。心搏骤停患者复苏后的最初 1~2 天,脑血管阻力增加,脑灌注减少,氧耗降低,葡萄糖消耗减少。在自主循环恢复后发热、痫性发作、高血糖、过度通气等均可导致脑损伤的进一步加重,有研究表明,体温>39℃的患者,其脑损伤风险明显增加。

临床上脑损伤表现多样化,包括意识障碍、痫性发作、肌阵挛、认知障碍及脑死亡等,这些不良神经功能后果严重影响患者生存,对临床治疗提出严峻挑战。

3.缺血/再灌注反应　心搏骤停也可以理解为一种最严重的休克状态,其间氧气及代谢底物输送中断,代谢产物不能排出。CPR 仅能部分改善上述病理状态,心排血量及氧输送较正常明显下降,因此氧摄取代偿性增加,导致中心静脉血氧饱和度降低,氧债的累积导致内皮系统激活和全身炎症反应。

氧债可引起免疫及凝血系统激活,从而导致多脏器功能障碍及感染风险增加。心搏骤停后,可检测到血液中多种细胞因子、可溶性受体及内毒素浓度增高,其变化程度与预后相关。在行 CPR 期间,可溶性细胞间黏附分子-1、可溶性血管细胞黏附分子-2、P-选择素和 E-选择素均增加,提示白细胞激活或内皮损伤。另外,内毒素耐受对严重的致炎性变化具有保护作用,但可导致免疫抑制,增加继发感染的风险。

凝血激活而无相应的内源性纤溶作用激活可导致微循环灌注障碍。行 CPR 的患者凝血/抗凝血及纤溶/抗纤溶系统均激活,抗凝血因子如抗凝酶、蛋白 S、蛋白 C 减少,在复苏后即有内源性蛋白 C 的短暂增加,血管内纤维蛋白形成及微血栓形成可发生于全身微循环系统。

缺血/再灌注可影响肾上腺功能,部分复苏后患者可出现皮质醇水平增高,但常有相对性的肾上腺功能不全。在心搏骤停后 6～36 小时检测皮质醇水平,可发现在顽固性休克患者中皮质醇水平是降低的。

缺血/再灌注反应的临床表现有血管调节功能受损、氧输送及氧利用障碍、易继发感染等,绝大多数患者的这些变化是可逆的。

4.持续性病理改变　心搏骤停后可出现急性冠脉综合征(ACS)、肺出血、急性呼吸窘迫综合征(ARDS)、脓毒症等。心搏骤停患者经复苏后发现 ACS 发病率较高。研究发现,院外心搏骤停成人患者中急性心肌梗死发生率为 50% 左右,另对 84 例无明显心脏疾病心搏骤停患者行冠脉造影检查发现,40 例存在急性冠脉阻塞。

肺部疾病如慢性阻塞性肺疾病(chronic obstructive pulmonary disorder,COPD)、哮喘、肺炎及肺栓塞等也可引起呼吸衰竭和心搏骤停,这些患者在自主循环恢复后肺功能仍存在严重障碍。心搏骤停后血液在肺血管重新分布可导致肺水肿或肺泡动脉氧分压差明显增加。

三、PCAS 的治疗

心搏骤停复苏期间进行各种监测是取得良好复苏效果的保证。

PCAS 的治疗涉及多个学科,需要多脏器功能支持,如呼吸支持、循环支持及脑复苏等。研究表明,在自主循环恢复后进行全身性心搏骤停后救治可提高患者的存活率及生活质量,降低因血流动力学不稳定导致的早期死亡及因脑损伤和多脏器功能障碍导致的晚期致残和死亡。

1.呼吸功能　心搏骤停后呼吸功能障碍十分常见,原因有感染、炎症等所致的肺不张,心搏骤停后或 CPR 时误吸,心源性肺水肿等,同时患者常出现通气/血流比例失调,导致低氧血症。对于气管插管患者,应动态监测血气及胸部 X 线片等,确定插管位置是否合适,有无渗出及肺水肿,以及有无心肺复苏并发症,如肋骨骨折、气胸等。

心肺复苏后患者采用机械通气,可降低氧耗,保证机体的氧供。但过多的氧供有可能加重机体氧自由基的产生,使线粒体损伤,因此对吸入氧浓度应及时调整,达到动脉血氧饱和度所需的最低水平,即可以避免氧中毒。另外,心搏骤停患者常发生过度通气,可增加胸腔内压力、降低心排血量,导致的低碳酸血症可引起脑血管收缩,加重脑组织缺血缺氧,因此需维持合适的 CO_2 分压。

2.循环功能　大多数心搏骤停所致的死亡,是最初 24 小时期间血流动力学衰竭的结果。心肌功能异常、血容量不足及(或)血管调节异常均可导致血流动力学不稳定。ACS 是引起心搏骤停的常见病因,若在自主循环恢复后 12 导联心电图示 ST 段抬高及心肌损伤标志物升高,则很有可能是 ACS 导致心搏骤停,对这类患者如有指征应早期进行介入治疗以重建冠脉血流。其他原因导致的心搏骤停患者心肺复苏后心功能异常也很常见,但通常是可逆的,治疗效果较好,一般心排指数在循环恢复 8 小时最低,72 小时后逐渐恢复正常。早期行心脏超声检查,可能对心功能的评估及指导治疗有帮助,治疗上可应用正性肌力药物。肺动脉漂浮导管、脉搏指示连续心排血量监测(PiCCO)等血流动力学监测也有助于判断心排指数及全身血管阻力,可指导正性肌力药物及血管活性药物的应用。对于积极液体复苏及联合正性肌力药物及(或)血管活性药物仍不能保证灌注时,可考虑使用主动脉内球囊反搏等机械辅助技术。

心搏骤停患者由于脑及肾脏血管自主调节功能受损,需足够的灌注压方能保证组织血流,但过高的动脉压又会增加心脏后负荷。因此,在心搏骤停后救治中,应避免和立即矫正低血压,保证收缩压≥90mmHg,或平均动脉压≥65mmHg,但最佳平均动脉压目标尚未能确定,须结合患者基础血压、心搏骤停原因、心肌功能异常严重程度及颅压等情况具体分析。

四、脑功能

心搏骤停后脑损伤是致残及致死的常见原因,癫痫、血糖异常、低氧等继发性脑损伤因素的控制,将直接影响患者预后。

1.控制癫痫 5%~15%患者自主循环恢复后会发生癫痫及肌阵挛。癫痫可导致脑代谢增加,一旦发生,应立即采用有效的措施中止痫性发作,可应用苯二氮䓬类、苯妥英钠、丙戊酸钠、异丙酚或巴比妥盐;氯硝西泮治疗肌阵挛效果较好,也可使用丙戊酸钠。

2.血糖控制 在心搏骤停患者中高血糖很常见,应积极控制血糖在8~10mmol/L,同时避免低血糖发生。

3.目标温度管理 研究显示,亚低温治疗可改善心搏骤停后昏迷患者预后。亚低温治疗的机制十分复杂,包括减少兴奋性神经递质、炎性细胞因子、自由基,抑制神经细胞凋亡,促进神经保护性生长因子,降低脑代谢等。

2010年美国心脏协会(AHA)的CPR指南将治疗性低温作为PCAS救治的一种高级别证据的推荐措施建议,对院外由室颤导致的心搏骤停成年患者在自主循环恢复后仍有昏迷者,应将体温降至32~34℃;对不论初始心律为何种类型的院内心搏骤停或院外初始心律为无脉性电活动/心搏停止的成年患者,在自主循环恢复后仍有昏迷时,也应考虑给予诱导性低温治疗;对于心搏骤停自主循环恢复后的最初48小时,出现轻度的低体温(>32℃)且昏迷者,应避免主动复温。最近的一项研究对比了36℃和33℃两种温度管理,发现两者的结果相近,故《2015 CPR指南》建议所有心搏骤停后恢复自主循环的昏迷成年患者都应该采用目标温度管理(targeted temperature management,TTM),目标温度选定在32~36℃,并至少维持24小时,24小时后应继续积极预防昏迷患者发热。

降温措施可采用冰毯、冰帽及输注冷液体、血管内降温导管等,降温时可使用镇静剂、神经肌肉阻滞剂等预防寒战,在亚低温治疗时需监测凝血功能、电解质及血糖等。最佳的复温速度尚不明确,一股以0.25~0.5℃/h为宜。30mL/kg快速静脉输注冰冻液体是安全可行的,可以快速诱导核心温度下降1.5℃,也可使用鼻咽部喷射制冷诱导低温技术,同样推荐使用冰毯。推荐静脉输注冰冻液体必须与其他维持亚低温技术联合使用。

不建议把入院前在患者恢复自主循环后对其快速输注冷静脉注射液作为常规做法。在TTM后积极预防昏迷患者发热是合理的。

亚低温治疗的不良反应包括出血、感染、内环境紊乱等。感染以肺炎多见,可经血流或导管引起,常由革兰阴性菌及金黄色葡萄球菌引起。内环境紊乱包括血糖升高、血糖变异度增加,另可发生低钾血症、低镁血症及低磷酸盐血症。

4.其他　全身炎症反应、感染的预防及控制,肝肾功能的监测与治疗亦非常重要。

心搏骤停后预后评估:对于没有接受TTM的患者应该在心搏骤停后72小时进行评估,若怀疑有镇静残留效果或瘫痪干扰临床检查时可适当延长评估时间;对于接受TTM的患者,当镇静和瘫痪可能干扰临床检查时,应该回到正常体温72小时后再预测结果。以下因素有助于临床判断心搏骤停后不良神经系统预后。

(1)心搏骤停后72小时或以上无瞳孔对光反射。

(2)心搏骤停后最初72小时内出现肌阵挛状态(不同于单独的肌肉抽动)。

(3)心搏骤停或恢复体温24~72小时后,无体感诱发电位皮质波。

(4)心搏骤停2小时后,脑部CT显示灰质/白质比显著减少。

(5)心搏骤停后2~6天,脑部MRI出现广泛的弥散加权受限。

(6)心搏骤停后72小时,电脑图(EEG)对外部刺激持续无反应。

(7)恢复体温后,EEG持续暴发抑制或难治性癫痫持续状态、无机体活动、伸展姿势或肌阵挛不能单独用来判断预后。

(8)休克、温度、代谢紊乱、之前用过的镇静剂或神经肌肉阻滞剂及其他的临床因素也需要认真考虑,因为这些因素可能会影响某些测试的结果或相应的解读。

总之,心搏骤停后的短期目标就是要最优化全身灌注,恢复代谢稳定,以及支持脏器系统功能以提高未受损神经的存活率。心搏骤停后各种问题的综合治疗需要多学科协同,包括重症医学、心脏学、神经学等。因此,把患者转到重症医学科,按照预期的计划管理,监护及治疗各种问题是很重要的,临床医师对其病理生理改变的认识及各脏器功能的维护至关重要,呼吸循环及脑复苏等集束化治疗可能改善患者预后。

第二章　器官功能支持技术

第一节　机械通气

一、机械通气结构和原理

呼吸机是一种能够人工替代自主呼吸功能的设备,在患者正常生理呼吸无法代偿或满足机体需要时,给予部分或全部通气支持,以达到维持肺泡通气、改善氧合、维持或增加肺容积及降低呼吸功耗的目的。呼吸机通过控制系统对气流流向进行控制,从而完成通气周期。机械通气时,机械驱动使气道口和肺泡产生正压差,而呼气时在胸廓及肺弹性回缩力作用下,肺泡压力高于气道口从而产生气流呼出。

呼吸机按照动力来源可分为气动呼吸机、电动呼吸机和电控气动呼吸机。前两种呼吸机由于控制系统简单、触发灵敏度低,同步性较差,使用受限制。现下院内尤其是重症监护病房、呼吸科等科室普遍使用电控气动呼吸机,可用于新生儿、儿童和成人。此类呼吸机通常需要外接氧气源和空气源,采用微电子控制系统,利用高精度的流量、压力传感器和灵敏的控制阀门完成吸气阀、呼气阀的灵敏切换,从而完成整个机械通气过程。呼吸机的主机由控制电路、机械运动部件及气路组成,它把空气和氧气混合,按照设定参数及呼吸模式,给患者送气。

二、机械通气的不良反应

1.气压伤　气压伤由高肺泡压,高潮气量及剪切力引起。后者由于肺泡反复塌陷及复张,在复张与塌陷之间的张力变换所致。气压伤可导致气胸、纵隔气肿及急性肺损伤。肺泡峰压在容量控制时由潮气量及呼气末正压(PEEP)决定,压力控制时则由吸气压及 PEEP 决定。

2.气体陷闭　如果在下一次呼吸开始前没有足够的时间让肺泡气排空,则可发生肺泡陷闭。因此,肺泡陷闭多发生在如下患者中,气道有阻塞(如哮喘、COPD),当吸气时间长(因而呼气时间短),或当呼吸频率高(绝对呼气时间短)。气体陷闭导致肺泡进行性过度充气,以及呼气末压(被称为内源性 PEEP)进行性升高。它可导致气压伤及由于胸腔内压力高引起心血管损害。

3.氧中毒　动物实验显示,给正常肺以高浓度氧行机械通气发生急性肺损伤。其原因认为是高浓度氧的毒性作用。尽管在可能的情况下应避免让患者长时间暴露于高浓度氧($FiO_2 > 0.5$),无证据显示短时间(数分钟到数小时)暴露于高浓度氧是有害的。

4.机械通气对心血管的作用

(1)前负荷:机械通气引起的胸腔内压力减少,静脉回流。这一作用在以下情况下会明显加强：高吸气压，吸气时间延长，PEEP增高。

（2）后负荷

$$后负荷=心肌收缩时室壁张力$$

$$室壁张力=\frac{跨室壁压×心室半径}{2×室壁厚皮}$$

$$跨室壁压=心腔内压-胸腔内压$$

机械通气通过增加胸腔内压，进而降低跨室壁压，从而减低后负荷。

（3）心排血量：降低前负荷可减少心排血量，而降低后负荷则增加心排血量。其净效应依赖于左心室的收缩功能。一般来说，正压通气对心肌收缩力正常的患者降低心排血量，而对心肌收缩力降低的患者则增加心排血量。

（4）心肌耗氧量：正压机械通气可能减少心肌耗氧量。

三、机械通气模式

呼吸机的通气模式按送气方式的不同，可分为容量控制通气、压力控制通气和支持自主呼吸模式三大类（表2-1）。无论是容量控制通气还是压力控制通气模式，均为时间触发和时间切换。传统的容量控制通气是以容量为预设目标，以固定的时间间隔和恒定气流输送目标潮气量。它具有潮气量稳定的优点，不会因患者呼吸功能变化而变化，但可能出现较高的气道峰压。如果设定的流速不能满足患者需求，可能出现"吸气饥饿"导致人机对抗。压力控制通气则是以吸气压力为预设目标，以固定时间间隔和减速气流方式进行送气，更符合生理需求，吸气峰压较低，但输送的潮气量会随患者呼吸阻力或顺应性改变而波动。

表2-1 呼吸机常用通气模式

容量控制通气	压力控制通气	支持自主呼吸
VC-CMV	PC-CMV	SPN-CPAP/PS
VC-AC	PC-AC	SPN-CPAP/VS
VC-SIMV	PC-SIMV	SPN-CPAP
VC-MMV	PC-PSV	SPN-PPS
SIMV（PRVC）	PC-BIPAP	NAVA
	PC-APRV	

自主呼吸模式为流速或压力触发、流速切换。患者吸气努力达到触发阈值，呼吸机即给予压力支持或容量支持通气，当吸气流速下降到峰流速的设定百分比后，即转为呼气。此类模式下患者需要有相对规律的呼吸节律、一定的呼吸肌肉力量，因而常作为脱机过渡模式。该模式需要设定触发水平和窒息报警，以保证患者通气安全。

1.AC AC模式（assist control ventilation）也被称为容量控制通气（volume control ventilation，VCV）模式（如西门子呼吸机）和IPPV模式（如德尔格呼吸机）。

AC模式中，操作者设定潮气量（V）和呼吸频率。患者和呼吸机均可触发呼吸。不管是呼吸机触发还是患者触发，呼吸机最后给予的通气特征都是相同的，即按设定潮气量来通气。如果患者触发的呼吸次数达不到最低通气次数(设定的呼吸次数),由呼吸机触发呼吸以填补所差的呼吸次数。如果患者的呼吸次数大于所设定的呼吸次数,呼吸机则不会触发呼吸。

(1)吸气呼气切换及吸气时间:在 AC 模式中吸气呼气切换有两种,时间切换和容量切换。在时间切换通气方式中,呼吸机在吸气一定时间后即由吸气切换为呼气。在容量切换通气方式中,呼吸机在给予设定的潮气量后即由吸气切换到呼气。不管是时间切换还是容量切换,潮气量是已经设定好了的。

1)时间切换通气:AC 模式的这种吸气呼气切换方式的呼吸机有西门子呼吸机和德尔格呼吸机。相对吸气时间通过吸气时间占总呼吸周期的比例来设定,通过直接设定或设定吸呼比来实现。可以通过以下方式增加绝对吸气时间,增加吸气百分比或增加呼吸周期的时间(即减少呼吸频率)。

绝对吸气时间的增加可降低吸气流速进而降低气道峰压。

2)容量切换通气:此种切换形式见于 PB 及熊牌呼吸机。绝对吸气时间依潮气量和流速而定。

吸气时间占一个呼吸周期时程的比例,即相对吸气时间及吸呼比,有赖于绝对吸气时间及呼吸周期时程。相对吸气时间可通过以下方式来延长:增加潮气量,降低流速或缩短呼吸周期时程(增加呼吸频率)。

(2)吸气平台时间:在吸气平台时间之间,既没有气体流入肺内,也没有气体流出,肺维持于吸气相。这有助于气体更好地分布于肺不同部位,进而促进氧合。吸气平台时间通常算在吸气时间之内。

(3)呼气时间:呼气时间不用设定。在一个呼吸周期中,吸气时间和吸气平台时间后剩余的时间即为呼气时间。因此,呼气时间依赖于吸气时间、吸气平台时间及呼吸频率。

(4)AC 模式的优缺点

1)优点:设定相对简单,可保证最小分钟通气量。如设定合适可使呼吸肌得到休息。

2)缺点:与患者呼吸不同步。呼吸机启动的呼吸可能在患者启动的呼吸之上;患者可能“引领”呼吸机(即试着从呼吸机吸出气体),如吸气流速不足够高时;不合适的触发(比如呃逆所致)可导致过度分钟通气;肺顺应性降低导致高的肺泡压使气压伤风险增加;为达到同步常需用镇静药。

2.压力控制通气(pressure control ventilation,PCV) 压力控制通气是一种时间切换 AC 模式,它通过设定吸气压而不是潮气量,在吸气时采用恒定压力导致开始吸气流速高随后降低,在吸气结束时降至零或接近于零。

这一流速方式导致氧合更佳。因在吸气相的后部分流速小,实质上有一个吸气暂停有效地结合到呼吸内。如在吸气末吸气流速仍很高时,缩短吸气时间可降低潮气量。

PCV 的优缺点如下。

优点:设置相对简单,避免吸气压过高,使呼吸肌得到休息,改善氧合。

缺点:与患者呼吸不同步。呼吸机启动的呼吸可能在患者启动的呼吸之上;不合适的触发(比如呃逆所致)可导致过度分钟通气;肺顺应性或肺阻力的变化导致潮气量的改变;常需镇静药来达到人机同步。

3.压力支持通气模式(pressure support ventilation,PSV) 压力支持模式时,只需设定吸气压力。这一水平的吸气压力在患者启动每一次呼吸后给予,如患者没有启动呼吸则不给予(在新型呼吸机如果无呼吸时间超过设定时间,呼吸机则自动切换到另一模式实施通气)。当吸气流速下降到设定的峰值比例时则吸气切换到呼气。当患者的吸气努力减少时,吸气流速将降低,因而患者除决定呼吸频率及方式外,对吸气时间及潮气量也可控制。此种模式可使患者舒适度达到最大化,人机协调更佳。

注意:通常需 3.5~14.5cmH_2O 的压力支持的额外做功以克服气管插管及呼吸机阀门的阻力。实际所需压力支持要看所使用的呼吸机的性能及何种气管插管。

PSV 的优缺点如下。

优点:设置相对简单,避免吸气压过高,更好的人机协调,镇静药用量少。

缺点:老式呼吸机上无后备窒息通气,如患者呼吸过缓则存在风险;肺顺应性或肺阻力的变化导致潮气量的改变。

4.同步间歇指令通气(synchronized intermittent mandatory ventilation,SIMV) SIMV 常与 PSV 联合使用。在 SIMV 模式中,患者接受设定的机控呼吸次数,并与患者的呼吸尝试相同步。患者也可在机控呼吸之间进行额外的呼吸。这些额外的呼吸通常为压力支持呼吸。此模式的设计在于改善人机协调。机控呼吸常为容量控制,但也可是压力控制。

当患者试图呼吸并触发呼吸机,呼吸机是给予同步机控呼吸还是压力支持呼吸则有赖于触发在同步周期的 SIMV 期还是在自主呼吸期。如果呼吸机于 SIMV 期被触发,则给予同步机控呼吸;如果在自主呼吸期被触发则给予 PSV 呼吸。SIMV 期与自主呼吸期之和即为 SIMV 周期。SIMV 周期的时程有赖于机控呼吸频率。一些呼吸机允许操作者设定 SIMV 周期的时程(直接或间接),但自主呼吸期不能设定,其时程就是 SIMV 期之后剩余的时间。在时间切换模式时通气时间基于 SIMV 期时程而不是 SIMV 周期。这样一个短的 SIMV 期导致短的绝对吸气时间但自主呼吸(PSV)的机会更多。

SIMV 模式的优缺点如下。

优点:与 AC 及 PCV 模式相比,人机协调更好;保证最小分钟通气量。

缺点:为一相对比较复杂的模式。

5.持续气道正压通气(continuous positive airway pressure,CPAP) CPAP 模式时在吸气相及呼气相均给予一个恒定的压力。这一恒定的压力的作用是保持肺泡处于开放状态,进而减少分流。患者吸气始于这一基线压力,于呼气末气道压又回到基线压力水平。患者控制呼吸频率及潮气量,后两者完全依赖于患者吸气用力程度。这样,CPAP 允许在一升高的基线压力上的自主呼吸。

6.呼气末正压(PEEP) PEEP 与 CPAP 很相似,但当患者在机械通气时实现。其作用也是保持肺泡于开放状态,促进氧合。

7.无创正压通气(NIPPV) 无创正压通气的主要优点是提供辅助通气而不需有创人工气道如气管插管。需用一个与患者紧密接触的面罩或鼻罩与呼吸回路及呼吸机相连接。因为面罩或鼻罩与患者的接触不能做到完全密封,最好使用专用无创通气呼吸机

（如 BiPAP Vision），这类呼吸机可提供漏气补偿。

NIPPV 需要患者清醒、合作、能保护其气道,且血流动力稳定。为改善患者的耐受性,开始最好用相对低的支持水平,然后逐渐增加支持力度。应特别注意面罩应舒适且适合患者。应有各种型号、不同大小的面罩供选用,可试用以找到合适的面罩。可供选择的无创通气模式也有很多。常用的就是 BiPAP,其实质就是 PSV 加上 PEEP。如果使用 BiPAP,初始合适的设定是吸气压 $8 \sim 10cmH_2O$,呼气压 $4 \sim 6cmH_2O$。

NIPPV 对于 COPD 及心源性肺水肿患者最有效,而对于肺炎或急性呼吸窘迫综合征（ARDS）患者效果相对要差。

四、新型通气模式

1.气道压力释放通气（airway pressure release ventilation,PC-APRV）　气道压力释放通气模式是指在持续气道正压下伴有短暂压力释放的自主呼吸模式。与自主呼吸模式下的持续正压、压力支持（CPAP/PSV）模式不同之处在于 APRV 带有间歇性的压力释放,通过这一压力释放使得 APRV 具备压力控制通气的效果,无自主呼吸的患者也可应用 APRV 通气。该模式下需要设置高压水平（P_{high}）、高压维持时间（T_{high}）、低压水平（P_{low}）、低压维持时间（T_{low}）。由 P_{high} 设置压力维持时间 T_{high},共同组成的为患者吸气末肺容积状态;由释放压力 P_{low} 及释放时间 T_{low},共同组成的为患者呼气末肺容积状态。APRV 通过维持较长时间的正压,可逐步打开塌陷肺区域,改善肺顺应性,增加并稳定肺容积。而通过短暂的压力释放,患者可获得一定潮气量,同时释放呼出 CO_2,并由于释放间期极短,肺内存在较高内源性 PEEP,可维持呼气末肺容积的稳定。此外,APRV 全程支持患者自主呼吸。无论在呼吸周期的吸气或呼气阶段,呼吸机的吸气阀及呼气阀都会根据探测的吸气或呼气流速变化,按比例浮动调节阀门大小,从而根据患者实际的呼吸流速进行调节。Habashi 等在两次打击造模后,早期分别给予试验动物 APRV 或小潮气量通气（6mL/kg）48 小时,APRV 组的气体交换、顺应性明显优于小潮气量组,未见明显肺损伤,提示早期应用APRV有可能预防急性呼吸窘迫综合征（ARDS）。临床研究中发现早期应用 APRV 能够显著缩短 ARDS 的机械通气时间。

2.成比例压力支持（proportional pressure support,SPN-PPS）　成比例压力支持通气是指具有成比例流速和容量支持的自主呼吸模式。呼吸机自动监测患者呼吸流速,根据自主呼吸流速大小给予成比例的流速及容量支持。PPS 下的支持程度可按照患者肺部条件分别设置。如患者通气障碍主要由气道阻力造成,则可设置较大的流速支持,如患者的通气障碍主要由于肺顺应差造成,则可设置较大的容量支持。通过流速和容量支持的叠加,以及根据自主呼吸流速自动调整支持比例,PPS 可给予患者最为接近生理呼吸的正弦波式送气流速。该模式能很好解决 PSV 通气时人机不协调的问题,减少支持不足和支持过度的发生,改善肺力学和气体交换效率,提高患者的通气舒适程度。

3.可变压力支持通气　可变压力支持通气是指在持续正压,自主呼吸支持通气基础上,对压力支持水平进行一定程度的随机变异。以帮助患者获得近似于生理呼吸的潮气量变异度。根据设置的变异百分比,压力支持水平出现不同程度的变异。变异均符合正态分布,与生理呼吸的潮气量变异度相符合。在 ARDS 的动物模型中发现,可变压力支持通气通过降低通气区域的平均气道压、促进塌陷肺泡区域的复张,从而降低肺血管阻力,让重力依赖区域的血流向非重力依赖区域,进行重新分布,进而改善通气血流比例,更有利于气体交换。由于产生潮气量变化更符合生理,在临床研究中发现其较传统 PSV 有更好的人机同步性。

4.神经调节辅助通气(neutrally adjusted ventilation assist,NAVA) 神经调节辅助通气是通过监测膈肌电活动,感知患者自身的实际通气需要,并根据膈肌电活动信号(EAdi)的强度实时提供一定比例的通气支持。NAVA 通气时触发、吸呼气切换及辅助水平调节直接取决于患者膈肌电活动的变化,在理论上它能尽量解决传统机械通气时人机不协调、过度辅助等问题。这方法与传统的 PSV 相比,NAVA 在吸气触发延迟、呼气触发延迟和人机同步性上的表现都更加好一些。

五、呼吸机参数设定

1.初始呼吸机设定 首先考虑是否适合无创通气。如不适合,则选用操作者最熟悉的有创通气模式。需要有创通气的患者在建立人工气道时常需要麻醉及肌松,因此,初始呼吸机模式选用不依赖患者触发的模式为佳。

(1)吸入氧浓度(FiO_2):起始设置 FiO_2 为100%,以降低缺氧的风险。一旦机械通气已建立,则根据血气来调节 FiO_2,使 PaO_2 达到 $8\sim12kPa$($60\sim90mmHg$)或保持血氧饱和度(SpO_2)于 $90\%\sim98\%$。

(2)呼吸频率:成人平均呼吸频率为12次/分。这一呼吸频率能满足大多数成人的分钟通气量。而高代谢(如脓毒症)或严重代谢性酸中毒患者则需要高的分钟通气量,呼吸频率也相应加快。

(3)潮气量:成人正常潮气量为500mL 或 8mL/kg。对于 ARDS 患者来说则需要潮气量一些。

(4)吸气压力:在 PCV 和 PSV 模式时,须设定吸气压力。通过调节吸气压力来达到合适的潮气量。设定的吸气压常指高于 PEEP 的压力。PEEP 与设定吸气压力之和应 $<30cmH_2O$。

(5)吸气流速:调节吸气流速以达到合适的吸、呼比。

(6)相对吸气时间:通过调节相对吸气时间或吸气流速使吸呼比大致在 $1:2$。这一比例与正常自主呼吸时接近,因而人机协调更好。

(7)PEEP:起始 PEEP 以 $5cmH_2O$ 为宜。对于肺水肿或 ARDS 患者则常需较高的PEEP。对于以呼吸机支持为主的哮喘或 COPD 患者,建议 PEEP 设为0。

(8)触发灵敏度:呼吸机通过流量或压力的改变来感知患者的呼吸尝试,进而触发呼吸机呼吸。流量触发比压力触发人机协调更好。通常触发设置越灵敏越佳。

但过度灵敏的触发导致患者无吸气尝试时呼吸机被不恰当地触发。初始设置可为压力触发为 $-2cmH_2O$,或适度的流量触发灵敏度。

2.机械通气参数的调整

(1)改善氧合:对多数患者合适的动脉氧饱和度为90%~94%。改善氧合的方法如下。

1)增加 FiO_2

不良反应:氧中毒。

不良反应风险小的 FiO_2 调节范围为21%~50%。

2)增加 PEEP

不良反应:由于胸腔内压力增加对 CVP 的影响,增加气道和肺泡压而使气压伤风险增加。

不良反应风险小的调节范围为0~10cmH$_2$O。

3)增加吸气时间

不良反应:呼气时间缩短,有气体陷闭的危险。由于平均胸腔内压力增加对 CVP 的影响。

不良反应风险小的调节范围为<50%呼吸周期。

4)增加潮气量或吸气压

不良反应:增加气道和肺泡压而使气压伤风险增加。改善氧合作用相对小。

不良反应风险小的调节范围:潮气量<8mL/kg;吸气压(含 PEEP)<30cmH$_2$O。

(2)增加分钟通气量:一般来说分钟通气量应依 pH 多于动脉二氧化碳分压($PaCO_2$)来调定,应将 pH 调节到>7.2。这是因为大多患者其升高的 $PaCO_2$ 的病理生理后果多由酸中毒介导。当然也有例外,比如颅高压患者,需要仔细控制 $PaCO_2$。当然,实际上肺泡通气量决定 $PaCO_2$。多数情况下,分钟通气量的增加导致肺泡通气量的增加。但是,如果过度增加潮气量可导致无效腔增加,此时尽管分钟通气量增加而肺泡通气量却减少。

增加肺泡通气量方法如下。

1)增加潮气量(或吸气压)

不良反应:气压伤。

不良反应风险小的调节范围:潮气量<8mL/kg;吸气压(含 PFEP)<30cmH$_2$O。

2)增加呼吸频率

不良反应:呼气时间缩短导致气体陷闭,进而可致气压伤和血流动力降低。

不良反应风险小的调节范围:呼吸频率<30 次/分。

3)核查并去除过多呼吸回路无效腔。

六、监测及故障排除

机械通气的目标是保证合适的通气及氧合,降低呼吸做功,确保患者舒适及人机协调,同时将不良反应的风险降到最低。

合适的通气及氧合通过动脉血气来监测,人机协调性的监测可通过临床观察。而与机械通气的不良反应相关的因素将在后文中讨论。

1.气道压力 气道压力过高可导致急性肺损伤、严重者甚至引起 ARDS,以及气体泄漏致气胸、纵隔气肿。另外,过高的气道压力通过肺泡传输到胸腔也有不利的血流动力学作用。

在正常情况下,因气道阻力低,故气道压力近似于肺泡压力。

$$气道压 = 流速 \times 阻力 + 肺泡压$$

由于气道压测定容易而肺泡压测定困难,故通常测定气道压。

气道压力高的重要性不仅因为不良反应的风险增加,还因为它可导致不合适的通气。当气道压力达到压力设定的上限时,多数呼吸机此时停止吸气,且停止吸气多发生在吸气的相对早期,由此可导致低的潮气量。但有些呼吸机(比如德尔格)并不停止吸气而是保持气道压于压力限制点,如此潮气量降低相对小。

由于气道压是在呼吸机而不是患者气道测定,这样气道压力高也可能由呼吸机、呼吸回路或气管插管的问题引起。

气道压力高的原因如下。

(1)呼吸机:参数设定不合适,呼吸机故障。

(2)呼吸回路:打折,凝结水积聚,湿的过滤器导致阻力增加。

(3)气管插管导管:导管打折;痰液、血等堵塞导管;导管进入支气管。

(4)患者:气道痉挛;由于肺水肿、肺实变、肺泡塌陷等导致肺顺应性降低;胸腔顺应性降低(如气胸);胸壁顺应性降低(如腹腔高压);人机对抗;咳嗽;呃逆。

可断开呼吸机与患者的连接,通过复苏囊给予人工呼吸,很容易判断问题是出在呼吸机及回路,还是出在气管插管或患者。给予复苏囊呼吸后,如呼吸正常,则问题在呼吸回路或呼吸机;如呼吸仍困难,则问题出在气管插管或患者。

2.吸气平台压 吸气平台压可用于估测肺泡压。吸气平台压在吸气末没有气流流入时测定。

$$气道压 = 流速 \times 阻力 + 肺泡压$$

如果流速为0,则气道压 = 0×阻力+肺泡压,即气道压=肺泡压。

对于没有呼吸的患者,可以使用呼吸机上的吸气保持键观察到气道压渐呈平台状,此即为平台压。就肺损伤和血流动力影响来讲,肺泡压相对气道压来讲更为重要。对于肺间质或肺泡受累及的患者,肺泡压应尽可能<30cmH_2O。

$$肺泡压 = \frac{潮气量}{肺顺应性} + PEEP$$

从公式可以看出,过高的肺泡压可由这些原因引起:潮气量过大;气体陷闭,高的PEEP;或肺顺应性低。

3.潮气量 潮气量过高可引起急性肺损伤、ARDS及气体溢漏(气胸或纵隔气肿);潮气量过低则致通气不足及呼吸性酸中毒。

对使用PCV或PSV模式的机械通气患者,潮气量的监测尤为重要。在上述模式下,系统阻力或顺应性的改变可导致潮气量的变化。请注意呼吸机不是在气管插管处测定潮气量,因此,潮气量的改变可能反映通气系统中的各个部分,而不仅仅是患者情况。而在容量设定模式(比如AC)机械通气时,潮气量不会有很大的变异,除非呼吸机故障。

一般来说,呼气潮气量是患者所接受潮气量更准确的一个指标。吸气潮气量和呼气潮气量之间明显的差异常提示呼吸系统漏气(如呼吸机、呼吸回路、气管插管、患者)。

应特别注意大多数呼吸机并没有高或低潮气量报警,而是采取分钟通气量报警。

4.分钟通气量 分钟通气量由潮气量和呼吸频率决定,因此,分钟通气量的改变必由这两个参数之一的改变引起。当患者有自主呼吸触发呼吸机时,动脉血 pH 及 $PaCO_2$ 可作为患者呼吸频率改变是否合适的指引。

5.内源性 PEEP 内源性 PEEP(PEEPi)由气体陷闭于肺泡引起。PEEPi 可明显降低肺的通气功能,尤其是肺泡通气功能。其机制为有 PEEPi 的患者吸气时,因其肺泡内压为正值,呼吸机必须额外工作,以产生一个额外的压力克服 PEEPi,气体才能进入肺泡;此时,PEEPi 相当于一个吸气阀负荷,这样呼吸功增加,氧和能量代谢也增加,易出现呼吸肌疲劳。

对无自主呼吸的患者激活"呼气保持",注意在呼气相曲线呈平台状时的压力,即为 PEEPi。

6.低血压 开始机械通气后即刻出现低血压的原因如下。

(1)低血容量,为胸内正压降低静脉回流所加剧。

(2)诱导麻醉插管的药物,几乎所有麻醉诱导剂均具血管扩张和心肌顿抑作用。

(3)由于过度剧烈的通气(高通气量下呼吸频率也快时)导致气体陷闭。

(4)尽管不常见,此时应考虑有无张力性气胸。

低血容量及药物导致的低血压是最常见原因,因此,适宜的首选措施是给予扩容。如扩容不能纠正低血压,可将患者与呼吸机或复苏囊分离。如果是由气体陷闭引起,随着陷闭气体的释放,在 10~30 秒血压将回升。如果补充液体或与呼吸器分离均不能解决问题,应注意排除张力性气胸。此时可考虑摄床边胸部 X 线片,情况紧急时可考虑行诊断性胸腔穿刺排气。

7.人机对抗 引起人机对抗的因素很多。重要的是识别并有针对性地处理,而不是简单地加大镇静药用量。在所有引起人机对抗的原因中,一些呼吸机参数的设置不当应予以重视。这些包括通气模式、吸呼比、触发模式和触发灵敏度。

一般来讲,支持模式(如 PSV)要较 SIMV 模式舒适,而 SIMV 模式又较辅助控制通气模式(AC 或 PCV)舒适。吸呼比也很重要,呼吸机吸呼比调节至接近人正常呼吸时 1:2 的吸呼比最舒适。

8.SpO_2突然降低 在机械通气时患者 SpO_2 突然降低,应同时考虑患者及仪器两方面的因素。在做更详细地检查判断之前,首先要做三件事。

(1)快速检查 SpO_2 波形及 SpO_2 显示的心率次数与心电图是否一致。

(2)将 FiO_2 增加到 100%。

(3)患者胸廓是否有起伏运动。

要考虑的呼吸机方面因素包括不合适的呼吸机参数设置,以及呼吸机故障。当判断患者是否呼吸自如时,可检查患者胸廓运动。如用简易复苏囊很容易挤压,但胸廓不运动,可能原因如下:①回路中有漏气(如气管插管导管气囊漏气);②气管插管导管脱位已不在气管。

要考虑的患者方面的因素包括所有低氧性呼吸衰竭的原因,但应特别考虑以下容易处理的原因:气管插管进入支气管;气胸;部分肺塌陷;肺水肿;支气管痉挛。也应考虑肺栓塞,是重症患者 SpO_2 突然降低越来越常见的一个原因。

七、特殊状况的机械通气

机械通气并非是针对任何情况的特殊治疗,而仅仅是一个支持治疗手段,为针对性治疗及机体的修复机制来纠正潜在的异常赢取时间。处理以下疾病时应特别注意。

1.急性呼吸窘迫综合征(ARDS) ARDS 时胸部 X 线片多显示两肺均一程度地受到累及,这一表现易引起误导。如行 CT 检查,则显示受累区较均一实变和塌陷,而非受累区则相对正常。受累区顺应性低而非受累区顺应性相对正常。因此,通气时气体主要分布到非受累区。如果使用"正常"潮气量,则潮气量的大部分将进入肺的相对正常部分,导致肺泡过度膨胀,进而导致容积伤。由于肺的总体顺应性差,为达到这一"正常"潮气量则气道压力必然会高,则气压伤的风险增加。另外,受累区肺泡随着每次呼吸而塌陷及再开放可导致反复的剪切力伤。最后,这些患者有严重的缺氧,但长时间吸入高浓度氧可导致肺损伤。

ARDS 患者的基本通气策略是使用一定的 PEEP、低的潮气量及气道压,以开放肺泡,并保持肺泡于开放位,减少肺泡过度膨胀。开放肺泡并保持于开放位减少分流,促进氧合,同时改善肺的整体顺应性,降低肺顺应性的不均一性,减少剪切力伤。其净效应是呼吸更平顺,肺泡过度膨胀更不明显。同时,小潮气量的使用进一步避免了肺的过度膨胀及降低了气道压。要注意,对 ARDS 患者,PEEP 过低可导致肺损伤的增加。

建议潮气量为 $6\sim8mL/kg$,平台压 $<30cmH_2O$。

小潮气量的应用可能导致高碳酸血症,但只要无明显颅压升高或酸血症,则无须调整潮气量。避免小潮气量所致通气不足的方法之一是增加呼吸频率,前提是不要引起明显的气体陷闭。

2.单侧肺疾病 单侧肺疾病患者的机械通气问题与 ARDS 的相似之处在于两肺不是均一性受累。如果使用高的气道压和容量可导致正常侧肺的过度膨胀,进而引起气压伤和容积伤,同时也可引起血液从正常侧肺分流,导致氧合降低。

因此,对于病变累及单侧肺的患者也须采用小潮气量低平台压策略。增加吸气时间可促进气体在肺内的分布。如果常规通气方式不能达到合适氧合,可考虑健侧肺侧卧位通气。此法可通过增加健侧肺的血流降低分流,同时降低健侧肺的顺应性使肺的顺应性更为均一。但此策略有通过病变肺增加健侧肺感染的危险。

3.哮喘 哮喘患者的主要问题是气道高阻力,由此导致气道压高及气体陷闭的风险高。而肺泡的顺应性相对正常。

$$气道压=流速\times阻力+\frac{潮气量}{肺顺应性}+PEEP$$

在压力控制模式下大多数压力由于气道的阻力高而消耗于气道,结果肺泡压力相对低。这可能导致低潮气量及不合适的通气。而在容量控制模式下,因肺泡顺应性是正常的,肺泡压相对正常,尽管气道压可能高(因气道阻力高)。由于肺泡压对于气压伤最为重要,高气道压此时影响反而不是很重要。但此时应监测平台压。

为降低气体陷闭的风险,采用通气策略为通过缩短吸气时间来使呼气时间尽可能长。在容量控制模式时,吸气时间缩短则吸气流速增加,这可导致气道压力增加。但如前所述,压力升高并不是很重要,因此,肺泡压受影响不大。

呼气时间是吸气后在下一次呼吸前的剩余时间。因此,呼吸频率的降低可导致呼气时间的延长。

气体陷闭导致内源性 PEEP 的增加及肺泡容积的逐渐增加。因此,通过监测内源性 PEEP 及平台压可评估气体陷闭情况。目标值是 PEEPi<10cmH$_2$O,平台压<20cmH$_2$O。为达到这一安全目标,必要时可允许 PaCO$_2$ 增加,但应尽可能避免明显的呼吸性酸中毒。

4.COPD　COPD 患者的机械通气问题类似于哮喘患者,除了前者气道痉挛没有哮喘严重。常由于呼吸肌疲劳需机械通气。另外,肺的顺应性可能降低。

八、机械通气未来发展趋势

1.肺保护性通气策略　ARDS 是严重威胁患者生命安全的疾病,其病死率高于 40%。呼吸支持是当前 ARDS 治疗的主要手段,然而不当的机械通气甚至可能导致或加重呼吸机相关肺损伤(ventilator-induced lung injury,VILI)。VILI 是机械通气最严重的并发症之一,本质原因是肺泡容积或肺泡的跨壁压力过大,因此机械通气的治疗策略主要包括限制平台压或小潮气量通气、肺复张,以及采用适当的 PEEP,目的是尽量控制肺泡的形变,并减少肺泡反复塌陷复张所产生的剪切力损伤。小潮气量通气(4~6mL/kg 理想体重)、控制平台压<30cmH$_2$O(1cmH$_2$O=0.098kPa)被证实能降低 ARDS 患者的病死率。然而 ARDS 患者肺部病变存在不均一,由于个体患者肺顺应性和可复张容积的不同,单一标准的小潮气量通气很难真正实现肺保护。Amato 等发现在不同的潮气量与 PEEP 组合中,气道驱动压是与 ARDS 患者预后相关的主要因素,预示未来以气道驱动压为标准进行小潮气量通气可以更好地实现潮气量的个体化。此外,近期的研究发现,肺复张后运用高 PEEP 并不能改善病死率,这可能与复张前没有评估肺的可复张性有关,所以临床需要更加个体化地评估不同患者肺的可复张性。我们通过运用一些新型的肺部通气监测技术,如胸阻抗断层成像技术等能够在床旁实时连续地监测肺内区域通气分布,帮助评估肺复张效果,指导个体化的 PEEP 设定。

2.人机更同步　人机不同步是临床常见的问题,呼吸机相关因素约占人机对抗的1/3,究其原因主要有模式及参数设置不当、触发灵敏度不当导致触发困难或误触发、管路漏气等。目前由于流速触发较压力触发更为灵敏,临床大多已弃用压力触发而采用流速触发。新型通气模式 NAVA 根据膈肌电活动调节吸气触发和吸呼气转换,可进一步缩短响应时间,尤其对于存在内源性 PEEP 的 COPD 患者能够显著降低吸气做功。随着伺服技术和闭环通气模式的出现,能够自动针对一个或多个变量进行连续调控,迅速而精确地控制输出变量,减少支持过度和支持不足的风险,如成比例支持通气、分钟指令通气、适应性支持通气等。在送气方式上,传统的容量控制通气采取恒流方波进行送气,不符合生理呼吸特征,新的通气功能 Auto$_{flow}$、PRVC 模式等兼顾了容量和压力目标。根据患者当前的气道阻力和顺应性大小,采用减速气流输送目标潮气量,大大提高了舒适度,改善人机同步性。

3.序贯通气治疗理念 高流速氧疗-无创通气-有创通气序贯治疗近年来得到越来越多的关注。长时间机械通气往往合并呼吸机相关性肺炎(VAP)、膈肌功能障碍等一系列并发症,消耗了大量的医疗资源。机械通气患者中呼吸机相关性肺炎的发病率为 9.7%~48.4%,病死率则高达 21.2%~43.2%。高流速氧疗是通过特制鼻导管提供加温加湿的高流速氧气(一般为 40~60L/min),满足患者吸气需求的一种新型疗法,能够降低严重低氧血症患者的 90 天病死率。无创通气被证明对于某些类型的急性呼吸衰竭,如慢性阻塞性肺病及慢性呼吸衰竭急性加重患者中,能显著缩短有创机械通气时间,减少并发症。研究显示,有创-无创序贯通气治疗可明显缩短有创机械通气时间,降低 VAP 发生率,缩短 ICU 住院时间,并可能降低病死率。一些高端呼吸机已经把氧疗、无创通气和有创通气整合在一台呼吸机上,无须更换设备,即可根据患者病情变化灵活选择所需治疗,减少了反复更换设备的不便,降低了交叉感染的风险。

4.智能化决策支持 目前机械通气参数的调整主要依靠临床医护人员对患者进行评估实时调整,这种做法无形中增加了医护人员的负担。Smartcare 是一种由计算机控制的自动化脱机软件。呼吸机通过模拟医师实施机械通气的过程,获取患者的潮气量、自主呼吸频率和呼气末二氧化碳分压等信息,自动调整呼吸支持力度,直至压力支持水平降低到一定程度后患者呼吸仍稳定,此时呼吸机将提示医师可考虑脱机。研究证实,Smartcare 能够缩短机械通气时间 33% 以上,缩短脱机拔管时间 40% 以上,这大大简化了工作流程。未来,随着人工智能技术的发展和进步,机械通气在智能化决策、人机交互等方面必将更加的完善。

5.个体化精准医疗 精准医疗是未来医学发展的必然方向。精准医疗应当从患者获益最大化和医疗资源的高效益双重目标的角度,针对性地对疾病进行预防和治疗,这离不开先进的诊断工具。目前重症患者的机械通气治疗仍然存在参数设定缺乏个体化、对患者肺通气情况缺乏有效的监测等问题,不利于改善患者预后。如今,高度智能化的呼吸机不仅拥有包括多种通气模式和呼吸参数监测、呼吸力学的曲线波形及趋势分析等,更加融合了新的监测参数,如跨肺压、膈肌电位、胸阻抗成像技术等,更加有利于使用者对病情进行综合判断,指导个体化机械通气治疗,从而改善患者预后。

第二节 血液净化

一、血液净化基础

血液净化是把患者血液引至体外并通过一种净化装置,除去其中某些致病物质,净化血液达到治疗疾病的一种技术。它主要包括血液透析、血液滤过、血液灌流、血浆置换、免疫吸附等。目前,血液净化疗法已不限于治疗急、慢性肾衰竭患者,在重症患者的救治中也已得到广泛应用。

19世纪苏格兰化学家Graham(1805—1869年)首先提出晶体物质通过半透膜弥散,开创了渗透学说,被称为"现代透析之父"。1912年,美国的Abel等设计了第一台人工肾,对活体动物进行实验。1925年,德国的Georg Haas第一个将透析技术用于人类。1945年,荷兰的Willem Johan Kolff在极为困难的第二次世界大战时期,设计出转鼓式人工肾,被称为人工肾的先驱。同时,瑞典的Alwall采用正压原理超滤水分的装置用于心力衰竭患者取得了很好的疗效,从此血液净化技术进入快速发展时期。

1.血液透析　血液透析是一种相对安全、易行、应用广泛的血液净化方法。透析是指溶质通过半透膜,从高浓度溶液向低浓度溶液方向运动。血液透析包括溶质的移动和水的移动,即血液和透析液在透析器(人工肾)内借助半透膜接触依据浓度梯度进行物质交换,使血液中的代谢废物和过多的电解质向透析液移动,透析液中的钙离子、碱基等向血液中移动。如果把清蛋白和尿素的混合液放入透析器中,管外用水浸泡,这时透析器管内的尿素就会通过人工肾膜孔移向管外的水中,清蛋白因分子量较大,不能通过膜孔。这种小分子物质能通过而大分子物质不能通过半透膜的物质移动现象称为弥散。临床上用弥散现象来分离纯化血液使之达到净化目的的方法,即为血液透析的基本原理。

血液透析所使用的半透膜厚度为 $10\sim20\mu m$,膜上的孔径平均为3nm,所以只允许分子量为15kD以下的小分子和部分中分子物质通过,而分子量大于35kD的大分子物质不能通过。因此,蛋白质、致热源、病毒、细菌及血细胞等都是不可透出的;尿的成分中大部分是水,要想用人工肾替代肾就必须从血液中排出大量的水分,人工肾只能利用渗透压和超滤压来达到清除过多水分的目的。现在所使用的人工肾即血液透析装置都具备上述这些功能,从而对血液的质和量进行调节,使之近于生理状态。

(1)血液透析适应证

1)慢性维持性血液透析的适应证:具有慢性肾衰竭的临床表现,血尿素氮超过20mmol/L,血肌酐超过 $400\mu mol/L$ 者即可施行维持性血液透析。

2)急诊透析指征:①药物不能控制的高血钾(超过6.5mmol/L);②药物不能治疗的少尿、无尿、高度水肿;③慢性肾衰竭合并急性心力衰竭、肺水肿、脑水肿;④药物不能控制的高血压;⑤药物不能纠正的代谢性酸中毒;⑥并发心包炎、消化道出血和中枢神经系统症状。

(2)血液透析禁忌证:血液透析无绝对禁忌证,但并非所有患者都适用血液透析。因此,下列情况可作为相对禁忌证:①年龄超过70岁或4岁以下儿童,做血液透析往往难以维持,最好行腹膜透析;②恶性肿瘤、老年痴呆、脑血管病等生命不能长久维持的患者;③慢性肝病变、休克或心血管功能差难于耐受体外循环者;④严重出血倾向者;⑤精神异常不合作者和其家属不同意者。

(3)血液透析常见并发症

1)透析失衡综合征:其发生原因主要是:①由于受血-脑屏障的影响,使透析过程中血液中的尿素氮较脑脊液中的下降快,使血脑之间产生浓度差,使水分由溶质浓度低的一侧向浓度高的一侧移动,这样大量水分进入脑内,形成脑水肿;②透析中脑缺氧也可能是产生失衡综合征的原因;③近年来实验证明,经快速透析后,大脑皮质细胞内 pH 明显降低。脑内含水量增多,致脑内氢离子含量增高,使细胞间渗透压上升,也是导致透析失衡的原因。

透析失衡综合征的主要症状有恶心、呕吐、头痛、疲乏、烦躁不安等。其发病率可达 10% ~ 20%。严重者可有抽搐、震颤。主要治疗是立即给予高渗性溶液如甘露醇或高渗葡萄糖静脉注射,给予镇静药,必要时中止透析。

2)首次使用综合征:主要是应用新透析器及管道所引起的。多发生在透析开始后几分钟至 1 小时。按表现不同分为 A 型和 B 型。A 型表现为呼吸困难,全身发热感,可突然心搏骤停;轻者表现为瘙痒、荨麻疹、咳嗽、流泪、流涕、肌肉痉挛、腹泻等。B 型症状较 A 型轻,主要表现为胸背痛,原因不明。

3)低血压:发病率为 20% ~ 40%。发生低血压的原因很多,主要有:①有效循环血量减少;②血浆胶体渗透压下降,使水分移向组织间或组织内,而使血容量下降;③醋酸盐的毒性作用,醋酸盐对末梢血管有扩张作用,可使血管阻力降低,致血压下降;④自主神经功能紊乱,使颈动脉和主动脉压力感受器反射弧存在缺陷,对开始开放体外循环时血容量减少不适应。这种低血压多数发生在透析开始。而透析中后期的血压下降多由于超滤过快或对醋酸盐透析液不适应。

典型的低血压表现有恶心、呕吐、出汗、面色苍白、呼吸困难和血压下降等。

4)透析中高血压:主要发生在透析中、后期,其原因不清楚,且比较顽固,处理困难。

5)透析中头痛:比较少见,其发生率为 5%,常见原因有高血压、神经性头痛。

6)心律失常:引起心律失常的原因有冠心病、心力衰竭、心包炎、严重贫血、电解质及酸碱平衡紊乱、低氧血症、低血压及药物等。心律失常的发生率为 5%,心律失常比较复杂,临床和心电图表现也不同,应根据心律失常的类型给予恰当的处理。

7)透析中肌肉痉挛:原因还不清楚,可能与透析中组织缺氧、低钠和循环血量减少有关。

2.血液滤过　血液滤过技术是通过机器(泵)或患者自身的血压,使血液流经体外回路中的一个滤器,在滤过压的作用下滤出大量液体和溶质,即超滤液,同时,补充与血浆液体成分相似的电解质溶液,即置换液,以达到血液净化的目的。整个过程模拟肾小球的滤过功能,但并未模仿肾小管的重吸收及排泌功能,而是通过补充置换液来完成肾小管的部分功能。

血液滤过与血液透析的原理不同。前者通过对流作用及跨膜压(transmembrane pressure,TMP)清除溶液及部分溶质,其溶质清除率取决于超滤量及滤过膜的筛漏系数;而后者则是通过弥散作用清除溶质。因此,血液透析比血液滤过有更高的小分子物质清除率,而血液滤过对中分子物质清除率高于血液透析。

正常人尿液生成主要是通过肾小球的滤过和肾小管的重吸收及分泌功能。血液滤过就是模仿肾单位的这种滤过原理设计的,但没有肾小管的重吸收功能。治疗过程中需要补充大量与细胞外液成分相似的液体,来替代肾小管的功能。

血液滤过与血液透析的主要区别:血液滤过是通过对流的方式清除溶质,而血液透析是通过弥散的作用清除溶质。前者与正常肾小球清除溶质的原理相仿,清除中、小分子物质的能力相等,而血液透析对尿素、肌酐等小分子物质有较好的清除率,而对中分子物质的清除能力则较差。

（1）血液滤过的适应证:基本上与血液透析相同,适用于急、慢性肾功能衰竭,但在下列情况血液滤过优于血液透析。

1）高血容量所致心力衰竭:在血液透析时往往会加重心力衰竭,被列为血透禁忌证,而血滤则可以治疗心力衰竭。因为:①血滤能迅速清除过多水分,减轻心脏的前负荷;②不需要使用醋酸盐透析液,避免了由其引起的血管扩张和心肌顿抑;③血滤时血浆中溶质浓度变动小,血浆渗透压基本不变,清除大量水分后,血浆蛋白浓度相对升高,有利于周围组织水分进入血管内,从而减轻水肿。

2）顽固性高血压:血透治疗患者顽固性高血压发生率可达50%(高肾素型),而血滤治疗时,可降至1%,有的可停用降压药。血压下降原因除有效清除过量水、钠外,可能还有其他原因。有学者曾反复测定血浆和滤液中血管紧张素Ⅱ,发现两者的浓度相近,表明血液滤过能清除血浆中的某些升压物质。另外,血液滤过时,心血管系统及细胞外液容量均比较稳定,明显减少了对肾素-血管紧张素系统的刺激。

3）低血压和严重水、钠潴留:接受血液滤过治疗的患者,其心血管稳定性明显优于血液透析,血液透析治疗期间低血压发生率达25%~50%,但在血液滤过治疗时低血压发生率可降至5%。其原因:①血液滤过时能较好地保留钠,在细胞外液中能保持较高水平的钠以维持细胞外液高渗状态,使细胞内液向细胞外转移,即使在总体水明显减少的情况下,仍能保持细胞外液容量稳定;②血液滤过时血容量减少,血浆中去甲肾上腺素(NA)浓度升高,使周围血管阻力增加,保持了血压稳定,而血液透析时NA则不升高;③血液滤过时低氧血症不如血液透析时严重;④避免了醋酸盐的不良反应;⑤血液滤过时溶质浓度变动小,血浆渗透压较血液透析稳定;⑥血液滤过时滤过膜的生物相容性比常用透析膜好,故血液滤过能在短时间内去除体内大量水分,很少发生低血压,尤其对年老心血管功能不稳定的严重患者,血液滤过治疗较为安全;⑦血液滤过时返回体内血液温度为35℃,由于冷刺激自主神经,使NA分泌增加,而血液透析温度38℃,使周围血管扩张,阻力降低。

4）尿毒症心包炎:在持续血液透析患者,尿毒症心包炎发病率达20%~25%,原因未明,改做血液滤过后,发现心包炎治疗时间较血液透析短,可能是血液滤过脱水性能好,清除中分子毒性物质较好之故。

5）急、慢性肾衰竭:持续或间歇的血液滤过是急性肾衰竭的有效措施。连续性动静脉血液滤过(continuous arterio-venous hemofiltration,CAVH)对心血管功能不稳定、多脏器功能衰竭、病情危重的老年患者有独特的优点。

6）肝性脑病:许多学者认为血液滤过对肝性脑病治疗效果比血液透析好,但比血浆置换、血液灌流差。

（2）血液滤过的禁忌证:同血液透析。

（3）血液滤过常见的并发症

1）置换液污染:由于置换液输入量大,污染机会多,故有可能发生感染。

2)氨基酸与蛋白质丢失:氨基酸平均分子量为140D,每次血液滤过治疗平均丢失5~6g氨基酸,蛋白质丢失量各家报道不一,有的为3~14g,也有的为2~4g。

3)激素丢失:滤液中发现有胃泌素、胰岛素、抑胃泌素、生长激素刺激素B和甲状旁腺素,但对血浆浓度影响不大。可能是血液滤过时也清除激素降解产物。

4)血压下降:主要是液体平衡掌握不好,脱水速度过快所致。

3.血浆置换　血浆置换(plasma exchange,PE)是将人体内的致病物质或毒素从血浆分离弃去或将异常血浆分离后,经免疫吸附或冷却滤过除去其中的抗原或抗体,再将余下的血液有形成分加入置换液回输的一种技术。1956年血浆分离设备问世,1959年Waldenstrom将其应用于治疗疾病。

(1)PE原理

1)人体循环中的致病因子在一些疾病发病机制中起着重要作用,它可导致器官功能的损害,这些致病因子包括:①自身免疫性疾病中的自身抗体,如IgG、IgM;②沉积组织引起组织损伤的免疫复合物;③过量的低密度脂蛋白;④各种副蛋白,如冷球蛋白及游离的轻链或重链等;⑤循环毒素,包括过量的药物及外源性和内源性毒性物质等。

2)血浆置换作用机制归纳如下:①PE可以及时迅速有效地清除疾病相关性因子,如抗体、免疫复合物、同种异体抗原或改变抗原、抗体之间量的比例。这是PE治疗的主要机制。PE对致病因子的清除要较口服或静脉内使用免疫抑制药迅速而有效;②PE有非特异性的治疗作用,可降低血浆中炎性介质如补体产物、纤维蛋白原的浓度,改善相关症状;③增加吞噬细胞的吞噬功能和网状内皮系统清除功能;④可从置换液中补充机体所需物质。应该说明的是,PE治疗不属于病因治疗,因而不影响疾病的基本病理过程,针对病因的处理不可忽视。

血浆置换包括两部分,即血浆分离和补充置换液。血浆分离又可分为膜式血浆分离和离心式血浆分离。

(2)PE方法及技术要求

1)离心式血浆分离法:①间断性离心式血浆分离;②持续性离心式血浆分离。

2)膜式血浆分离法:①膜式单滤器血浆分离;②膜式双滤器血浆分离(级联滤过);③血浆冷却膜分离(冷冻滤过分离法);④膜式血浆分离与特异性免疫吸附偶联;⑤其他分离方法:膜式分离与离心式分离偶联;自身动脉-静脉PE。

(3)置换液

1)置换液补充原则:经典的PE患者丢弃血浆量较多,为了保持机体内环境的稳定,维持体内胶体渗透浓度,避免发生威胁生命的体液平衡紊乱,置换液补充要考虑以下原则:①等量置换,且血浆滤出速度与置换液输入速度大致相同,尽量避免血容量的波动;②保持血浆胶体渗透压正常;③维持水、电解质的平衡;④适当补充凝血因子和免疫球蛋白,避免降到临界水平以下;⑤减少病毒污染机会;⑥无毒性,不在组织内蓄积。

2)置换液的组成及应用:PE所丢弃的血浆要以相当量的置换液补充,在国外置换液费用占PE费用的70%。目前常用的置换液有以下几种:清蛋白溶液、新鲜冰冻血浆(fresh frozen plasma,FFP)、晶体液。

（4）PE 的适应证：PE 的治疗范畴已涉及神经系统疾病、肾疾病、血液病、肝疾病、自身免疫性疾病、结缔组织病、家族性高胆固醇血症、各种中毒、移植领域等。

（5）PE 的并发症

1）电解质紊乱：使用清蛋白置换液时可发生低钙、低钾。

2）血容量改变及心律失常：低血容量、高血容量、心律失常。

3）感染：导致的原因：①免疫球蛋白及补体的减少；②合并应用免疫抑制药；③机体免疫功能低下；④置换液补充增加病毒性肝炎的机会。

4）过敏反应：置换液中大量新鲜血浆、血浆中异体蛋白等物质可引起变态反应。

5）体内某些物质的丢失：如凝血因子、某些酶和激素。

6）出血倾向：导致的原因：①过量使用抗凝药；②原发病。

4.血液灌流　血液灌流指将血液借助体外循环，引入装有固态吸附剂的容器中，以吸附清除某些外源性或内源性的毒物，达到血液净化的一种治疗方法。

血液灌流的研究始于 20 世纪 60 年代，希腊学者 Yatzidis 首次应用活性炭颗粒对尿毒症患者进行血液灌流，可以有效清除代谢毒物和外源性毒物，如肌酐、尿酸、酚类、胍类和巴比妥类药物，由于治疗中出血及血小板计数严重下降，无法在临床上推广。1966 年，加拿大华裔科学家张明瑞教授将活性炭进行清蛋白-火棉胶包膜用于血液灌流中，有效地防止炭微粒脱落进入人体血液，从而避免血栓栓塞现象和白细胞、血小板计数下降问题，较好地解决血液的相容性问题。1970 年，Rosenbaum 率先用吸附树脂进行血液灌流。这一阶段对血液灌流吸附剂的研究主要为采用了不同包膜技术的活性炭及树脂。1979 年，Terman 首先报道了使用 DNA 免疫吸附柱，采用血液灌流技术来治疗系统性红斑狼疮（systemic lupus erythematosus，SLE），从此迈入了用免疫吸附疗法治疗免疫性疾病的新阶段。

我国自 20 世纪 70 年代末，也对血液灌流用的吸附剂开展了比较深入的研究，并得到较为广泛的应用。特别在药物中毒、肝衰竭、肾衰竭、免疫吸附等方面已取得丰硕成果。目前，已应用于临床的灌流吸附剂有包膜活性炭、大孔吸附树脂、炭化树脂、DNA 免疫吸附剂与蛋白 A 免疫吸附剂等类型。我国何炳林、俞耀庭等分别研制出了大孔吸附树脂、炭化树脂、DNA 免疫吸附剂并已成功应用于临床。目前，珠海丽珠医用生物材料有限公司通过与南开大学密切合作，已开发出了品种较为齐全、能适应不同病症的 HA 树脂血液灌流器系列产品。

（1）血液灌流原理

1）活性炭：活性炭是一种多孔性、高比表面积的颗粒型无机吸附剂，由椰子壳等坚果壳类材料在有控制的氧化条件下高温炭化制成。其比表面积在 $1000m^2/g$ 以上，孔径分布宽，孔隙率高，为广谱型吸附剂，能够吸附血液中的肌酐、尿酸、胍类、酚类及中分子物质，尤其对小分子的外源性药物和毒物清除率较高，如巴比妥、地西泮等药物，但对尿素、钠、钾、氯、磷、氢离子和水无清除作用。由于炭粒本身机械强度差，在活性炭与血液直接接触过程中，不可避免有颗粒脱落进入血液，容易形成血栓，破坏血小板。故近年国内临床上应用在逐渐减少。

2）合成树脂：合成树脂材料包括中性吸附树脂和阴离子交换树脂，目前应用较多的是 NK-107 中性吸附树脂(南开大学科研成果——HA 系列树脂吸附剂)。其比表面积在 $900\sim1200m^2/g$ 甚至以上,其主要由苯乙烯-二乙烯苯合成,具有相对特异的吸附性能、吸附容量大、吸附速率快、生物相容性好、机械强度高等特点。对亲脂性及带有疏水基团的物质吸附率较高;对脂溶物质及与蛋白质紧密结合的物质也有较强的吸附效果,能够更有效地清除一般活性炭难以吸附的血氨。

阴离子交换树脂对未结合胆红素及巴比妥类药物具有良好的清除效果。但阴离子交换树脂对血细胞破坏比较严重、对体内电解质平衡有一定影响,故临床应用一般不做全血吸附,一般只做血浆吸附。

3)免疫吸附:免疫吸附(immunoadsorption,IA)疗法是近 20 年来发展起来的一项新技术,用于治疗一些传统方法难以奏效的疾病。它将抗原、抗体或某些具有特定物理化学亲和力的物质作为配基与载体结合,制成吸附剂,利用其特异性吸附性能,选择性或特异性地清除患者血液中内源性致病因子,从而达到净化血液、缓解病情的目的。与被吸附对象之间有特异性亲和力的物质称为配体。常用配体有下面几种:固定抗原、吸附抗体,如固定 DNA、吸附 DNA 抗体;固定抗体、吸附抗原,如固定抗 HBsAg 抗体、吸附 HBsAg;固定补体、吸附免疫复合物,如固定 C2,吸附 DNA-抗 DNA 复合物;固定有疏水性相互作用的配体,如固定色胺酸或苯丙氨酸,吸附各种风湿性疾病中的自身免疫性抗体。吸附材料常用火棉胶包裹的活性炭、火棉胶直接制作的膜、醋酸纤维素膜、琼脂糖等加入上述固定配体。用免疫吸附方法可治疗红斑狼疮、类风湿关节炎等自身免疫性疾病,亦可用来清除乙型肝炎病毒、抗胰岛素抗体等。

(2)血液灌流适应证

1)活性炭:活性炭灌流器主要用于急性药物、毒物中毒。

2)合成树脂:中性大孔树脂近几年在临床应用方面取得了突破性进展,其适应证已远远超出中毒救治的范畴,目前涉及的领域:①急性药物、毒物中毒;②维持性血液透析并发症、急慢性肾衰竭;③重症肝炎/肝衰竭;④全身炎症反应综合征、脓毒症、多器官功能障碍综合征;⑤银屑病、重型药疹、天疱疮等皮肤病;⑥风湿性疾病如类风湿关节炎、儿科疾病如过敏性紫癜等。

阴离子交换树脂主要用于高胆红素血症的治疗。

3)免疫吸附:目前国内临床上应用的免疫吸附技术包括 DNA 免疫吸附和蛋白 A 免疫吸附。DNA 免疫吸附剂以球形炭化树脂作为载体材料,以高度纯化的 DNA 分子片断作为配基,以特殊的包膜将配基固定到炭化树脂上面形成完整的吸附剂,其中 DNA 分子片断作为系统性红斑狼疮(SLE)患者致病物质抗 DNA 抗体的抗原,具有特异性识别和结合抗 DNA 抗体、抗核抗体及其免疫复合物的功能,适应证主要为系统性红斑狼疮。蛋白 A 免疫吸附剂的配体为葡萄球菌蛋白 A,基质为 4%交叉连接珠状琼脂,目前国内临床上主要用于器官移植群体反应性抗体(PRA)水平高的患者。

(3)血液灌流禁忌证:血液灌流无绝对禁忌证,相对禁忌证为有凝血功能障碍或低血容量者,如此类患者行血液吸附治疗必须先行纠正凝血功能和血容量后再行治疗。

(4)血液灌流并发症:血液灌流由于技术操作与血液透析相似,故血液透析中的很多不良反应在血液灌流中亦同样可见到,如发热、出血、空气栓塞、血压波动等。这是由于体外循环和肝素化的结果,此处不再详述。血液灌流早期用活性炭吸附剂,常微粒脱落导致栓塞的报道,近年来由于包囊技术的改进及合成树脂的问世,无论在临床或实验室动物均再无此类不良反应的报道。

二、连续性血液净化

连续性血液净化(continuous blood purification,CBP)又名连续性肾替代疗法(continuous renal replacement therapy,CRRT),是十余年来获得较大发展的一门新的血液净化技术,是指所有连续、缓慢清除水分和溶质的治疗方式的总称。

1977 年,Kramer 最初创造了连续性动静脉血液滤过(CAVH)技术治疗急性肾衰竭,取得了良好的效果,后来根据临床需要又衍生出多种 CRRT 模式,如动静脉缓慢连续超滤(SCUF)、连续性静静脉血液透析滤过(CVVHDF)、连续性静静脉血液透析(CVVHD)等。

1.CBP 的特点

(1)血流动力学稳定。

(2)溶质清除率高。

(3)加快急性肾衰竭的恢复。

(4)清除炎性介质。

(5)改善组织氧代谢。

(6)提供充分的营养支持。

(7)保持水、电解质平衡。

2.CBP 的适应证　随着血液净化技术的不断发展,CBP 已不仅仅用于急性肾衰竭(ARF)的治疗,其治疗范围已远远超出 ARF 的范畴,特别是在重症医学得到了进一步的拓展。

(1)ARF 伴肺水肿:CBP 可以缓慢、平稳地清除溶质和水分,血浆渗透压变化梯度小,有利于增加血管再充盈率,改善患者血流动力学状态;CBP 使末梢血管阻力和心排血量增加,稳定血压;CBP 可以清除炎性介质,弱化炎症反应。

(2)ARF 伴脑水肿:CBP 时血浆渗透压缓慢下降,因此,CBP 可以防止透析失衡综合征,保持血流动力学的稳定。

(3)ARF 伴高分解代谢:高分解代谢患者需要补充足够的热量和蛋白质,因此,要输入大量液体,以防止进一步营养不良。而 CBP 可以安全和充分地控制液体,全面接受肠外营养所需剂量,从而极好地控制代谢异常状态。

(4)全身炎症反应综合征与多脏器衰竭:高容量血液滤过(high volume hemofiltration,HVHF)可以有效清除炎性介质,恢复单核细胞抗原提呈功能,抗炎因子(IL-10)水平下降,起到调节机体免疫紊乱状态、重建机体免疫系统内稳状态的作用。

(5)重症急性胰腺炎(SAP):CVVH 可以清除肿瘤坏死因子 α(TNF-α)、磷酯酶和激肽酶等介质,使脏器功能损害改善,降低病死率。

(6)急性呼吸窘迫综合征(ARDS):目前已证实清除炎性介质可以改善 ARDS 预后;

CBP 治疗引起的低体温可减少 CO_2 的产生,减少辅助通气。此外,减少 CO_2 产生,结合置换液中碳酸氢盐的碱化作用,可耐受高碳酸血症。

(7)心肺体外转流:HF 能改善凝血参数和术后肺氧交换,减弱炎症反应,升高体温和白细胞计数下降,以及血浆补体活化产物下降,减少其他炎性介质延迟释放。

(8)挤压综合征:HF 可以有效清除肌红蛋白,故可以防止挤压综合征导致的肾衰竭,同时 HF 可以保证营养供给和纠正体液平衡紊乱。

(9)乳酸酸中毒:当肝功能出现障碍而减少内源性乳酸清除时,CBP 治疗可以清除乳酸,特别是 HVHF 效果尤佳。

(10)慢性心力衰竭:对利尿药和血管扩张药反应很差的终末期充血性心力衰竭患者,使用单纯超滤可以排出水分,与用利尿药相比,超滤排出水分更容易耐受。CBP 除了补充液体外,也能纠正其他的生化异常。

(11)肝性脑病:从原理上看,HF 对导致肝性脑病的物质如氨、假性神经递质、游离脂肪酸、酚、硫醇、芳香族氨基酸等均有清除作用。有一点必须注意的是,当给患者超滤多余的体液时,不宜操之过急,因为过度的超滤可诱发或加重肝性脑病。

(12)药物或毒物中毒:CBP 治疗对于小分子、水溶性而不与血浆蛋白质结合的药物或毒物有较好的清除作用,其治疗效果优于血液透析和腹膜透析。

3.CBP 的并发症

(1)出血:最为常见的并发症,包括留置静脉插管相关的出血和体外抗凝引起的出血。

(2)血栓:留置静脉插管相关的血栓与插管时的损伤和留置的时间有关。

(3)感染和败血症:导管局部的感染是较为严重的并发症。

(4)低温:适当的温度降低有利于保持心血管功能的稳定,但大量液体交换也可导致患者温度不升。体温应不低于35℃。

(5)水、电解质紊乱:要注意在治疗前、治疗中定期检测电解质、血气,以便及时调整置换液,以防出现低钾、低磷等。

(6)空气栓塞:泵前输注大量的置换液时,由于负压吸引,可导致空气大量进入。

(7)滤器功能丧失:持续检测体外循环中的跨膜压(TMP)、超滤液与血液中血尿素氮(blood urea nitrogen,BUN)比值(<0.6)、定期生理盐水冲洗有利于早期发现。

三、组合型血液净化新技术

1.连续性血浆滤过吸附

(1)连续性血浆滤过吸附的概念和原理:连续性血浆滤过吸附(continuous plasma filtration adsorption,CPFA)于 1998 年由 Tetta 等提出,是指全血先由血浆分离器分离出血浆,将被吸附剂吸附后的血浆与血细胞混合,再经过第二个滤器的作用,清除多余的水分和小分子毒素。CPFA 方法中吸附柱内的树脂是人工合成的苯乙烯-二乙烯苯树脂,其用途广泛,具有很高的同质性、良好的压力流动性和极好的机械、化学稳定性,能够良好地适合于体外应用;CPFA 主要清除炎性介质和细胞因子等中、大分子物质。CPFA 的操作流程分为两部分:一部分是血浆分离和血浆吸附;另一部分是血液滤过或血液透析。Tet-ta 认为,经过血浆滤过器分离的血浆中仍含有大量的 TNF-α、IL-1β、IL-6 等细胞因子,而 CPFA 时选用的树脂等吸附剂对这些因子吸附能力很强,故 CPFA 对溶质的筛选系数就等于血浆滤过器的筛选系数,对炎性介质的清除非常高效,远高于 CVVH。

（2）CPFA 的特点

1)溶质筛选系数高:经血浆滤过器分离的血浆中含有大量 TNF-α、IL-1β 和 IL-8 等细胞因子,而 CPFA 时选用的活性炭、树脂等吸附剂对这些因子吸附能力很强,故 CPFA 对溶质的筛选系数就等于血浆滤过器的筛选系数。树脂不仅直接吸附细胞因子,还能吸附细胞因子的载体(如 α-巨球蛋白),因此,对细胞因子的清除率更高。树脂接触血浆后,早期有少许血浆蛋白也被吸附,5 分钟后就完全停止,并不影响血浆蛋白、凝血因子和纤维蛋白原浓度,但细胞因子的吸附是持续的。

2)生物相容性好:CPFA 时血细胞不直接接触吸附剂,避免了生物不相容反应导致的中性粒细胞和补体活化及生物不相容反应。

3)清除细胞因子和调整内环境平衡:脓毒症和多器官功能障碍综合征(MODS)患者通常合并肾衰竭、高分解代谢、电解质和酸碱平衡紊乱,CPFA 既能有效清除细胞因子,又能纠正内环境失调。

（3）CPFA 的临床应用:意大利 Ronco 等对比了 CPFA 和 CVVH 对重症脓毒症患者(APACHE-Ⅱ>20)的影响,研究发现,CPFA 对细胞因子的吸附率几乎为 100%;经 CPFA 治疗 10 小时后,单核细胞对外源性脂多糖(LPS)刺激的反应性恢复,CVVH 组只有部分恢复,且恢复时相延迟。CPFA 治疗 5 小时后,患者外周血管阻力增加,去甲肾上腺素用量减少并持续到治疗,10 小时后,CVVH 组升压药用量无减少。该研究结果表明,与 CVVH 相比,CPFA 更有助于改善重症脓毒症患者单核细胞反应性和血流动力学状态。

Formica 等选择 6 例平均年龄为(53.6±18.2)岁的 MODS 患者,APACHE-Ⅱ评分为(24.5±6.2)分。每例患者平均接受 CPFA 治疗 7~12 次。结果发现:治疗后的 APACHE-Ⅱ评分为(13.3±4.0)分。5 例患者在 18~57 天分别从重症监护病房转出普通病房。C 反应蛋白(CRP)从治疗初到结束明显下降了 76%,白细胞介素-6(IL-6)、白细胞介素-10(IL-10)和可溶性细胞间黏附分子-1 也分别下降了 2.8%、36.6% 和 69.2%。

2008 年有学者对 7 例 MODS 患者(APACHE-Ⅱ>20)采用前瞻性、随机、自身交叉对照研究。每例患者均在常规治疗基础上加用 CPFA(A)和 HVHF(B)治疗,A、B 治疗顺序随机,间隔一夜洗脱期(12 小时),即每例患者接受 A+B 或 B+A 方案。分别检测、计算细胞因子经过 CPFA 整个装置、CPFA 吸附器(HP)和 HVHF 装置的下降率,在 CPFA 治疗的开始(0 小时)及 5 小时后,整个 CPFA 装置前后、CPFA 装置中吸附器(HP)前后的血清 TNF-α、IL-1β、IL-6 的水平均有明显下降。

2.分子吸附再循环系统

（1）分子吸附再循环系统的概念和原理:分子吸附再循环系统(molecular absorbent recirculation system,MARS)是 1990 年由德国 Rostock 大学的 Jan Stange 和 Steffen Mitzner 研制开发的一种新型人工肝支持系统,1992 年首次应用于肝衰竭患者。我国于 2001 年开始应用 MARS 治疗肝衰竭患者,取得较好疗效。

MARS 系统主要模拟肝细胞的解毒功能,分别由血液循环、清蛋白再生循环和透析循环三部分组成。

第一个循环即血液循环,利用血液泵把体内血液引出,血液流经 MARS FLUX 透析器,清蛋白结合毒素(albumin bound toxins,ABT)及水溶性毒素通过 MARS 透析膜转运至清蛋白循环透析液的循环回路中。MARS 透析膜是由无数个聚砜组成的中空纤维合成,膜的总面积达到 2.4m²,聚砜膜具有结合亲脂基团的理化作用,另一侧为 20% 的清蛋白透析液。患者血浆中与清蛋白组分结合的毒性物质通过 MARS 膜转运至清蛋白透析液中,透析液中的清蛋白是以配位体结合转运蛋白的形式结合毒性物质。与此同时,血液中的水溶性毒性物质也随之一同进入透析液中。导致 ABT 与清蛋白分离的机制有两个:①在肝衰竭的情况下,血浆中的清蛋白表面结合的 ABT 本身就是超载的,部分 ABT 与清蛋白的结合本来就不牢固;②当透析膜结合了 ABT 之后,使得清蛋白-毒素复合物发生构象改变,降低了清蛋白对 ABT 的结合能力。

第二个循环是清蛋白再生循环。活性炭能吸附相对分子质量 4960 以内的中小分子水溶性物质,如游离脂肪酸、γ-氨基丁酸、硫醇等,但对 ABT 吸附能力有限。树脂能吸附相对分子质量 496~4960 的中分子物质,对 ABT 的吸附能力优于活性炭,对脂溶性高的毒物也有较强的吸附能力。活性炭和树脂的联合吸附作用扩大了解毒范围,增强了解毒效果,并使得清蛋白透析液得以再生和循环。MARS 人工肝通过中介蛋白转运大分子毒素,血浆不与活性炭和树脂直接接触,不会发生凝血因子和蛋白质的吸附和破坏,不会丢失激素、生长因子等有益物质。

第三个循环是借用常规透析机进行透析循环。MARS 人工肝透析器是特殊的低通量透析器,膜的总面积 1.8m²。血液中的大部分水溶性物质如尿素、尿酸、肌酐、氨可被有效清除,同时,还可去除部分水分,维持清蛋白浓度,使透析液酸碱及电解质浓度恢复正常。

(2)MARS 的适应证:①急性、亚急性或慢性重型肝炎;②高胆红素血症;③肝移植术前的“待肝期”;④肝手术后的无功能或低功能状态;⑤肝衰竭的严重并发症,如肝肾综合征、脓毒血症、心力衰竭等;⑥蛋白结合药物的急性中毒,如巴比妥类或苯二氮䓬类催眠镇静药及吩噻嗪类或三环类抗精神病药物等中毒。

(3)MARS 的临床应用:病毒性肝炎及各种原因所致肝衰竭病死率较高,治疗晚期肝衰竭的唯一办法是肝移植。但大多数患者病情进展很快,常在等待供肝过程中死亡或因病情太重,无法达到承受肝移植状态。采用 MARS 人工肝能清除血液中的毒素和炎性介质,保护脏器功能,为肝移植赢得时间,并提高肝移植手术的成功率。Doria 等应用 MARS 治疗 7 例暴发性肝衰竭的患者,经过治疗后,患者的血氨、乳酸水平降低;电解质、血糖、动脉血气、凝血功能等指标保持稳定;肝功能、全身血流动力学状态及 Glasgow 昏迷评分等指标显著改善。7 例患者中,6 例存活,其中 4 例成功过渡到肝移植,而 2 例在未进行肝移植的情况下完全康复。Choi 等对 5 例接受了肝移植的慢性肝衰竭基础上的急性加重患者进行 MARS 治疗。其中 3 例在接受移植的前一天进行了 8 小时的 MARS 治疗,3 例均存活,另外 2 例未进行 MARS 治疗,在接受移植后 2 周死亡。明英姿等对 19 例肝衰竭患者单次或多次行 MARS 人工肝治疗,患者胆红素、血氨、尿素氮、肌酐等显著降低,其中 15 例成功过渡到肝移植治疗。阿永俊等报道 MARS 人工肝治疗 5 例移植前肝衰竭患者,均为肝移植赢得时间,最终 5 例成功获得供肝,施行了肝移植。

Wolff 等研究表明,在慢性酒精性肝病急性失代偿时使用 MARS 治疗可改善血氨、血胆红素浓度及肾功能,却不能降低病死率。

MARS 对血中胆红素浓度的清除并非完全一致,当胆红素>250μmol/L 时 MARS 清除胆红素在 40% 左右,而浓度<250μmol/L 时其清除率较低,出现这种情况的原因考虑为血液中胆红素浓度处于低水平时,由于膜两侧浓度梯度低,胆红素跨膜移动困难,故清除率相对较低。

MARS 对重型肝炎的治疗宜早期介入,会获得较好的临床疗效。赵秀华等对 123 例重型肝炎的患者采用 MARS 治疗发现,MARS 对早、中、晚期重型肝炎的治愈好转率分别为 80.8%、46.5%、13%;对急性、亚急性、慢性型肝炎的治愈好转率分别为 14.3%、55.6%、42.9%;同时,该研究还提示,对于年龄小于 40 岁的重型肝炎患者,MARS 治疗能取得较好的疗效。

MARS 治疗危重病患者可清除部分炎性介质、改善通气功能。罗红涛等对 61 例因各种原因导致的 MODS 患者进行 MARS 发现,患者一氧化氮、TNF-α、IL-2、IL-6、IL-8、脂多糖结合蛋白水平均明显下降,同时大量水溶性和非水溶性毒素被明显清除,患者血流动力学、肝性脑病及呼吸、心、肾功能等临床症状明显改善,总体序贯器官衰竭评估(sequential organ failure assessment,SOFA)评分明显下降,总体预后改善。国内对脓毒症患者进行 MARS 治疗,结果提示,MARS 治疗过程中患者 PaO_2、SaO_2 及氧合指数均有明显改善,气道峰压明显降低,心率显著减慢,平均动脉压明显升高。

MARS 自 2001 年进入国内以来,其对肝衰竭的治疗效果得到了普遍的肯定,但由于治疗费用高昂,不是特别适合国情。

为此,国内有关学者在清蛋白透析治疗方面做了一些探索。2004 年,郭利民首次提到连续清蛋白净化系统(continuous albumin purification,CAPS)。CAPS 的工作原理和 MARS 基本一致,是另一种可对清蛋白在线净化重复利用的清蛋白透析系统。用高通量聚砜膜血滤器、20% 清蛋白透析液、日产 BL300 胆红素吸附器和(或)国产 HA 系列中性树脂灌流器构建了类似的 CAPS,单次治疗时间 8~12 小时。与 MARS 治疗对照资料显示,在清除肌酐(Cr)和血氨(NH_3)等水溶性毒素方面,CAPS 与 MARS 具有相似的效能。国产 HA 系列中性树脂灌流器单次治疗总胆红素(TBiL)降幅为 20.5%,略低于 MARS (25.5%),但其对总胆汁酸(TBA)具有更强的吸附能力(降幅达 57.0%),耗材费用可节省 70% 左右。与 MARS 比较,CAPS 具有较优的性价比,更适合于中国国情。

(4)MARS 的不良反应:MARS 的不良反应包括低血压、失衡综合征、发热、感染、空气栓塞等,此外,尚有一些不良反应是难以预测的。Doris 等报道在 30 例应用 MARS 治疗的慢性肝衰竭急性加重(ACLF)患者中,有 9 例患者出现了菌血症(血培养阳性)。应用 MARS 治疗期间出现心源性肺水肿的病例也有报道,而这些患者在治疗前胸部 X 线片完全正常。

四、重症患者血液净化的抗凝

1.常用抗凝药

（1）肝素：肝素因首先在肝发现而得名，药用主要从牛肺或猪小肠黏膜提取。肝素是一种由葡萄糖胺、L-艾杜糖醛苷、N-乙酰葡萄糖胺和 D-葡萄糖醛酸交替组成的黏多糖硫酸脂，制剂分子量在 1200~40 000D，抗血栓与抗凝活性与分子量大小有关。肝素具有强酸性，并高度带负电荷。

药理作用：①抗凝血；②抑制血小板，增加血管壁的通透性，并可调控血管新生；③具有调血脂的作用；④可作用于补体系统的多个环节，以抑制系统过度激活。与此相关，肝素还具有抗炎、抗过敏的作用。

肝素为血液净化中最常用的抗凝药之一。

（2）低分子量肝素：低分子量肝素（low-molecular-weight heparin，LMWH）是肝素经化学或酶法解聚而得，分子量为 4~6.5kDa。

药理作用：抗因子Ⅹa 活性，对凝血酶及其他凝血因子影响不大。具有选择性抗凝血性，比值一般为 1.5~4.0，而普通肝素为 1 左右，分子量越低，抗凝血因子Ⅹa 活性越强，这样就使抗血栓作用与出血作用分离，保持了肝素的抗血栓作用而降低了出血的危险。

低分子量肝素在血液净化中主要用于有出血倾向的患者，在重症患者血液净化治疗中应用很普遍。

（3）枸橼酸钠：枸橼酸钠又称柠檬酸钠。通过血路管的动脉端输入枸橼酸钠，枸橼酸根离子与血液中游离钙离子结合成难以解离的可溶性复合物枸橼酸钙，使血液中有活性的钙离子明显减少，阻止凝血酶原转化为凝血酶，以及凝血过程的其他诸多环节，而在外周静脉血中补充足够的离子钙，可使体内凝血过程恢复正常，这样既能达到体外循环抗凝，又无全身抗凝作用。枸橼酸根进入人体后在肝内参加三羧酸循环，很快被代谢为碳酸氢根，不产生遗留效应。此外，与普通肝素相比，生物相容性好，避免肝素引起的血白细胞、血小板计数下降，抑制黏附分子表达。局部枸橼酸抗凝的难点在于枸橼酸根浓度过低，则抗凝效果差，枸橼酸根浓度过高，可能超过机体代谢速度，引起体内枸橼酸根潴留。

枸橼酸抗凝在血液净化治疗应用中相对较少，近几年应用有逐步增多的趋势。

2.常用的抗凝方法

（1）全身肝素化：于血液净化治疗开始前 10 分钟推注首剂肝素，然后每小时补充适量肝素，再于血液净化结束前 30~60 分钟停止给予肝素，使体内凝血时间维持在 45~60 分钟（试管法）。此法最常用，适于无明显出血倾向患者，若发生明显出血倾向时可用等量鱼精蛋白缓缓注入以中和肝素。

（2）局部肝素化：在血液净化开始即从净化器材的动脉端连续注入肝素，使净化器材内凝血时间维持在 40~60 分钟；与此同时，在净化器材的静脉端注入鱼精蛋白，以中和肝素，使体内凝血时间维持在 15 分钟以内。这样，既可防止净化器材中凝血，又可防止肝素过多进入人体内引起凝血障碍。此法仅适用于有明显出血倾向手术后 3 天内的患者。

（3）边缘肝素化：其适应证同全身肝素化。在血液净化治疗开始时首次注入小剂量肝素 5~10mg，维持肝素量视患者的凝血功能进行减量，使体内凝血时间维持在 20~30 分钟。

（4）无肝素血液净化：无肝素血液净化是指对于有出血倾向或凝血功能障碍的患者进行血液净化治疗时，为避免出现出血性并发症而采取的无肝素血液净化的治疗方法。此法适用于血液透析、血液滤过、连续性血液净化等技术。

第三节 体外二氧化碳清除

体外二氧化碳清除（extra corporeal CO_2 removal，$ECCO_2R$）是将血液引流至人工膜肺实现气体交换达到部分清除二氧化碳（CO_2）后，再注入静脉系统实现部分二氧化碳清除。$ECCO_2R$ 几乎与 ECMO 同时出现，近年随着技术的进步，$ECCO_2R$ 操作越来越简单，其应用渐得到推广。

一、$ECCO_2R$ 概述

$ECCO_2R$ 的概念是应对 ECMO 的早期研究提出的，由于后者不良反应及机械并发症的高发生率，使得其治疗仅限于危重患者的最后一搏。ECMO 高昂的费用及操作的复杂性，又使得其使用仅限于少数医学中心。随着对呼吸衰竭患者生命支持（包括机械通气及 ECMO）的发展，认识到气体交换的有效部分可通过患者肺使用损伤较小的通气策略来达到；很多情况下，部分体外 CO_2 气体交换较氧合更需要。

为了克服 ECMO 技术的这些缺陷，20 世纪 70 年代后期 Gattinoni 等学者研究出 $ECCO_2R$ 技术，通过 $ECCO_2R$ 系统联合肺保护性通气，为高碳酸血症的 ARDS 患者提供部分呼吸支持，纠正呼吸性酸中毒，降低潮气量等机械通气参数，减低肺损伤，帮助肺功能恢复。但是后来很长一段时间，由于技术、设备及严重并发症（出血、凝血）等因素限制了 $ECCO_2R$ 技术在临床中的应用。近年来，随着经皮置管、离心泵、中空纤维膜肺及肝素涂层管道等技术的发展，以及 CO_2 清除效率更高的整合 $ECCO_2R$ 系统的出现，$ECCO_2R$ 技术越来越多地被应用于救治危重症急性呼吸衰竭患者。

$ECCO_2R$ 系统研发以 ECMO 系统为基础，但 $ECCO_2R$ 设计的主要目的是清除血液中的二氧化碳。相对 ECMO 来说，$ECCO_2R$ 只能提供有限氧合，相当于部分 ECMO，其优点为 $ECCO_2R$ 系统的血流量较 ECMO 系统降低，减少置管的创伤和并发症的发生。$ECCO_2R$ 系统需要血流量较 ECMO 系统降低，主要原因为二氧化碳和氧气的动力学不同。血液中绝大多数氧气均由血红蛋白携带，氧离曲线呈现"S"形，而二氧化碳主要是以碳酸氢盐离子的形式溶于血液中，其解离曲线呈直线而无饱和现象，单位体积的血液中可溶解的二氧化碳多于氧气，在血流量相同的情况下，二氧化碳的排出远比氧合有效。

1.$ECCO_2R$ 的原理　与提供有效氧合的 ECMO 装置不同，$ECCO_2R$ 是清除 CO_2 的装置。$ECCO_2R$ 最简单的构成是一个输出管、一个泵、一个膜肺和一个输入管。含 CO_2 的血液被泵出至膜肺中，CO_2 通过弥散作用被清除。膜肺的膜只能使气体通过而液体不能。

膜肺的另一侧为含有少量或没有 CO_2 的氧气流,以保证 CO_2 的弥散梯度。

与 ECMO 的氧合需要很高的血流量不同,$ECCO_2R$ 在较低的血流速度即可有效清除 CO_2。这与 CO_2 与 O_2 的溶解度及解离曲线相关。

影响气体交换的因素:气体交换面积(膜面积),交换膜的完整性,血红蛋白的携氧能力,气体的溶解度,气体弥散系数,膜两侧气体压差。

O_2 少部分溶解于血浆,0.3mL/100mL 血,大部分通过血红蛋白携带。当所有血红蛋白都结合氧时,氧饱和度为 100%,血氧分压在 95~100mmHg,此时,即使肺泡氧分压再提高,也不能增加血流的携氧量。要提高携氧能力,只能增加膜的面积及血流速度。因此,ECMO 要达到有效的氧合,需要较大的膜面积及较高的血流量。

CO_2 可溶性很强,其溶解度是 O_2 的 24 倍。CO_2 有 5%~10% 溶解于血中,大部分以碳酸氢盐形式存在。从二氧化碳解离曲线可见,血液中 CO_2 含量随 CO_2 分压上升而增加,几乎呈线性关系,而不似氧解离曲线"S"形,也没有饱和点,当 CO_2 分压不断上升,CO_2 含量也增加。所以其纵坐标不用饱和度而用浓度来表示。氧分压的增加对 CO_2 释放有利,在二氧化碳解离曲线上有两条差不多的平行曲线。上一曲线为静脉血中 CO_2 容积百分比,下一曲线为动脉血中 CO_2 容积百分比,在同样 CO_2 分压下,动脉血中 CO_2 容积百分比较小,即在氧合血红蛋白影响下,CO_2 容易从碳酸氢根释放出来。

使用含 100% 氧流,隔开血与气的膜两侧的 O_2、CO_2 分压阶差明显大于活体肺毛细血管与肺泡的压力阶差,这样有利于克服膜的弥散阻力。另外,CO_2 解离曲线的陡直部分正好在其生理范围(40~45mmHg)。加之大部分的 CO_2 是以碳酸氢盐的形式溶于血液中,且呈直线的解离曲线而无饱和现象。1L 血液中可溶解的 CO_2 多于 O_2,250mL 的 CO_2 可以从小于 1L 的血液中清除;另外,CO_2 有更好的溶解性而比氧气更容易通过膜肺弥散出来。因此,与 ECMO 的氧合比较,$ECCO_2R$ 使用较低的血流速度及较小的膜面积即可达到有临床意义的 CO_2 部分清除(一般为基础量的 50%)。

2.$ECCO_2R$ 的构成

(1)膜肺:膜肺使得长时间体外气体交换成为可能。在膜肺出现之前,体外循环通路使血液在旋转的桶或碟上形成薄层血膜来达到气血交换。然而,气血直接交互作用可使蛋白变性,活化凝血及炎症通路,损伤循环细胞。因此,基于气血直接交互的设备,使用不超过数小时,否则会出现严重并发症。

在血与气之间设置隔膜的概念,始于在血液透析机观察到通过赛璐酚(一种玻璃纸)管道存在气体交换。由此催生了膜肺的发展,它由蒙在尼龙网格上允许气体通透的硅橡胶组成。尼龙网格提供支撑力并减少了在薄硅橡胶膜的制作中产生的针孔样气孔所致的血浆渗漏。3 个决定气体通过膜的因素,弥散梯度、膜-血接触时间、膜的弥散特性。

决定 CO_2 弥散梯度的因素有血及气流中 CO_2 的含量,以及气流速度。膜-血接触时间由膜的几何形态来决定。在早期膜肺研究中,Theodore Kolobow 将膜排列成螺旋状,并应用表面不规则的织物,增加膜面积。现今中空纤维膜已取代螺旋状硅橡胶膜。早期的纤维采用多微孔的聚丙烯纤维。微孔可发生显微镜下才能看到的气血交流,促进有效的气体交换,但也会引起血浆渗漏。最近无微孔的聚-4-甲基-1-戊烯(PMP)得到应用,它提供更有效的气体交换,更好的生物相容性,且不容易出现血浆渗漏。通过共价结合将肝素添加到膜表面,增进了生物相容性。将中空纤维排列成复杂的垫状,血流在纤维外流动接触膜,促进了气血交换。这种排列允许血流垂直流经纤维,与平行于纤维的血流相比,缩短了弥散路径的长度,促进转运。现代膜肺用 $1\sim3m^2$ 的表面积即可达到适宜的气体交换。

(2)泵:血液流经 $ECCO_2R$ 回路通过以下两种方式达到。对于有一定动脉压的患者,可采用无泵回路,血借助高的动脉压从动脉通路引出,流经膜肺后再通过静脉通路回到体内,常称为动静脉 CO_2 清除($AVCO_2R$)。无泵系统对血液损伤小,但需要大口径动脉通路及合适的心排血量。

另一种方式是使用机械泵。早期设备使用的机械泵为滚轴或蠕动泵。尽管便宜且可靠,这类泵易损伤血液,如由于挤压及受热导致的溶血。当血流速度较低时血液损伤可能问题不大,如用于血液透析的泵。旋转泵的引入导致简单高效系统的出现,且血液损伤小。用于 $ECCO_2R$ 的旋转泵主要有两种,离心泵及对角线式血流泵。

离心泵采用径向旋转叶轮,形成抽吸涡流将血流引向泵的中心,并向外侧旋转,形成离心动能,转换为驱动压。

对角线式血流泵,其叶轮设计成径向和轴向的复合几何形结构。离心泵倾向于产生高压及低流速,而对角线式血流泵产生高流速兼高压。

叶轮连接驱动轴,需要轴承来支撑旋转运动。血液暴露于轴承促进血液凝固,导致凝血块的沉积,阻碍轴承运动。目前最先进的离心泵的叶轮完全悬浮于电磁场,不再需要驱动轴或轴承,减少产热,减轻血液损伤,降低机械故障率。

(3)血管通路:早期研究的引流及回流通路分别置于双侧大隐静脉。现通过经皮穿刺置于股静脉-股静脉或股静脉-颈静脉通路。为维持血流及减少血液损伤,使用肝素涂层的钢丝增强的导管通路。最近出现了一种高流量、金属丝增强的双腔导管。在超声引导下将它置于右侧颈内静脉,引血端口(位于导管尖端)向前置于下腔静脉近肝内静脉处。按此方向,回血端口正好在右心房水平,减少了再循环。新的 $ECCO_2R$ 仪使用类似于血液透析的双腔导管,血流速度也相似。

3.$ECCO_2R$ 分类 $ECCO_2R$ 根据连接方式的不同分为动脉-静脉二氧化碳清除(arteriovenous carbon dioxide removal,$AV-ECCO_2R$)和静脉-静脉二氧化碳清除(venous-venous carbon dioxide removal,$VV-ECCO_2R$)。

(1)$AV-ECCO_2R$:$AV-ECCO_2R$ 技术也叫无泵体外膜肺辅助技术。在 $AV-ECCO_2R$ 系统中,插管置于动脉和静脉(通常是股动静脉),动脉血经膜肺气体交换后通过静脉插管回到体内。$AV-ECCO_2R$ 是 $ECCO_2R$ 中较简单的技术,膜肺直接连接在动静脉之间,不需要泵,血液借助患者自身的动静脉压力梯度流动。这种无泵系统对血液破坏较小,但需要的插管较大,要求患者动静脉压梯度>60mmHg(1mmHg = 0.133kPa),不能用于血流动力学不稳定的患者。

AV-ECCO$_2$R 系统目前有德国 GmbH 公司的 interventional lung assist（ILA®，Noval-ung），产品已上市销售。美国 Medtronic 公司也开发出类似的产品 Affinity NT。

（2）VV-ECCO$_2$R：VV-ECCO$_2$R 类似改良的静脉–静脉 ECMO（VV-ECMO），需要标准 ECMO 系统所有部件：插管、泵、膜肺。VV-ECCO$_2$R 系统大致分为两种：①泵与膜肺是分开的部件，使用时根据需要组装，过程复杂，需要多学科专业技术支持，而且血流量相对较大（>1L/min）；②泵和膜肺整合成一体。为了简化 ECCO$_2$R 系统，方便操作，目前已有泵与膜肺整合为一体的 VV-ECCO$_2$R 系统面市。以下介绍已进入临床使用的整合 VV-ECCO$_2$R 系统。

1）iLA Activve：iLA Activve（Xenios AG，Heilbronn，Germany）是将膜肺和对角线式的血泵整合一体，其可提供一个稳定的较大范围血流量（0.5~4.5L/min），高流量时可使用 iLA Activve 行 VV-ECMO。

2）Decap/DECAPSMART：Decap 系统（Hemodec，Salerno，Italy）使用膜肺和滚压式血泵联合一个血液透析滤器。血液透析滤器对二氧化碳的清除有两个作用：①减少膜肺产生的气泡；②提高清除二氧化碳效率。与传统的 ECCO$_2$R 系统相比，Decap 系统血流量更低（<500mL/min），可以采用与血液透析相同的抗凝策略。Decap 系统只有清除二氧化碳功能，而 DECAPSMART 系统具有二氧化碳清除和连续性肾替代治疗功能，能同时支持患者的肺和肾功能。

3）Hemolung：Hemolung（Alung Technologies，Pittsburgh，USA）是 ECCO$_2$R 领域最新的技术。这项装置的膜肺和离心泵整合在一起。血液通过离心泵驱动，中心有旋转型芯。这种旋转型芯能够在纤维束下面改变血流形式，加快血液与周围固定的纤维束接触，抵抗弥散阻力，增加气体交换。Hemolung 二氧化碳清除率更高，血流量较低（400~600mL/min）。其使用更小的双腔导管，减低置管创伤，成年人采用 15.5F 的双腔静脉插管经皮置入股静脉或颈静脉，其抗凝策略与血滤相同。

二、ECCO$_2$R 的临床应用

1.ECCO$_2$R 适应证选择　2016 年 3 月，英国胸科协会（BTS）和英国重症监护协会（ICS）联合发布了成人急性呼吸衰竭的通气管理指南，其中关于高碳酸性呼吸衰竭的管理提到如果存在以下情况，可以考虑使用 ECCO$_2$R：①尽管已经尝试肺保护性通气策略优化有创通气，但严重的高碳酸血症酸中毒（pH<7.15）仍无法纠正（D 级）；②需要肺保护性通气，但又不能允许高碳酸血症存在时，如合并脑损伤的患者（D 级）；③等待肺移植的有创通气患者（D 级）。

2016 年 8 月，英国国立健康与临床优化研究所（NICE）发布的介入治疗指南 IPG564 中，关于使用 ECCO$_2$R 治疗呼吸功能衰竭的适应证：成人急性呼吸衰竭处于威胁生命的状态；极度异常的低氧血症或极度异常高碳酸血症；特别是成人急性呼吸衰竭中的严重 ARDS（由败血症、肺炎或胸部外伤导致）。

2.临床操作流程及管理　目前 ECCO$_2$R 系统安装和管理仅限于有经验的高度专业化

医疗中心,需要多学科专业技术支持。

（1）置管:由外科医师在局部麻醉下完成,可以在超声或 X 线透视引导下经皮或经外科切口置入。置管位置为股动脉、股静脉或颈内静脉。$AV-ECCO_2R$ 系统置管需要双通路系统,使用一个动脉插管和一个静脉插管分别置于股动脉和股静脉。$VV-ECCO_2R$ 系统分为双通路系统和单通路系统。双通路系统使用 2 个静脉插管分别置于股静脉和颈内静脉,经股静脉-静脉引流到体外清除二氧化碳后,通过颈内静脉回到体内。单通路系统使用单根的双腔静脉插管置于股静脉或颈内静脉。

（2）运转管理:系统预充排气完毕,开始体外循环,将血流量逐渐提高至目标流量。如果血容量足够而血流量低,必须检查是否有管路打折、插管位置,以及是否有胸膜内压力或腹压过高。调整呼吸机参数,进行肺保护性通气让肺"休息"。$ECCO_2R$ 系统运行过程中需要常规监测血气、活化凝血时间（ACT）、活化部分凝血活酶时间（APTT）、插管位置和下肢灌注。为了降低血栓栓塞的风险,系统需要肝素涂层,并持续泵入肝素抗凝,根据抗凝监测指标 ACT 和 APTT 调整肝素用量。根据临床需要,系统辅助可以维持几天至数周,待呼吸功能恢复后撤除 $ECCO_2R$ 系统。

三、并发症及防治

机械并发症包括系统故障氧合不良,泵或热交换器故障,系统出现血栓,血浆渗漏和插管问题。患者相关并发症包括系统抗凝相关并发症（抗凝引起的出血）、插管部位出血、溶血、肝素诱导的血小板减少症、栓塞、动脉灌注减少引起的末端肢体缺血、静脉回流障碍引发末端肢体严重的瘀血（缺血和水肿）,末端肢体的缺血和严重瘀血有可能导致截肢。相关研究报道中最多见的并发症为出血,这也是最严重的并发症。随着 $ECCO_2R$ 技术的不断成熟和经验积累,外科置管技术提高,插管位置和直径减少,肝素用量减少,出血发生率已逐渐减少。处理出血基本方法为促进凝血、药物治疗和外科干预。临床医师应该密切观察患者早期发现相关并发症并及时处理。

四、临床效果

一项英国 ECLS 组织登记的 2012—2015 年调查研究中发现,接受 $ECCO_2R$ 治疗的成人急性呼吸衰竭患者存活出院率为 45%（27/60）,其中 $AV-ECCO_2R$ 存活出院率为 41%（9/22）,$VV-ECCO_2R$ 存活出院率为 47%（18/38）。Fitzgerald 等系统性回顾了 1976—2014 年的 14 项研究,其中包含 495 例 ARDS 患者,结果显示 $ECCO_2R$ 可以显著降低治疗期间 CO_2 水平,减低潮气量等机械通气参数,降低气管插管率。Del Sorbo 等学者于 2011 年 5 月至 2013 年 11 月意大利两所医院 ICU 行随机对照临床实验,结果显示 $ECCO_2R$ 技术可以降低 COPD 急性发作患者住院期间的气管插管率和病死率。Sklar 等学者系统性回顾研究了 1986—2014 年 10 项研究 87 例 COPD 急性发作的呼吸衰竭患者的结果显示应用 $ECCO_2R$ 的患者气管插管率降低,但患者远期病死率没有明显改善。$ECCO_2R$ 技术也成功应用于肺移植过渡,但相关资料较少,多为个案报道。Collaud 等学者汇总 2000—

2015 年多中心数据结果显示,应用 $ECCO_2R$ 和 VV-ECMO 技术的等待肺移植患者较应用 VA-ECMO 的患者 1 年存活率明显改善,高达 67%。

$ECCO_2R$ 系统能清除急性呼吸衰竭患者血液中的 CO_2,纠正呼吸性酸中毒,降低潮气量和气道压,减少呼吸机相关性肺损伤,达到肺保护性通气的目的。越来越多病例报道与观察性研究正在支持 $ECCO_2R$ 技术应用领域的拓展,其被应用于威胁生命的重症急性呼吸衰竭患者,特别是 ARDS 和 COPD 急性加重期,也被用于肺移植的过渡期。随着科学技术的进展,$ECCO_2R$ 在 ARDS 救治的呼吸支持中将发挥更大的作用,未来需要多中心、大样本、前瞻性临床对照研究来进一步证实应用 $ECCO_2R$ 系统的安全性和有效性。

第四节 体外膜肺氧合

体外膜肺氧合(extracorporeal membrane oxygenation,ECMO)是一种有效的体外心肺机械辅助技术,该技术将部分静脉血从体内引流至体外,经膜肺氧合后再由驱动泵将氧合的血液泵入人体内,可同时提供双心室联合呼吸功能辅助,在各种原因导致的常规治疗无效的循环衰竭和(或)呼吸衰竭的治疗中发挥了重要作用。ECMO 大大提升了患者的存活率,但由于接受 ECMO 治疗的患者自身病情通常极为危重,加之受 ECMO 本身技术特点所限,应用 ECMO 的患者可能面临多种并发症发生的可能,且随着 ECMO 使用时间的延长,患者出现并发症的风险显著增加,而并发症的出现将导致患者住院天数延长、住院费用和死亡风险增加。因此,对于使用 ECMO 的患者应加强监测和管理,积极预防可能出现的各种并发症,做到早发现、早处理。

一、ECMO 概述及应用现况

早在 20 世纪 70 年代,ECMO 技术就已经用于临床危重患者的救治,早期主要被用于急性呼吸窘迫综合征,尤其是新生儿急性呼吸衰竭的救治。由于 ECMO 能够提供长达数天至数周的有效心肺辅助,置入方式快捷简便,费用较 Impella 等其他心脏辅助方式低廉,并能够提供 $4\sim6L/min$ 的血流量,因此近年来 ECMO 在危重症患者中的应用越来越广泛,尤其是在难治性心源性休克、心搏骤停、重症急性呼吸衰竭、高危经皮冠状动脉介入治疗或心脏外科手术围术期辅助治疗等领域,为恢复患者心肺功能赢得了时间。

由体外生命支持组织(Extracorporeal Life Support Organization,ELSO)提供的注册数据显示,截至 2017 年,全球已有 60 个国家 400 余家中心超过 80 000 例患者接受过 ECMO 治疗。而来自我国心脏外科的数据(不含呼吸重症及危重医学等专业)显示,2012—2017 年,我国应用 ECMO 治疗的患者数量也出现了跨越式增长(图 2-1)。

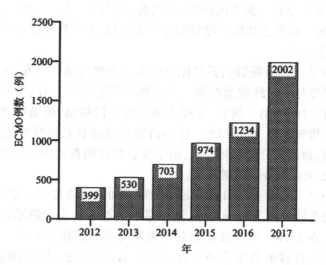

图 2-1　2012—2017 年我国经心脏外科汇总的 ECMO 例数

ECMO：体外膜肺氧合。

根据血液回输方式不同,将 ECMO 分为静脉至动脉体外膜肺氧合(veno-arterial extracorporeal membrane oxygenation,VA-ECMO)和静脉至静脉体外膜肺氧合(veno-venous extracorporeal membrane oxygenation,VV-ECMO),前者同时具有循环和呼吸辅助作用,而后者仅具有呼吸辅助作用。

根据插管部位不同,将 ECMO 分为中心插管和外周插管两种形式。成人 VA-ECMO 最常选用股静脉-股动脉插管方式,此方式能够引流大部分回心血量,降低右心室前负荷,进而降低左心室前负荷,并提供充分的远端灌注。但由于回流至机体的血液由经股动脉置入降主动脉的导管逆行灌注,会与自身心脏搏出的血液发生抵抗,使左心室后负荷增加,衰竭的左心室不能射血,导致左房压升高和肺水肿。可联合应用主动脉内球囊反搏(intraaortic balloon pump,IABP)或采用胸部切开直接在,左心房置管或用球囊导管房间隔造口等方式将左心房血液引流入旁路循环的静脉侧,减轻左心负荷,促进左心功能恢复,预防左心室内血栓形成和肺水肿加重。与此同时,如果患者自身心功能较好,则逆行的氧合后的血液就不能灌注主动脉弓;如同时存在肺功能较差,则左心室射出的未氧合的血液在主动脉弓处不能与逆行灌注的氧合血液充分混合,导致身体上半部分低氧,这种现象称为 Harlequin 综合征,患者可表现为上肢发绀而下肢呈粉红色。监测 Harlequin 综合征患者的饱和度应于其右手、前额、鼻子或右耳进行,动脉血气分析标本应从右臂动脉获取。

二、ECMO 的技术原理

ECMO 是心脏手术室的体外循环技术。其原理是将体内的静脉血引出体外,经过特殊材质人工心肺旁路氧合后注入患者动脉或静脉系统,起到部分心肺替代作用,维持人体重要脏器组织氧合血供,支持保护生命。

1.ECMO 的基本结构　血管内插管、连接管、动力泵(人工心脏)、氧合器(人工肺)、供氧管、监测系统。临床上常将可抛弃部分组成套包,不可抛弃部分绑定存放,并设计为可移动,提高应急能力。

(1)氧合器(人工体外膜肺):其功能是将非氧合血变成氧合血,又叫人工肺。ECMO 氧合器有硅胶膜型与中空纤维型两种。硅胶膜型膜肺相容性好,少有血浆渗漏,血液成分破坏小,适合长时间辅助。例如,支持心肺功能等待移植、感染所致呼吸功能衰竭等,其缺点是阻力大排气困难,价格昂贵。中空纤维型膜肺具有易排气的优点,但 2~3 天即可出现血浆渗漏,血液成分破坏相对大,由于安装简便仍首选为急救套包。如需要,病情稳定后可于 1~2 天更换合适的氧合器。

(2)动力泵(人工心脏):作用是形成动力驱使血液向管道的一方流动,类似心脏的功能。临床上主要有两种类型的动力泵,滚轴泵和离心泵。由于滚轴泵不易移动,管理困难,有爆管危险,在 ECMO 中首选离心泵作为动力泵。其优势是安装移动便捷,管理方便,血液破坏小;在合理的负压范围内有抽吸作用,可解决某些原因造成的引流不够问题;新一代的离心泵对小儿低流量也易操控。

2.肝素涂抹表面(HCS)技术　在 ECMO 管路内壁表面人工螯合肝素链,肝素保留抗凝活性,同时也形成一个更接近生理的人工膜,增加了组织相容性,这就是肝素涂抹表面(HCS)技术。目前常用的有 Carmeda 涂抹。HCS 技术的成功对 ECMO 技术有强大的促进作用。使用 HCS 技术使血液在 ACT 低水平也不在管路产生血栓;HCS 技术可减少肝素用量、减少炎症反应、保护血小板及凝血因子。因此,HCS 可减少 ECMO 并发症、延长支持时间。

3.ECMO 与传统的体外循环的区别　ECMO 有别于传统的体外循环在于以下几点:①ECMO 是密闭性管路,无体外循环过程中的储血瓶装置,体外循环则有储血瓶作为排气装置,与环境相通,是开放式管路;②ECMO 由于是肝素涂层材质,体外循环管路是普通塑料管道;ECMO 全血激活凝血时间(activated blood clotting time,ACT)120~180 秒,体外循环则要求 ACT>480 秒;③ECMO 维持时间 1~2 周,有超过 100 天的报道,体外循环一般不超过 8 小时;④体外循环一般要开胸手术,技术要求高,需要时间长。ECMO 多数无须开胸手术,相对操作简便快速。

以上特点使 ECMO 可以走出心脏手术室成为床旁、路边生命支持技术。低的 ACT 水平(120~180 秒)大大地减少了出血的并发症,尤其对有出血倾向的患者有重要意义。例如,肺挫伤导致的呼吸功能衰竭,高的 ACT 水平可加重原发病甚至导致严重的肺出血,较低的 ACT 水平可在不加重原发病的基础上支持肺功能,等待肺功能恢复的时机。长时间的生命支持,为受损器官提供了足够的恢复时间,提高治愈率。简便快速的操作方法,可在简陋的条件下也能以极快的速度建立 ECMO 循环,熟练的团队可将时间缩短到 10 分钟以内,这使 ECMO 可广泛应用于临床危急重症的抢救。

三、ECMO 技术

主要分为两种方式:V-V 转流与 V-A 转流。

1.V-V转流 V-V转流是经静脉将静脉血引出,经氧合器氧合并排除二氧化碳后泵入另一静脉。通常选择股静脉引出,颈内静脉泵入,也可根据患者情况选择双侧股静脉。原理是将静脉血在流经肺之前已进行部分气体交换,弥补肺功能的不足。V-V转流适合单纯肺功能受损,无循环衰竭危险的病例,可在其支持下降低呼吸机参数至氧浓度<60%、气道压<20cmH$_2$O,从而减少呼吸机对肺的压力性损伤。需要强调V-V转流只是部分代替肺功能,因为只有一部分血液被提前氧合而非全部,且由于管道都在静脉系统内,存在重复循环现象。重复循环现象是指部分血液经过ECMO管路泵入静脉后又被吸入ECMO管路(图2-2)。

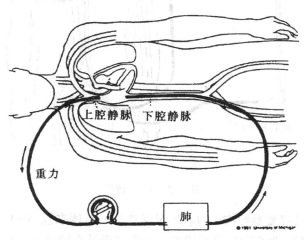

图2-2 重复循环现象

2.V-A转流 V-A转流是经静脉将静脉血引出,经氧合器氧合并排除二氧化碳后再泵入动脉(图2-3)。成人通常选择股动静脉;新生儿及幼儿由于股动静脉偏细选择颈动静脉;也可开胸手术行动静脉置管。V-A转流是可同时支持心肺功能的方式。V-A转流适合心力衰竭、肺功能严重衰竭并有心脏停搏可能的病例。由于V-A转流ECMO管路是与心肺并联的管路,转流过程会增加心脏后负荷,同时流经肺的血量减少。长时间运行可出现肺水肿。这也许就是ECMO技术早期对心脏支持效果不如肺支持效果的原因。当心脏完全停止跳动,V-A模式下心肺血液滞留,容易产生血栓而导致不可逆损害。如果超声诊断下心脏完全停止跳动>3小时则应立即开胸手术置管转换成A-A-A模式。两条插管分别从左、右心房引出经氧合器氧和并排除二氧化碳后泵入动脉。这样可防止心肺内血栓形成并防止肺水肿发生。

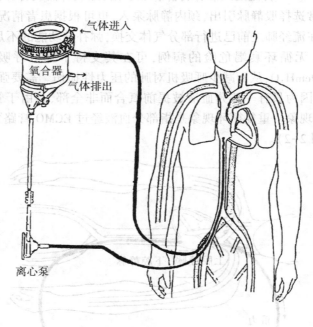

气体进入

氧合器

气体排出

离心泵

图 2-3　V-A 转流

ECMO 方式的选择要参照病因、病情，灵活选择。总体来说，V-V 转流方法为肺替代的方式，V-A 转流方法为心肺联合替代的。心力衰竭及心肺衰竭病例选 V-A 转流；肺功能衰竭选用 V-V 转流；长时间心搏停止选择 A-A-A 模式。而在病情的变化过程中还可能不断更改转流方式。例如，在心肺衰竭急救过程中选择了 V-A 转流方法，经过治疗心功能恢复而肺功能还需要时间恢复。为了肺功能的快速恢复，转为 V-V 模式。不合理的模式选择则可能使原发病进展，降低成功率；正确的模式选择可对原发病的痊愈起积极作用，提高成功率。

四、ECMO 的适应证与禁忌证

1.成人 ECMO 的适应证与禁忌证

（1）成人 VA-ECMO 的适应证：①心搏骤停；②以下原因引起的心源性休克：急性心肌梗死、急性心肌炎、缺血性或非缺血性心肌病进展、肺栓塞导致的急性右心室衰竭、肺疾病导致右心室衰竭进展、先天性心脏病进展、心脏移植后原发性移植物衰竭及急性同种异体排斥反应、心脏毒性药物过量、脓毒症性心肌病；③难治性室性心动过速；④左心室辅助装置支持期间右心室衰竭；⑤体外循环撤机失败。

（2）成人 VA-ECMO 的绝对禁忌证：严重而不可逆的心脏以外的器官衰竭而影响生存（如严重缺氧性脑损伤或转移癌）、不可逆性心力衰竭且不考虑移植或长期心室辅助、主动脉夹层。相对禁忌证：严重凝血功能障碍或存在抗凝禁忌证（包括晚期肝病）、血管入路有限（严重的外周动脉疾病、极度肥胖、截肢等）。

（3）成人 VV-ECMO 的适应证：①任何原因（原发或继发）引起的低氧性呼吸衰竭中，当病死率≥50%时应考虑 ECMO，当病死率≥80%应进行 ECMO 治疗；②高气道平台压（airway plateau pressure，Pplat）（>30cmH$_2$O）机械通气时仍存在二氧化碳潴留；③严重漏气综合征；④等待肺移植的患者需要气管插管；⑤紧急的心脏或呼吸衰竭（对最佳治疗无反应的肺栓塞或气道阻塞）。

VV-ECMO 并无绝对禁忌证，相对禁忌证均是与预后不良有关的临床情况。

2.小儿 ECMO 的适应证与禁忌证

（1）ECMO 呼吸支持适应证：最新儿童 ARDS 的国际共识推荐，对于严重 ARDS 患者，若呼吸衰竭的病因是可恢复的或患儿可能适宜接受肺移植时，可以考虑实施 ECMO 支持，具体包括：①严重呼吸衰竭：PaO$_2$/FiO$_2$<80mmHg 或者氧合指数（OI）>40；②对常频机械通气和（或）其他抢救治疗无效（高频通气、一氧化氮吸入、俯卧位等）；③高呼吸机参数：常频通气时 MAP>20cmH$_2$O；高频通气时 MAP>30cmH$_2$O 仍无法维持足够氧合，考虑存在医源性气压伤风险；④高碳酸血症：尽管给予合适的机械通气治疗，仍存在持续严重的呼吸性酸中毒（pH<7.1）。

（2）ECMO 循环支持适应证：先天性心脏病术后无法脱离体外循环；明确的低心排血量综合征不能维持心排血量；心搏骤停心肺复苏无效患儿。具体包括：①心指数（cardiac index，CI）<2L/（m^2·min）；②在此基础上发生的无法纠正的代谢性酸中毒；③心脏畸形矫正满意但不能脱离体外循环，或应用大剂量正性肌力药物[多巴胺>15μg/（kg·min）、肾上腺素>0.1μg/（kg·min）]或去甲肾上腺素>0.1μg/（kg·min），平均动脉压仍低（<50mmHg）或血压不能维持；血乳酸水平进行性升高，尿量<0.5mL/（kg·h）并且持续 3 小时以上。

（3）禁忌证：①严重出血，特别是颅内出血；②不可恢复的中枢神经系统损伤；③潜在的严重慢性肺部疾病；④致命的先天性畸形；⑤重度免疫抑制；⑥不可逆的心肺功能损伤；⑦家属拒绝 ECMO 治疗；⑧机械通气大于 7 天。

五、ECMO 相关并发症

ECMO 的并发症分为两大类，即患者机体并发症（与治疗相关的并发症，包括手术创面及插管部位出血、栓塞、末端肢体缺血、溶血、神经系统功能异常、肾功能不全及感染等）和 ECMO 机械系统并发症（与 ECMO 管路、器材相关的并发症，主要包括氧合器氧合不良、血浆渗漏、循环管道破裂、驱动泵和热交换器功能异常等）。

2013 年发表的一项纳入了 1 763 例患者的荟萃分析显示，最常见的 VA-ECMO 相关并发症包括需要持续血液滤过的肾衰竭（52%）、细菌性肺炎（33%）、任何出血（33%）、需要更换的氧合器功能障碍（29%）、败血症（26%）、溶血（18%）、肝功能障碍（16%）、下肢缺血（10%）、静脉血栓形成（10%）、中枢神经系统并发症（8%）、胃肠道出血（7%）、吸入性肺炎（5%）、弥散性血管内凝血（disseminated intravascular coagulation，DIC）（5%）。

1.血栓与出血　在 ECMO 辅助期间，出血和血栓是最常见且显著增加患者病死率的并发症，二者常在同一患者中共存。平衡出血和血栓形成的相对风险非常困难，因为与出/凝血相关的多种因素均与患者疾病、体外支持类型、促炎和抗炎途径之间的平衡有关,而这些因素在不同患者之间存在很大不同。

ECMO 辅助期间患者处于持续高凝状态,体内各个部位,包括下肢静脉、肺静脉、膀胱动脉、脑动脉、肢体动脉,甚至收缩运动减低的心腔内等均可形成血栓或栓塞;但由于无血管内皮覆盖、存在血液湍流等原因,包括氧合器和血泵在内的插管和管路是发生血栓最常见的部位。确切的血栓发生率并不清楚,但尸检证实的血栓发生率远高于临床所见。2014 年 ELSO 报道显示,VA-ECMO 成年患者氧合器中血栓发生率为 12.9%,VV-ECMO 成年患者为 9.6%,并可导致氧合器障碍和栓塞。可于手电筒照射下通过肉眼观察管路中是否存在血栓。而每日监测 D-二聚体可能提供重要信息,如出现临床不能解释的 D-二聚体水平显著升高,则高度提示存在氧合器血栓的可能。

虽然使用 ECMO 的患者面临着极高的血栓风险,但同时也面临着极高的出血风险,其出血发生率为 12%~52%。出血是导致 ECMO 患者预后不良的主要原因,以手术切口或 ECMO 插管部位常见,也可见于机体的任何部位,包括消化道、泌尿系统、颅内、皮肤黏膜、肺、心包腔、胸腔或腹腔等,颅内出血较为严重,甚至危及患者生命。导致 ECMO 患者出血的原因很多,主要包括应激性溃疡、抗凝剂过量、ECMO 运转带来的凝血因子破坏和血小板减少、血小板功能降低、纤溶亢进、DIC、获得性血管性假血友病因子缺乏、肝素诱导的血小板减少(heparin-induced thrombocytopenia,HIT)等。

尽管目前已广泛使用组织相容性较好的肝素涂抹管道以预防管路血栓的发生,但仍不能完全将其避免。为了减少血栓的形成,通常采用肝素为 ECMO 患者进行抗凝治疗。2017 年 ELSO《体外生命支持通用指南》、2018 年我国《成人体外膜肺氧合循环辅助专家共识》及 2019 年《美国心脏病学会杂志》科学专家组均建议在使用肝素时应进行凝血功能监测。由于活化凝血时间(activated clotting time,ACT)检测快捷简便,因此常被用于床旁监测,使 ACT 延长至正常上限的 1.5 倍,即 180~220 秒。但 ACT 并不能准确监测肝素的作用,还应定期监测活化部分凝血活酶时间(activated partial thromboplastic time,APTT)、凝血酶原时间、纤维蛋白原、抗凝血因子Ⅹa 及血小板计数。ECMO 运转期间,应维持血小板计数>50×10⁹/L,血红蛋白水平维持在 80~100g/L,必要时可输注血小板、新鲜冰冻血浆及红细胞。当出现 HIT 或肝素抵抗时,可采用比伐卢定或阿加曲班进行抗凝,并维持 APTT 在 50~60 秒。对于出血患者,可适当降低抗凝强度。中国医学科学院阜外医院的经验是,对于部分渗血较多的患者,可将其 ACT 维持在 120~140 秒。也有研究发现,对出血或出血高风险患者,停用抗凝药物 3 天也是安全的。因此 2017 年 ELSO《体外生命支持通用指南》推荐,在不能通过其他措施控制出血时,可在不进行全身抗凝的情况下管理 ECMO;在无全身抗凝的患者中,血流量应维持在较高水平,如果管路中出现凝血块,则应更换管路。

2.末端肢体缺血 肢体缺血是 VA-ECMO 患者的严重并发症之一,典型表现为肢体苍白、脉搏消失及坏疽,少数可出现骨筋膜室综合征,严重者需要实施筋膜切开术甚至截肢。可以通过肢端血氧饱和度及临床表现判断肢端缺血情况。高度怀疑存在肢体缺血的患者需要频繁进行超声多普勒检查,并每小时进行监测。肌酸激酶或乳酸水平升高通常提示病程已进展至晚期。肢体缺血坏死与 ECMO 插管有较明确的关系,留置导管的口径太大可阻塞血流,而血栓形成和栓塞也可造成肢体缺血。

在满足心排血量需求的情况下,尽可能置入较小口径的管路可减少肢体缺血的发生。荟萃分析显示,放置远端灌注管对于减少 VA-ECMO 患者末端肢体缺血有显著作用,可使肢体缺血发生率由 25.42% 降至 9.74%。因此,近年来发表的国内外 ECMO 指南或专家共识均强烈建议在股动/静脉插管完成、连接 ECMO 环路获得稳定的辅助流量后,放置远端灌注管,以增加动脉插管侧下肢血液供应,预防下肢严重缺血。

3.神经系统并发症　ECMO 辅助的神经系统并发症主要包括脑死亡、颅内出血、脑梗死及癫痫。ELSO 注册数据显示,在 4 988 例 VV-ECMO 成人患者中,7.1% 出现了神经系统并发症,其中脑死亡、颅内出血、脑梗死及癫痫发生率分别为 2.0%、3.6%、1.7% 及 1.2%;而在 4 522 例 VA-ECMO 成人患者中,神经系统并发症发生率为 15.1%,其中脑死亡、颅内出血、脑梗死及癫痫发生率分别为 7.9%、1.8%、3.6% 及 1.8%,有 1.5% 的患者同时出现多种神经系统并发症。出现中枢神经系统并发症的患者院内病死率显著增加。

血栓或气体栓塞、全身抗凝及血流动力学不稳定都是导致 ECMO 辅助神经系统并发症的原因。对于 VA-ECMO 患者,当左心室功能恢复而自身肺功能仍低下时,可出现 Harlequin 综合征,也可导致脑缺血。

如出现脑出血,应立即停止 ECMO 辅助,否则会加重脑出血;如出现脑梗死,应适当升高患者的血压,也可联合使用主动脉内球囊反搏(IABP),改善脑部血流灌注。

4.肾功能损伤　尽管不同研究报道的急性肾损伤(acute kidney injury,AKI)的发生率差别较大,甚至有研究报道 AKI 的发生率可高达 80% 左右,但总体来说,AKI 在 ECMO 患者中非常常见,严重影响患者预后。

危重患者在启动 ECMO 治疗前,其原发病及为了维持呼吸、循环稳定而进行的相关治疗本身就可能诱发 AKI,如败血症、缺血、呼吸衰竭、心力衰竭、缩血管药物等。在 EC-MO 支持期间,手术部位出血、溶血、缺血再灌注损伤、低容量、低血压、非搏动灌注、栓子形成、栓塞、全身炎症反应等也可诱发或加重 AKI。

约 50% 的 ECMO 并发 AKI 患者需要进行肾替代治疗(renal replacement therapy,RRT)。受血流动力学稳定性和机体水平衡要求的影响,几乎所有患者均采用持续性肾替代治疗(continuous renal replacement therapy,CRRT)。RRT 既可用于 AKI 的治疗,也可用于 ECMO 患者常见的容量超负荷的治疗。CRRT 装置可连接在 ECMO 环路上,以达到快速精准控制患者容量状态的效果。尽管开始 RRT 的时机尚无明确标准,但根据目前的 AKI 标准,AKI 1 期患者即应及早启动 RRT,防止继发多脏器功能衰竭。

5.感染　VA-ECMO 最可能的感染并发症是菌血症和败血症,ECMO 运行时间越长,感染率越高。超过 53% 的成人患者在 ECMO 开始后 14 天内感染。感染性并发症患者的病死率达到 60%。插管过程中的无菌技术至关重要,特别是在紧急手术时。

导致感染的主要原因包括疾病严重、肠道菌群移位、导管存在微生物定植和 ECMO 引起的免疫系统损伤、长时间气管插管带来的气道开放、营养不良、伤口渗血渗液带来的病原菌滋生等,ECMO 相关的感染可见于血液、肺、插管部位、外科手术切口及尿路。就致病菌而言,其中 58%~74% 是革兰阴性菌,26%~39.5% 是革兰阳性菌,多重耐药的鲍曼不动杆菌、铜绿假单孢菌及凝固酶阴性葡萄球菌可能是常见致病菌。

鉴于 ECMO 辅助治疗期间感染发生率较高,应积极预防和控制。对于术后患者,根据手术级别和规定预防性使用抗菌药物,但抗菌药物的种类和使用时间尚存争议。患者发生感染后及时行病原学检查,根据病原学检查结果及药敏试验结果选择敏感抗菌药物;同时严格无菌操作,做好导管管理,注意定期更换;动、静脉置管部位每日严格消毒并更换敷料。

6.溶血 溶血是 ECMO 治疗过程中的重要并发症之一,严重时可引起肾衰竭或 DIC,并导致病死率升高。导致溶血的主要原因包括管路扭折、系统(泵头、管路、氧合器)血栓形成、静脉引流负压过大、动脉插管过细、长时间流量过大等。溶血主要表现为血浆游离血红蛋白水平升高(>300mg/dL)和血红蛋白尿等。

一旦出现溶血,应针对其原因进行积极处理,如更换管路、氧合器或离心泵头,降低负压,减小动脉端压差等,同时碱化尿液、利尿,必要时可行血浆置换。

7.ECMO 机械系统并发症 ECMO 的机械系统结构相对复杂,主要包括血管内插管、连接管、血泵、氧合器、供氧管、热交换器、变温水箱、监测系统、不间断电源等。任何机械结构的异常均可导致并发症。

机械系统并发症中以氧合器血浆渗漏、氧合能力下降较为常见。血浆渗漏的发生既与氧合器材料有关,也与氧合器跨膜压差、辅助流量、血液破坏、ECMO 长时间辅助等因素有关。由微孔型中空纤维膜制成的膜式氧合器发生渗漏的可能性较高;而聚甲基戊烯(PMP)膜是致密中空纤维,具有疏水性,可增加血液相和气相的分离度,采用 PMP 膜制成的氧合器可大大降低血浆渗漏的发生率,延长氧合器使用寿命。流量过大、动脉插管过细等原因可导致跨膜压差增高而发生血浆渗漏。

循环管道破裂可导致血液急剧大量丢失或气体进入血循环,对患者而言往往是致命的。因此,在 ECMO 日常维护中,必须有经过专业培训的 ECMO 团队人员 24 小时值守,注意检查整个管路连接是否紧密牢固。

六、ECMO 在儿科危重症中应用

1.急性呼吸衰竭、ARDS 误吸、创伤、严重肺部感染、脓毒症等直接或间接造成肺损伤,继而引起的呼吸衰竭和 ARDS 是 ECMO 的适应证。对于严重 ARDS 患者,传统的机械通气会出现呼吸机相关性肺损伤,难以改善患者的氧合及高碳酸血症。而肺保护性通气是最有效的呼吸支持手段,经循证证实可改善患者的预后,并广泛应用于临床。ECMO治疗能增加氧输送、改善缺氧症状,同时清除二氧化碳,过程中不再依赖患儿自身肺功能进行气体交换,可以最大程度地减小潮气量、降低平台压,确实保证实施"肺保护性通气和肺休息"策略,最终改善患者预后。

2.先天性心脏病术后 随着小儿心脏外科手术技术水平的不断提高,先天性心脏病手术年龄不断降低,手术难度也不断上升,部分病例虽然畸形纠治满意,但是经过体外循环转流、低体温、低灌注的打击,心肌损伤明显加重,术后仍会出现严重的心功能不全,部分患儿术后需要 ECMO 进行心脏支持。研究表明,该类患儿通过 ECMO 进行心脏辅助或者卸负荷,心功能有可能完全恢复。

3.暴发性心肌炎　暴发性心肌炎起病急骤,病情进展迅速,致死率高。在欧美等医疗发达地区,ECMO 已经成为救治急性暴发性心肌炎的可靠手段。对使用 ECMO 的暴发性心肌患儿,是否有较好的预后取决于心室功能是否能够在短时间内得到逆转。Beurtheret 等研究发现,ECMO 启动时间是影响病死率的最主要独立危险因素。Rajagopal 等回顾国际体外生命支持组织登记的经 ECMO 治疗的 255 例儿童患者,ECMO 治疗存活率为 61%。早期予以 ECMO 治疗,可迅速减轻心脏负荷,改善血流动力学,为受损心肌细胞恢复功能赢得时间。

4.脓毒症、脓毒症休克　在过去一段时间,ECMO 治疗脓毒症休克被认为是相对禁忌证。反对应用 ECMO 的观点认为:①ECMO 置管时,病原体容易附着于 ECMO 循环管路,造成持续的难治性感染,使原有疾病进一步加重;②脓毒症患儿常合并血小板的消耗及严重凝血功能紊乱,使用 ECMO 抗凝会进一步加重出血;③脓毒症病情进展迅速,迅速发展为多脏器功能衰竭,即使应用 ECMO 改善呼吸及循环衰竭,对预后的影响十分有限。虽然如此,VA-ECMO 仍然是难治性脓毒症休克的最后挽救治疗手段。

5.严重创伤　严重创伤患者因直接或间接因素(包括肺挫伤、吸入性肺炎、大量输血和脂肪栓塞综合征等)导致 ARDS 的发生率很高。创伤后大量失血引起的休克、急性心脏损伤所致循环衰竭的患者是 VA-ECMO 的适应证。但大量出血和失血性休克往往病情危重,ECMO 不能迅速启动,限制了 ECMO 应用。创伤本身也可导致引起严重的创伤性凝血病,对存在出血危险或失血性休克患者,肝素的应用也值得商榷。不恰当的抗凝在 ECMO 运转过程中出血风险大,但无肝素抗凝或延迟使用肝素也会使血栓形成的风险增高。总的来说,ECMO 对创伤患者的临床效益尚不清楚,对其预后的影响需要进一步的研究。

6.中毒　对急性重度中毒,尤其是无特效解毒药物的重度中毒患者,只能依靠对症支持治疗,病死率仍较高。中毒导致的呼吸衰竭,考虑使用 VV-ECMO 救治。循环衰竭、血流动力学不稳定的情况,可选用 VA-ECMO 治疗。中毒 ECMO 适应证与呼吸衰竭或循环衰竭的适应证保持一致。再辅以人工肾、人工肝等,加速毒性化合物在体内的排出,达到治疗目的。

7.新生儿危重疾病　国际体外生命支持组织 2016 年数据显示,相对成人和儿童,新生儿呼吸疾病 ECMO 支持预后最佳,平均存活率达 74%。考虑到新生儿几乎没有慢性疾病,对常规呼吸支持技术无效的新生儿,ECMO 技术是一种有效的救治手段。新生儿肺部疾病中的胎粪吸入综合征、先天性膈疝、新生儿持续肺动脉高压、新生儿呼吸窘迫综合征等疾病适用于 ECMO 治疗。随着肺表面活性物质(PS)、一氧化氮(NO)吸入及高频通气等技术的推广应用,新生儿 ECMO 开展例数逐渐减少,但仍有少部分难治性呼吸衰竭患儿对上述治疗无效,仍需 ECMO 支持。

第三章　血流动力学监测与目标滴定式循环支持技术

血流动力学监测与支持是重要的休克管理手段,根据监测结果,可以对心脏的前负荷、后负荷、心肌的收缩舒张功能做出客观的评价。结合血气分析,还可进行全身氧代谢的监测,在危重症患者的管理中起着举足轻重的作用,以实现目标滴定式治疗。

第一节　动脉置管与有创血压监测技术

一、动脉置管技术

1.适应证

(1)血流动力学不稳定或有潜在危险的患者。

(2)危重患者、复杂大手术的术中和术后监护。

(3)需低温或控制性降压时。

(4)需反复取动脉血样的患者。

(5)需用血管活性药进行血压调控的患者。

(6)呼吸心搏停止后复苏的患者。

2.禁忌证　相对禁忌证为严重凝血功能障碍、穿刺部位血管病变和局部皮肤感染,但并非绝对禁忌证。

3.操作步骤

(1)部位:常用桡动脉、股动脉、腋动脉、肱动脉、足背动脉,其中首选桡动脉,其次为股动脉。

(2)置管方法:以经皮桡动脉穿刺置管法为例。

1)用物准备:①动脉套管针。根据患者血管粗细选择 12 号或 16 号普通针头,5mL 注射器、无菌手套、无菌治疗巾及 1%普鲁卡因或利多卡因;②动脉测压装置;③常规无菌消毒盘;④其他用物:小夹板及胶布等。

2)患者准备:①向患者解释操作目的和意义,以取得配合;②检查尺动脉侧支循环情况,Allen 试验阴性者,可行桡动脉置管;③前臂与手部常规备皮,范围约 2cm×10cm,以桡动脉穿刺处为中心。

3)穿刺与置管:①患者取平卧位,前臂伸直,掌心向上并固定,腕部垫一小枕,手背屈曲 60°;②摸清桡动脉搏动,常规消毒皮肤,术者戴无菌手套,铺无菌巾,在桡动脉搏动最明显远端,用 1%普鲁卡因浸润局麻桡动脉两侧,以免穿刺时引起桡动脉痉挛;③在腕褶痕上方 1cm 处摸清桡动脉后,用粗针头穿透皮肤做一引针孔;④用带有注射器的套管针从引针孔处进针,套管针与皮肤成 30°角,与桡动脉走行平行进针,当针头穿过桡动脉壁时有突破坚韧组织的脱空感,并有血液呈搏动状涌出,证明穿刺成功。此时,将套管针放低,与皮肤成 10°角,向前推进 2mm,使外套管的圆锥口全部进入血管腔内,再固定针芯,将外套管送入桡动脉内并推至所需深度,接着拔出针芯;⑤将外套管连接测压装置,将压力传感器置于无菌治疗巾中防止污染(每 24 小时局部消毒并更换治疗巾一次);⑥固定穿刺针,必要时用小夹板固定手腕部。

4.并发症及防治方法

(1)远端肢体缺血:引起远端肢体缺血的主要原因是血栓形成,其他如血管痉挛及局部长时间包扎过紧等也可引起。血栓的形成与血管壁损伤、导管太硬太粗及置管时间过长等因素有关,应加强预防,具体措施如下。

1)桡动脉置管前需做 Allen 试验,判断尺动脉是否有足够的血液供应。

2)穿刺动作应轻柔稳准,避免反复穿刺造成血管壁损伤,必要时行直视下桡动脉穿刺置管。

3)选择适当的穿刺针,切勿太粗及反复使用。

4)密切观察术侧远端手指的颜色与温度,当发现有缺血征象如肤色苍白、发凉及有疼痛感等异常变化,应及时拔管。

5)固定置管肢体时,切勿行环形包扎或包扎过紧。

(2)局部出血:穿刺失败及拔管后要有效地压迫止血,尤其对应用抗凝药的患者,压迫时间应在 5 分钟以上,并用宽胶布加压覆盖;必要时局部用绷带加压包扎,30 分钟后予以解除。

(3)感染:动脉置管后可并发局部感染,严重者也可引起血液感染,应积极预防。

1)所需物品必须经灭菌处理,置管操作应在严格无菌技术下进行。

2)加强临床监测,每日监测体温 4 次,查血常规一次。如患者出现高热寒战,应及时寻找感染源,必要时取创面分泌物培养或做血培养以协助诊断,并合理应用抗生素。

3)置管时间一般不应超过 7 天,一旦发现感染迹象应立即拔除导管。

二、有创血压监测管理

1.适应证　适用于休克、重症疾病、严重周围血管收缩、进行大手术或有生命危险的手术患者术中和术后监护、存在其他高危情况的患者。

2.禁忌证　同动脉导管置管。

3.操作步骤

(1)将动脉导管、压力换能器、压力连接管、连续冲洗系统及电子监护仪组成测压系统。

(2)矫正零点:将传感器位置固定于心脏位置水平,传感器与大气相通,当屏幕上压力线为直线、显示值为 0 即为零点。

(3)持续测压:使传感器与动脉测压管相通即可进行持续测压。

4.动脉血压波形　正常动脉压力波分为升支、降支和重搏波。升支表示心室快速射血进入主动脉,至顶峰为收缩压,正常值为 100～140mmHg;降支表示血液经大动脉流向外周;当心室内压力低于主动脉时,主动脉瓣关闭与大动脉弹性回缩同时形成重搏波。

之后动脉内压力继续下降至最低点,为舒张压,正常值为 60~90mmHg。从主动脉到周围动脉,随着动脉管径和血管弹性的降低,动脉压力波形也随之变化,表现为升支逐渐陡峭,波幅逐渐增加,因此股动脉的收缩压要比主动脉高,下肢动脉的收缩压要比上肢高,舒张压所受的影响较小。一般认为,足背动脉的收缩压较桡动脉高约 10mmHg,舒张压低约 10mmHg(1mmHg=0.133kPa)。

5.测压时注意事项

(1)直接测压与间接测压之间有一定的差异,一般认为直接测压的数值较间接测压高 5~20mmHg(1mmHg=0.133kPa)。

(2)不同部位的动脉压差,仰卧时,从主动脉到远心端的周围动脉,收缩压依次升高,而舒张压依次降低。

(3)肝素稀释液冲洗测压管道,防止凝血的发生。

(4)校正零点,换能器的高度应与心脏在同一水平;采用换能器测压,应定期对测压仪校验。

6.监测注意事项 注意压力及各波形变化,严密观察心率、心律变化,注意心律失常的出现,及时准确地记录生命体征。如发生异常,准确判断患者的病情变化,及时报告医师进行处理,减少各类并发症的发生。

7.规范护理

(1)严防动脉内血栓形成:以肝素盐水持续冲洗测压管道。此外,尚需做好以下几点:①每次经测压管路抽取动脉血后,应立即用肝素盐水进行快速冲洗,防止凝血;②管路内如有血块堵塞时应及时抽出,切勿将血块推入血管,以防发生动脉栓塞;③动脉置管时间与血栓形成风险呈正相关,患者循环功能稳定后,应及早拔除动脉导管;④防止管路漏液:测压管路的各个接头应连接紧密,加压装置内的肝素生理盐水袋漏液时应及时更换,各三通应保持良好性能,确保肝素盐水的滴入。

(2)保持测压管道通畅:①妥善固定套管、延长管及测压肢体,防止导管受压或扭曲;②应使三通开关保持在正确的方向。

(3)严格执行无菌技术操作:①穿刺部位每 24 小时用安尔碘消毒及更换敷料一次,用无菌透明贴膜覆盖,防止污染,局部污染时按上述方法及时处理;②从动脉测压管路内抽血化验时,导管接头处应用安尔碘严密消毒,严防污染;③测压管路系统应始终保持无菌状态。

(4)防止气栓发生:在调试零点、取血等操作过程中严防气体进入桡动脉内造成气栓形成。

(5)警惕穿刺针及测压管脱落:穿刺针与测压管均应固定牢固,在患者躁动时,应严防被其自行拔出。

第二节　中心静脉导管留置与中心静脉压监测技术

一、中心静脉导管留置技术

1.适应证

(1)严重创伤、各种休克、心肺脑复苏等危重患者抢救。

(2)需要大量快速补充血容量(快速输血、输液)和液体复苏。

(3)需长期静脉输注对外周血管有刺激的特殊药物(如高渗液体、化疗药物、血管活性药物或全肠外营养、移植骨髓细胞液等)。

(4)围术期需建立快速静脉输液通路。

(5)心脏疾病需介入检查和治疗、安置临时心脏起搏器。

(6)需监测中心静脉压(CVP)、放置 Swan-Ganz 漂浮导管监测血流动力学。

(7)连续性血液净化治疗。

(8)外周静脉输液困难、易有深静脉栓塞、需反复多次采取静脉血液标本。

2.禁忌证

(1)穿刺部位皮肤及深部组织有局部损伤、肿胀、感染。

(2)穿刺部位皮下及深部组织有肿块(如淋巴结、血管瘤、血肿或其他增大组织)。

(3)凝血功能障碍。

(4)锁骨外伤及局部感染。

(5)穿刺侧有明显肺气肿者或已有气胸但未做闭式引流者。

(6)患者极度烦躁、兴奋、不合作,各种原因不能平卧。

3.颈内静脉操作方法

(1)解剖结构:颈内静脉起始于颅底颈静脉孔,与颈内动脉、颈总动脉、迷走神经在颈部的颈动脉鞘内走行。在颈部,颈内静脉的走行解剖上分为 3 段,颈部上段的颈内静脉位于颈内动脉的后外侧、胸锁乳突肌的内侧,其浅表层被胸锁乳突肌覆盖。中段在胸锁乳突肌下端的两个头(锁骨头、胸骨头)与锁骨上缘所形成的三角区内,走行在颈内动脉的前外侧,此段动、静脉互相不重叠,颈内静脉的走行较表浅,是穿刺置管操作最常选用的较安全区域。下段的颈内静脉在颈动脉鞘内下行至胸锁关节后方与锁骨下静脉汇合成头静脉,颈总动脉走行在后上方。该段颈内静脉的口径较大,也是临床穿刺置管操作低位进路。

(2)置管器械和材料的配置:①中心静脉留置管一根(有单腔、双腔、三腔、四腔、五腔供选择)、穿刺针(普通型或侧管型)、扩张器、带护鞘 J 形引导钢丝、转换管。厂家有成套包装器材供应;②洞巾一块、手术尖刀一把、5mL 注射器一副、缝针和缝线,1%普鲁卡因或利多卡因、12 500U/L 肝素生理盐水 50~100mL、输液管和肝素帽、纱布。

(3)操作步骤:经皮颈内静脉穿刺置管术在左、右侧颈内静脉都可进行。在颈部皮肤表面见到胸锁乳突肌胸骨头、锁骨头、锁骨上缘所构成的三角形是最明显和重要的解剖标志,进针点在此三角形顶点及以上的称为高位进路穿刺技术;在三角形顶点以下的称为低位进路穿刺技术。依据颈部皮肤表面进针点与胸锁乳突肌之间的位置关系可分为前路、后路和中央进路穿刺置管技术。选择皮肤表面进针点在胸锁乳突肌前缘(内侧缘)称为前路穿刺置管技术,在胸锁乳突肌后缘(外侧缘)称为后路穿刺置管技术,进针点在胸锁乳突肌胸骨头、锁骨头和锁骨上缘所构成的三角形区域内称为中央进路穿刺置管技术(图3-1)。临床较常应用的是高位前路、高位中央进路、高位后路、低位中央进路和低位后路。

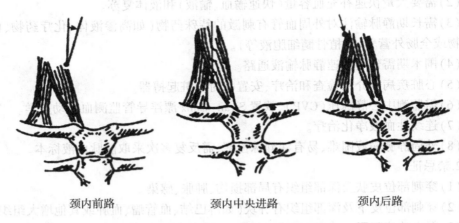

颈内前路　　　　　　颈内中央进路　　　　　　颈内后路

图3-1　前路、后路、中央进路穿刺置管部位

1)高位前路穿刺置管[图3-2(a)]:患者仰卧位,肩背部可用薄毯略垫,头转向对侧,使颈部穿刺区域充分暴露。穿刺进针点在甲状软骨上缘水平,颈外静脉与胸锁乳突肌前缘中点(内侧缘)交叉点触及颈总动脉搏动最强处的外侧约0.5cm。以该点为中心常规消毒、铺洞巾、局麻。术者左手示指在穿刺进针点触及颈总动脉搏动并将其向内轻轻推拨,穿刺针尖进针方向指向同侧乳头,针轴与皮肤冠状面成30°~40°夹角缓慢进针,并轻轻回抽注射器保持低负压,进针3.5~6.0cm,穿刺针可进入颈内静脉,有失阻感或顺利抽出暗红色血液,即停止进针。在中空针腔内插入J形引导钢丝,见引导钢丝刻度标记显示穿出针尖有4~6cm,提示J形引导钢丝前端已顺利进入颈内静脉,在颈部穿刺点皮肤表面用纱布轻轻压住已穿出针尖的J形引导钢丝前端,顺J形引导钢丝尾端方向退出J形引导钢丝外护鞘和穿刺针,经J形引导钢丝滑入扩皮管,予轻缓旋转前进,扩张皮下组织后退出,再经J形引导钢丝置入中心静脉导管,留置深度一般为12~18cm,然后退出J形引导钢丝。在置入的中心静脉导管抽取暗红色静脉回血顺畅,提示该中心静脉置管已置入颈内静脉。用带双翼固定夹将中心静脉导管包夹后缝合固定在皮肤上防止留置导管滑出。

2)高位中央进路穿刺置管[图3-2(b)]:患者仰卧位,肩背部可用薄毯略垫,头转向对侧使颈部穿刺区域充分暴露。穿刺进针点在胸锁乳突肌胸骨头、锁骨头、锁骨上缘所构成的三角形顶点。以该点为中心常规消毒、铺洞巾、局麻。术者左手示指在穿刺进针点触及颈内动脉搏动并将其向内轻轻推拨,穿刺针尖进针方向指向同侧乳头,针轴与皮肤冠状面成 30°～40°夹角缓慢进针,并轻轻回抽注射器保持低负压,进针 2.0～4.5cm,穿刺针可进入颈内静脉,有失阻感或顺利抽出暗红色血液,即停止进针。确认穿刺针已进入颈内静脉,后续置管步骤与上述相同。

3)高位后路穿刺置管[图 3-2(c)]:患者体位、头颈部暴露区域同前。穿刺进针点是颈外静脉与胸锁乳突肌后缘(外侧缘)的交叉点上缘。以该点为中心常规消毒、铺洞巾、局麻。穿刺针尖进针方向指向胸骨上切迹,针轴与皮肤冠状面成 20°～30°夹角,与矢状面成 20°夹角,缓慢进针过程中轻轻回抽注射器保持低负压,进针 4.0～6.5cm,穿刺针可进入颈内静脉,能顺利抽出暗红色血液,即停止进针。确认穿刺针已进入颈内静脉,后续置管步骤与上述相同。

4)低位中央进路穿刺置管[图 3-2(d)]:患者仰卧位,肩背部可用薄毯略垫,头转向对侧 30°～50°使颈部穿刺区域充分暴露。穿刺进针点定位在胸锁乳突肌胸骨头、锁骨头和锁骨上缘所构成的三角形顶点下方。以该点为中心常规消毒、铺洞巾、局麻。术者左手示指在穿刺进针点可触及颈内动脉搏动并将其向内轻轻推拨,穿刺针尖进针方向指向同侧乳头,针轴与皮肤冠状面成 30°～40°夹角缓慢进针,并轻轻回抽注射器保持低负压,进针 2～4cm,穿刺针可进入颈内静脉,能顺利抽出暗红色血液,即停止进针。确认穿刺针已进入颈内静脉,后续置管步骤与上述相同。

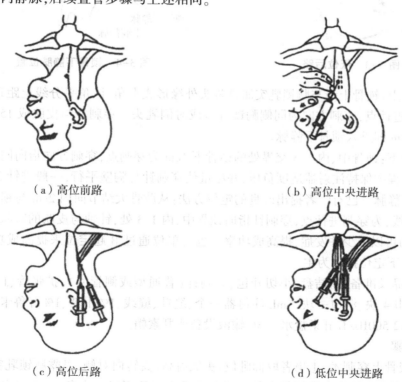

(a)高位前路　　　　　　　　　　　(b)高位中央进路

(c)高位后路　　　　　　　　　　　(d)低位中央进路

图 3-2　穿刺置管

5)低位后路穿刺置管(图 3-3):患者体位、头颈部暴露区域同前。穿刺进针点在胸锁乳突肌外侧缘中、下 1/3 交叉点或定位于胸锁乳突肌后缘锁骨上 2~3 横指。以该点为中心常规消毒、铺洞巾、局麻。穿刺针尖进针方向指向胸骨上切迹或同侧胸锁关节的后面,针轴与皮肤冠状面成20°夹角,与矢状面成45°夹角,穿刺针在胸锁乳突肌的深层缓慢进针过程中轻轻回抽注射器保持低负压,进针 3~4cm,穿刺针可进入颈内静脉,能顺利抽出暗红色血液,即停止进针。确认穿刺针已进入颈内静脉。后续置管步骤与上述相同。

4.锁骨下静脉穿刺插管方法

(1)穿刺部位:锁骨下静脉位于锁骨后下方,其后上方有锁骨下动脉伴行;锁骨下静脉是腋静脉的直接延续,由第一肋骨外缘向内,经过前斜角肌的前方,至胸锁关节的后方与颈内静脉汇合成无名静脉,左右无名静脉汇合成上腔静脉入右心房(图3-4)。穿刺部位有两处:锁骨上和锁骨下。

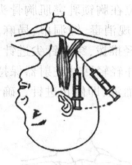

图 3-3　低位后路

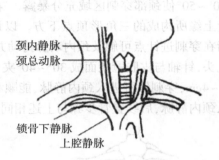

图 3-4　锁骨下静脉位置

1)锁骨上:锁骨上缘与胸锁乳突肌锁骨头外缘形成夹角,该角平分线上距顶点 0.5~1.0cm 处为进针点,穿刺方向为同侧胸锁骨节或对侧乳头。穿刺针与皮肤成 15°夹角,进针 1.5~2.0cm 即进入锁骨下静脉。

2)锁骨下:锁骨中、内 1/3 交界处的锁骨下 1cm 为穿刺点,穿刺方向指向同侧胸锁关节。穿刺过程中保持注射器适度负压,并尽量使穿刺针与胸壁平行,一般进针 3~5cm 即达到锁骨下静脉。已有学者提出改良的定位方法:从肱骨大结节向内 2cm 与锁骨下1.5~2.0cm 的连线,为穿刺进针点,穿刺针指向锁骨中、内 1/3 处,针轴与皮肤的冠状面夹角小于 30°,认为可以减少并发症、提高成功率。也有单位通过 B 超定位来提高成功率,但仍以传统锁骨下定位操作为主。

(2)用品及准备:清洁盘、小切开包、穿刺针(普通型或侧管型)、扩张管、J 形引导钢丝、消毒方巾 4 块、洞巾一块、5mL 注射器一个、缝针、缝线、1%甲紫、1%普鲁卡因或利多卡因一支、12 500IU/L 肝素盐水一瓶、输液设备或肝素帽。

(3)步骤

1)经锁骨上穿刺术:①患者取仰卧位,头低肩高,头转向对侧,显露胸锁乳突肌外形,用 1%甲紫划出胸锁乳突肌锁骨头外侧缘与锁骨上缘所形成的夹角,该角平分线距顶点0.5cm 左右为穿刺点;②常规消毒皮肤,铺消毒巾;③用 1%普鲁卡因或利多卡因于事先标记的进针点做皮内与皮下浸润麻醉,针尖指向胸锁关节,进针角度与皮肤成 15°,进针过程保持注射器内为负压(试穿的目的是探测进针方向、角度与深度),一般进针 1.5～2.0cm 可达锁骨下静脉;④按试穿位置和角度进行穿刺锁骨下静脉,见暗红色回血后固定穿刺针,导入导引钢丝,退出穿刺针,在引导钢丝周围用尖刀片做一 0.5cm 的切口,沿导引钢丝插入扩张管,扩张皮肤及皮下组织,退出扩张管,沿导引钢丝送入静脉留置导管,置入长度为 15cm 左右,退出导引钢丝,然后用装有肝素盐水的注射器回抽,回血顺畅代表位置良好,可进行输液等治疗;⑤固定导管:用双翼固定器缝针固定导管,局部消毒后用透明敷料固定。

2)经锁骨下穿刺术:①体位及准备同上;②取锁骨中点与内 1/3 之间、锁骨下缘 1cm 处为穿刺点;③普鲁卡因或利多卡因局部浸润麻醉,在选定的穿刺点处进针(针尖指向锁骨内侧端,与胸骨纵轴约成 40°,与皮肤成 15°),紧贴锁骨下缘,保持注射器负压,一般进针 4～5cm 可抽出暗红色血液,提示进入锁骨下静脉,导入导引钢丝。后续步骤同锁骨上穿刺法。

5.并发症及防治方法

(1)局部血肿:置管后应严密观察穿刺点局部是否有血肿、渗血,若有可用沙袋压迫止血。若局部渗血较多,血肿明显增大,应立即拔除静脉留置管,并予压迫止血,同时警惕气管受压。

(2)气胸:较常见的并发症,穿刺后患者出现呼吸困难、发绀、同侧呼吸音减低,需高度怀疑气胸可能,应立即摄胸部 X 线片加以证实,以便及时行胸腔抽气减压或闭式引流等处理;对于机械通气患者,如条件许可,考虑 PEEP 减小到 0,或减小通气的正压。

(3)血胸:穿刺过程中若将锁骨下动静脉壁、胸膜撕裂或穿透,血液可经破口流入胸腔,形成血胸。此时,患者可表现为呼吸困难、胸痛和发绀,胸部 X 线片、B 超有助于诊断。临床一旦出现肺受压症状,应立即拔出静脉导管,并行胸腔穿刺引流或闭式引流术。

(4)深静脉堵塞:导管留置后,每天用 2～3mL 肝素生理盐水冲洗留置导管,若不能通畅地回抽到静脉血或出现输液不畅,可能是留置导管腔内有凝血块、沉积物附着或导管打折、移位,应予拔除留置管。

(5)空气栓塞:患者吸气时胸腔内呈负压,行中心静脉置管时,需要在拔出导引钢丝时闭合导管腔,以免气体进入血管内,这种情况在低血容量患者中尤应警惕。

(6)导管相关局部感染:颈内静脉置管后,每天常规用聚维酮碘消毒留置管周围皮肤,更换无菌贴膜一次。若发现留置导管周围局部皮肤红、肿、压痛、渗液,伴发热,提示有导管相关局部感染发生,应予及时更换覆盖导管部位的敷料,加强局部消毒护理。若导管相关局部感染较严重,必须立即拔除颈内静脉留置导管,渗液和拔除的颈内静脉留置导管做培养、药敏检查,并依据培养和药敏结果,选择药物进行局部和全身的抗感染治疗。

(7)导管相关性血液感染:患者在颈内静脉置管后或使用该留置管输液中,出现畏寒、寒战、高热、血压下降等临床表现,应立即拔除该颈内静脉留置导管,同时做留置导管培养和血培养,若两个培养结果均是相同的病原体,应考虑是导管相关性血液感染。依据培养和药敏结果,选择药物进行全身性抗感染治疗。

（8）淋巴管损伤：锁骨下静脉与颈内静脉汇合形成静脉角，此处右侧有胸导管，左侧有淋巴管，而淋巴管较大，有误穿风险；穿刺时如回抽出清亮的淋巴液，应拔出导管，如发生乳糜胸，应及时行胸腔闭式引流术。

（9）神经损伤：穿刺点靠近锁骨中点外侧时，可能损伤臂丛神经。穿刺方向宜指向胸锁关节上缘，如患者发生同侧上肢麻木或触电样感，应立即拔出穿刺针或导管。

（10）大血管和心脏穿孔：少见的严重并发症，主要表现为血胸、纵隔血肿和心脏压塞，一旦发生，后果十分严重，原因多与穿刺角度过大、穿刺过深或导管过硬等有关。留置中心静脉导管的患者若突然出现发绀、颈部静脉怒张、恶心、胸骨后和上腹疼痛、不安和呼吸困难，进而出现 Beck 三联征时，都提示心脏压塞可能，应立即采取如下措施：①立即终止静脉输液；②降低输液容器高度至低于患者心脏的水平，以利用重力吸出心包腔或纵隔内的积血或液体，然后慢慢地拔出导管；③必要时行心包穿刺减压或开胸手术治疗。

（11）针头、导丝、导管误入血管：在规范操作时，一般不会出现此类并发症。操作不当可导致针头、导丝、导管等断裂，误入血管，需尽快定位（如胸部 X 线片、造影）后行手术取出异物。

二、中心静脉压监测管理

1.适应证

（1）大手术中大量液体的输入或血液丢失。

（2）血管内容积的评估，特别是在尿量减少或肾功能衰竭时。

（3）作为指导输液量和速度的参考指标，特别是在脓毒症休克或液体复苏时。

（4）严重创伤。

（5）静脉使用对血管有刺激的药物。

（6）快速液体输入。

（7）经颈内静脉紧急起搏、插入肺动脉导管和血液滤过导管。

（8）静脉血频繁取样。

（9）区别循环功能障碍是否低血容量所致。

2.禁忌证

（1）绝对禁忌证：①上腔静脉综合征；②插入位置感染。

（2）相对禁忌证：①凝血病；②新近插入的起搏器导线；③颈动脉疾病；④新近的颈内静脉套管插入术；⑤相反横向膈肌的功能障碍；⑥甲状腺巨大或先前颈外科手术。

3.操作步骤

（1）仪器测量法：仪器测量法作为监测 CVP 的标准疗法，测量准确，操作简单，能连续性观察 CVP 变化。在置管成功后，通过压力连接管和三通开关，使导管尾端与输液装置和压力换能器、多功能监护仪相连，压力换能器应与右心房处于同一水平，传感器与大气相通，当屏幕上压力线为直线、显示值为 0 即为零点。使传感器与动脉测压管相通即可进行持续测压。

（2）传统标尺 CVP 测量法：传统标尺法测量复杂，准备用物多，不能连续性观察 CVP 变化，而且耗时费力，干扰因素多。临床上常用装置是由 T 形管或三通管分别连接患者的中心静脉导管、测压计的玻璃（或塑料）测压管和静脉输液系统。测压计垂直地固定在输液架上并可随意地升降调节高度，零点通常在第四肋间腋中线右心房水平。阻断输液器一端，即可测 CVP。目前该法已很少使用。

4.中心静脉压波形　中心静脉压由 4 部分组成：①右心室充盈压；②静脉内壁压即静脉内血容量；③静脉外壁压，即静脉收缩压和张力；④静脉毛细血管压。因此，CVP 的大小与血容量、静脉张力和右心功能有关。心动周期中的血压波动可引起右心房周期性压力和容积变化，CVP 的正常波形主要包括 3 个正向波 a 波、c 波与 v 波，2 个负向波 x 波与 y 波。a 波代表右心房收缩，出现在 P 波后；c 波代表三尖瓣关闭，右室等容收缩，出现在 QRS 波群内；v 波由右房主动充盈和右室收缩时三尖瓣向右房突出形成，出现在 T 波之后；x 波反映右心房舒张时容量减少；y 波反映三尖瓣开放，右心房排空。

5.测定数值的临床意义　CVP 正常值为 5~12mmHg（1mmHg=0.133kPa）。

CVP 监测是目前直接反映循环血容量和心功能动态变化的重要指标，可准确地反映有效循环血量、心血管系统容量和功能的变化，对于及时、准确地调整输液速度，预防发生急性心力衰竭、肺水肿等并发症有指导意义。动态 CVP 监测能及时了解休克状态、估计输液量，特别是休克初期，循环血容量锐减、血管紧张素的分泌，使血压相对正常，早期容易被忽视，故休克时除了监测血压、脉搏、尿量外，还应及时地进行 CVP 置管和动态监测，根据 CVP 监测结果来估计输液量和输液速度。当确定低血容量时，可立即通过中心静脉管在单位时间内快速输入所需要的晶体液和胶体液，以及时纠正休克。CVP > 15cmH$_2$O，可能为心泵功能不全或肺血管阻力升高、血容量相对过多；CVP < 5cmH$_2$O，意味着血容量不足；CVP 正常但血压下降，提示心功能不全或血容量不足，应进行补液试验。病情不稳定时，应该每 10~15 分钟测量记录一次。

6.规范护理

（1）以平卧位测压为宜，患者体位改变时，测压前应该重新校对零点，保证测压零点（压力换能器）的位置与患者腋中线第四肋间平行。

（2）使用呼吸机正压通气，PEEP 治疗、吸气压 > 25cmH$_2$O 时胸腔内压力增加，影响 CVP 值，测压时可暂时脱开呼吸机；但重症患者（如重度 ARDS）需酌情考虑脱机对病情的影响。

（3）咳嗽、吸痰、呕吐、躁动、抽搐均影响 CVP 值，应在安静后 10~15 分钟测量。

（4）疑有管腔堵塞时不能强行冲注，只能拔除，以防血块栓塞。

（5）只能通过液面下降测压，不可让静脉血回入测压管使液面上升来测压，以免影响测量值。另外，需防进气，管道系统连接紧密，测压时护士不要离开，因为当 CVP 为负值时，很容易吸入空气。

（6）防感染：测压管每日更换、定期更换压力传感器，有污染时随时换。

第三节 漂浮导管留置监测技术

一、适应证

Swan-Ganz 导管适用于对血流动力学指标、组织氧合功能的监测。所以,一般来说,对任何原因引起的血流动力学不稳定及氧合功能改变,或存在可能引起这些改变的危险因素的情况,为了明确诊断和指导治疗都有指征应用 Swan-Ganz 导管。

二、禁忌证

随着临床对血流动力学监测需求的变化和技术水平的提高,应用 Swan-Ganz 导管的禁忌证也在不断改变。Swan-Ganz 导管的绝对禁忌证是在导管经过的通道上有严重解剖畸形,导管无法通过或导管本身即可使原发疾病加重,如严重右心室流出道梗阻、严重肺动脉瓣或三尖瓣狭窄、肺动脉严重畸形、法洛四联症等。

有下列情况时应慎用 Swan-Ganz 导管。

(1)肝素过敏。

(2)完全性左束支传导阻滞。

(3)严重出血倾向或凝血障碍,或溶栓和应用大剂量肝素抗凝。

(4)心脏及大血管内有附壁血栓。

(5)严重的肺动脉高压。

(6)严重心律失常,尤其是室性心律失常。

(7)近期置入起搏导管者,施行肺动脉导管(pulmonary artery catheter,PAC)插管或拔管时不慎,可将起搏导线脱落。

三、操作步骤

1.插管途径的选择 静脉途径包括锁骨下静脉、颈内静脉及股静脉。以动脉为标志很容易定位,股静脉位于股动脉内侧,颈内静脉位于颈动脉的外侧。应注意到达右心房的距离、导管是否容易通过、是否容易调整导管位置、操作者的熟练程度、患者的耐受程度、体表固定是否容易,以及局部受污染的可能性。一般右侧颈内静脉是插入导管的最佳途径。

2.导管的插入 根据压力波形,床旁插入 Swan-Ganz 导管是危重患者最常用的方法。

首先,应用 Seldinger 方法将外套管插入静脉内,然后把 Swan-Ganz 导管经外套管小心送至中心静脉内,这时,应确认监测仪上可准确显示导管远端开口处的压力波形,根据压力波形的变化判断导管顶端的位置。中心静脉压力波形可受到咳嗽或呼吸的影响,表现为压力基线的波动。导管进入右心房后,压力显示则出现典型的心房压力波形,表现为 a 波、c 波与 v 波,这时,应将气囊充气 1mL,并继续向前送入导管。对于一部分患者,由于三尖瓣的病理性或生理性因素,可能会导致充气的气囊通过困难,在这种情况下,可在导管顶端通过三尖瓣后再立即将气囊充气。一旦导管的顶端通过三尖瓣,压力波形突然出现明显改变;收缩压明显升高,舒张压不变或略有下降,脉压明显增大,压力曲线的上升支带有顿挫,这种波形提示导管的顶端已经进入右心室,这时应在确保气囊充气的条件下,迅速而轻柔地送入导管,让导管在气囊的引导下随血流反折向上经过右心室流出道,到达肺动脉。进入肺动脉后,压力波形的收缩压基本保持不变,舒张压明显升高,大于右心室舒张压,平均动脉压升高,压力曲线的下降支出现顿挫。这时继续向前缓慢进入导管,即可嵌入肺小动脉分支,可以发现压力波形再次发生改变,出现收缩压下降,舒张压下降,脉压明显减小,平均动脉压低于肺动脉平均压,如果无干扰波形,可分辨出a、c、v波形,这种波形为典型的肺动脉嵌顿压力(PAWP)波形。出现这种波形后应停止继续移动导管,立即放开气囊。

导管已达满意嵌入部位的标准:①冲洗导管后,呈现典型的肺动脉压力波形;②气囊充气后出现PAWP波形,放气后又再现肺动脉(PA)波形;③PAWP低于或等于肺动脉舒张压(PADP)。如果放开气囊后肺动脉嵌顿压力波形不能立即转变为肺动脉压力波形,或气囊充气不到0.6mL,即出现肺动脉嵌顿压力波形,则提示导管位置过深;如果气囊充气1.2mL以上才出现肺动脉嵌顿压力波形,则提示导管位置过浅,可据此对导管的位置做适当调整。

在为一些插管困难的患者置管或在条件允许的情况下,也可以选择在X线透视引导下置入Swan-Ganz导管。导管的顶端进入左侧肺动脉同样可以进行正常的血流动力学指标的测量,但导管的位置不易固定。因此,Swan-Ganz导管进入右侧肺动脉是更好的选择。

四、并发症及防治方法

1.静脉穿刺并发症　空气栓塞、动脉损伤、局部血肿、神经损伤、气胸等。

2.送入导管时的并发症　心律失常、导管打结、导管与心内结构打结、扩张套管脱节、PA痉挛等。

3.保留导管时的并发症　气囊破裂导致异常波形、用热稀释方法测量CO时发生心动过缓、心脏瓣膜损伤、导管折断、深静脉血栓形成、心内膜炎、导管移位、PA穿孔、肺栓塞、全身性感染、导管与心脏嵌顿、收缩期杂音、血小板减少、导管行程上发生血栓、动静脉瘘形成等。

4.心律失常　主要发生在插管的过程中,多由于导管顶端刺激右心室壁所致。保留导管期间,由于导管位置的变化,可增加导管对心脏的刺激,诱发心律失常。防治方面应注意插管手法轻柔、迅速。导管顶端进入右心室后应立即将气囊充气,以减少导管顶端对心室的刺激。如果出现心律失常,应立即将导管退出少许,心律失常一般可以消失。如果室性心律失常仍然存在,可经静脉给予利多卡因1~2mg/kg。为急性心肌梗死或其他心律失常高危患者插入PAC时,应预先准备好相应的抢救装备。如果原有完全性左束支传导阻滞,应事先安装临时起搏器或选用带有起搏功能的改良型PAC。

5.导管打结　X线片检查是诊断导管打结的最好方法。如果在调整导管时遇到阻力,应首先想到导管打结的可能。插管时应注意避免一次将导管插入过多,注意导管的插入深度应与压力波形所提示的部位相吻合,如果已经超过预计深度10cm以上,仍然未出现相应的压力波形,应将导管退回至原位重新置入。

6.PA 破裂　常发生于高龄、低温和肺动脉高压患者。主要原因为导管插入过深,以致导管的顶端进入 PA 较小的分支。此时,如果给气囊充气或快速注入液体,则易造成 PA 破裂;若导管较长时间嵌顿,气囊或导管顶端持续压迫动脉壁,也可造成 PA 破裂。因此,不能过度充气,测量 PAWP 的时间应尽量缩短。

7.肺栓塞　主要原因为导管致深静脉血栓形成、右心内原有的附壁血栓脱落、导管对 PA 的直接损伤和导管长时间在 PA 内嵌顿。每次气囊充气时间不能持续超过 30 秒。PAC 的气囊内不能注入液体。有时,即使气囊未被充气,导管也可能在血流的作用下嵌顿于 PA 的远端。

8.感染　可发生在局部穿刺点和切口处,也可能引起细菌性心内膜炎和导管相关性感染。

第四节　脉博指示连续心排血量监测技术及其临床应用

脉博指示连续心排血量监测技术(pulse indicator continuous cardiac output,PiCCO)是一种将热稀释技术和脉博轮廓分析技术结合起来的微创血流动力学监测方法。

一、适应证

PiCCO 监测适用于任何原因引起的血流动力学不稳定,或存在可能引起这些改变的危险因素,或存在可能引起血管外肺水增加的危险因素。凡是需要监测心血管功能和循环容量状态的患者,包括休克、急性呼吸窘迫综合征(ARDS)、急性心功能不全、肺动脉高压、严重创伤等,都有行 PiCCO 监测的指征。

二、禁忌证

1.血管穿刺禁忌证:严重的周围血管病变,如大动脉炎、动脉狭窄、穿刺处的感染、凝血功能障碍。

2.心肺结构异常导致 PiCCO 监测的参数不准确:肺叶切除、大面积肺栓塞、胸内巨大占位性病变、严重气胸、严重心律失常、体温或血压短时间内变差过大、心脏压塞、心内分流等。

三、操作步骤

1.应用 Seldinger 法插入上腔静脉导管。

2.应用 Seldinger 法于大动脉(股动脉)插入 PiCCO 动脉导管。

3.连接地线和电源线。

4.温度探头与中心静脉导管连接。

5.准备好 PULSION 压力传感器套装,并将其与 PiCCO 机器连接。

6.连接动脉压力延伸管。

7.打开机器电源开关。

8.输入患者参数。

9.换能器压力"调零",并将换能器参考点置于腋中线第4肋间心房水平。

10.准备好合适的注射溶液,注射速度应快速、均匀,以5秒为佳,从中心静脉导管注射,PiCCO监测仪通过热稀释法测量心排血量(建议测量3次),取平均值。

11.切换到脉搏轮廓测量法的显示页。

四、临床意义

PiCCO参数的正常值及临床意义见表3-1。

表3-1 PiCCO参数的正常值及临床意义

	参数	正常值	临床意义
经热稀释法间测得的参数	CO/CI	CO:4~8L/min CI:3~5L/(min·m²)	CI为CO除以体表面积;CI<3.0L/(min·m²)时可能出现心力衰竭,<2.2L/(min·m²)并伴微循环障碍时为心源性休克
	EVLW	3~7mL/kg	指分布于肺血管外的液体,是目前监测肺水肿最好的量化指标
	GEDV	680~800mL/m²	指心脏舒张末期1个心腔总容积,是反映心脏前负荷的指标,不受呼吸和心脏功能的影响
	ITBVI	850~1 000mL/m²	由左右心腔舒张末期容积和肺容量组成,即注入点到探测点胸部心肺血管腔内的血容量,也是反映心脏前负荷的指标
	PVPI	1.0~3.0	EVLW与肺血容量(perfusion blood volume,PBV)的比值,被认为能够反映肺毛细血管的通透性,能鉴别静水压增高性肺水肿与通透性增高性肺水肿
	CFI	4.5~6.5L/min	CO与GEDV的比值,与LVEF有良好的相关性,被认为能反映左心室的收缩功能
	GEF	25%~35%	为4×SV/GEDV,与CFI一样反映左心室的收缩功能
经脉搏轮廓分析连续测得的参数	CO	4~8L/min	脉搏轮廓分析法能连续监测心排血量,每6~8小时需要重新进行校准
	SV	60~100mL	SV×HR即CO,每6~8小时需要重新进行校准
	SVRI	200~2 000	反映左心室后负荷大小。体循环中小动脉病变或因神经体液等因素所致的血管收缩与舒张状态,均可能影响其结果
	PPV		评估容量反应性的指标,超过12%表示有容量反应性
	SVV		评估容量反应性的指标,超过12%表示有容量反应性

参数		正常值	临床意义
其他参数	基本参数		心率、收缩压、舒张压、平均动脉压、中心静脉压
	$ScvO_2$	≥70%	反映上腔静脉的血氧饱和度，临床上常替代 SvO_2 反映氧供与氧耗之间的关系，可判断危重症患者整体氧输送和组织的摄氧能力，同时也是脓毒症休克目标导向性治疗重要的指标

五、规范护理

1.导管护理　导管的护理一般应注意以下几点。

（1）PiCCO 监测系统包括静脉导管和动脉导管。首先，要妥善固定导管，防止脱出，各接口要连接紧密，避免脱开漏血、进气导致空气栓塞。其次，严格无菌操作，置管处敷料 24 小时更换一次，有潮湿或被污染应立即更换，建议用 0.5% 的聚维酮碘消毒置管处及导管周围皮肤，用透明贴膜覆盖，便于观察。导管末端连接处用无菌纱布包裹，每次更换贴膜时观察穿刺点周围有无红、肿、热、痛等炎症反应。最后就是保持管路通畅。

（2）动脉导管的维护：保证持续压力套装的压力维持 300mmHg（399kPa），使血液不会倒流至导管内，并每隔 2 小时用生理盐水冲洗导管一次，每日更换冲洗液。随时观察导管内有无回血，压力表指示是否在绿区。

（3）中心静脉导管的维护：严格按照规定进行肝素封管和及时更换输液瓶，保持导管通畅。测中心静脉压的主腔也要保证持续压力套装的压力维持在 300mmHg（399kPa），并每隔 2 小时用生理盐水冲洗导管一次，每日更换冲洗液。一般 PiCCO 导管留置时间可达 7 天，若患者出现高热、寒战，应立即拔除导管，并留管尖端做细菌培养。

（4）测量开始，经深静脉注入一定量的低温生理盐水，生理盐水的注射量取决于患者的体重及血管外肺水（extravascular lung water，EVLW）的多少，如果 EVLW 升高，注射的量需要增加。临床上，通常每次注射 15～30mL 生理盐水。生理盐水的最佳温度低于 8℃。

（5）以相同的速度和压力在 5 分钟内完成 3 次注射，3 次注射的速度和压力变化必须小于 20%。

（6）每 8 小时需要进行一次校正，或者根据患者病情变化随时校正。

2.穿刺部位的护理　股动脉导管置入侧肢体适当制动，尽量保持伸直，必要时以约束带行保护性约束。翻身时应保持置入侧下肢与身体成一直线，且翻身不宜超过 40°，避免因下肢屈曲影响监测结果；妥善固定导管，防止患者翻身或躁动时导管扭曲、移动和滑脱。

3.并发症观察和护理　密切观察患者双足背动脉搏动、皮肤温度及血液供应情况，测量腿围，特别是置 PiCCO 导管后的双侧下肢情况，观察有无肢体肿胀和静脉回流受阻等下肢静脉栓塞的表现，发现异常应立即拔除导管。

4.拔管护理　动脉导管拔除后需对穿刺点及周围区域压迫止血，时间 20～30 分钟，并用无菌敷料覆盖。拔管 24 小时内应注意局部有无渗血及血肿。

第四章　重症超声与血流动力学治疗

第一节　重症超声鉴别休克类型

休克是 ICU 中重症患者最常见的病理状态,内涵之丰富远超休克最初的定义,最初人们只是将血压下降至明显低于生理水平定义为休克,而现代重症医学将休克开始的时间推向出现组织灌注不足的一瞬间,由此休克复苏的目的就是快速恢复组织灌注,提高氧输送满足患者氧代谢的需要。如果休克是持续的,重症医师必须在最初复苏后详细鉴别休克的机制,并分析休克的类型,寻找最合适的血流动力学支持模式。

重症超声在 ICU 中的地位是不可替代的,它可以实时、直观图像化呈现休克患者心脏功能状态,医师对血流动力学状态判读后进行治疗,可以实时显示患者对治疗的反应,重症超声可以实现诊断及指导一体化血流动力学治疗。

在 ICU 中,常用传统血流动力学监测工具 Swan-Gabz 导管,此后同样基于热稀释原理的跨肺热稀释 PiCCO 技术是血流动力学治疗的最常用工具,而重症超声可以和热稀释法血流动力学监测形成完美的相互补充。目前,热稀释法监测手段有如下不足:①当流量极低时,无法准确测量 CO;②能够测量心脏前负荷容积和压力指标,但不能反映容量反应性;能够计算动态前负荷参数,但如果回答是否有容量反应性时,需要满足一系列条件,而休克患者往往无法全部满足;③当患者使用 VA-ECMO、IABP 等循环支持时改变热稀释路径,不能使用热稀释法监测手段。而相应的重症超声弥补以上热稀释监测方法的不足:①无论 CO 大小,均可根据主动脉流出道流速-时间积分测算 CO;②重症超声对容量反应的判断是多层面的,可根据患者实际临床情况选择适合参数、方法;③当患者使用体外生命保障系统如 VA-ECMO 时,重症超声几乎是唯一能判断患者自身心脏功能状态的方法。

当然,在 ICU 的休克患者中实施重症超声监测也有一些局限性,主要是重症超声对操作者的依赖度较大。首先,在 ICU 患者中如何获得清晰床旁图像,去伪存真,筛选有价值的超声信息,这需要对重症医师进行系统超声技能培训,甚至对超声技能培训要强于普通超声科技师;其次,重症超声的实施是问题导向的,对休克患者主要临床矛盾的判断、对超声结果的判读需要重症医师长期培训和临床磨炼,一个重症医师在休克复苏时应能将重症超声信息完美整合入血流动力学治疗中,使重症超声和传统血流动力学监测手段结合,相得益彰。

一、休克时重症超声的诊断思路

在重症超声诊断休克时,首先超声具有可视化的特点,当休克患者进行性出现循环恶化时,通过心脏超声除外有无特殊原因引起心内外动力性梗阻的问题,如有无心包内突然出现的液性渗出,使得右心室、右心房出现舒张期塌陷;再如,患者胸骨旁短轴平面出现收缩期或双期"D 字征"等;再如二尖瓣前移动态使得左心室流出道(LVOT)梗阻等。如果无典型征象出现,再进入流程判断有无心功能因素及容量因素,如能除外上述两者,则可判断为外周血管张力问题;针对此三种因素,分别给予对症血流动力学治疗,如强心药物、容量及血管活性药物等(图 4-1)。

当患者出现急性循环衰竭时,应首先判断容量状态,如果处于低容量状态,患者则会表现为左室舒张末期面积、容积减少等,提示静态前负荷不足的表现,通常还伴有左室高动力状态,典型征象如左室胸骨旁短轴平面可见"Kiss 征",可见左室 2 个乳头肌在左室收缩时可相互靠近;如果有没有典型征象,需要判断容量反应性,包括下腔静脉变异度、左室流出道血流速度变异等机械通气时随呼吸周期性改变的指标或 PLR 等方法指标亦可提示有无容量反应性(图 4-2)。

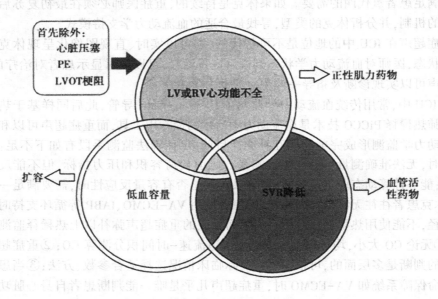

图 4-1　重症超声的休克诊断思路

判断容量状态后,再判断心功能状态,常见 ICU 休克患者左室收缩功能不全的病因列于表 4-1。重症超声首先可以同传统热稀释法一样测量心排血量,特别是对于极低CO,热稀释法无法测量数据的情况下,超声依然能测量左室流出道速度-时间积分来获得CO,对于左室收缩功能下降病因进行评价(表 4-1),值得注意的是,急性期过后患者还会有左室重构,如左室扩大、左室室壁变薄等,大多数患者最终进展为慢性心功能不全,这需要重症心脏超声动态的心功能评价过程。如果患者是缺血性心脏病,重点监测有无局部室壁运动障碍;基础有二尖瓣或主动脉瓣病变的患者,重点监测跨瓣血流的变化,动态了解基础慢性心脏病变在急性病程中的作用。脓毒症患者发生心肌顿抑,可能左室结构正常,甚至由于毛细血管渗漏等原因导致循环内容量不足时,左室充盈压等参数是低的,仅仅表现为左室功能不全。

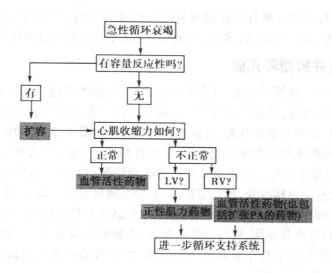

图 4-2　急性循环衰竭病因及治疗的一般流程

表 4-1　常见 ICU 休克患者左室收缩功能不全的病因

	时程	病因
慢性心功能不全失代偿	急性加重	扩张型心肌病 慢性缺血性心脏病 严重左心瓣膜病
急性心功能不全	急性	急性心肌梗死(广泛前壁、左主干病变等) 急性暴发性心肌炎 严重心肌挫裂伤 负性肌力药物过量中毒
脓毒症	急性	严重心肌顿抑

　　另外,有基础肺动脉高压的患者可能左心室有正常大小、室壁运动、收缩功能,不能只重视左室收缩功能变化,以免遗漏右室改变。右心收缩功能不如左室收缩功能易于评价;但另外也需注意仅仅只有右室扩大征象时,并不能充分解释严重循环衰竭的病因,我们还需寻找其他引起循环衰竭的病因。但如果患者出现收缩期"D 字征"时、室间隔抖动等征象,提示患者右室收缩期负荷过高、肺动脉阻力升高时是可以解释急性循环衰竭的。如果患者双心室功能不全,往往需要强心药物,同时典型右心收缩功能障碍时也需要一定血管活性药物维持一定的平均动脉压,保证冠脉灌注。另外,机械通气的参数设置也需仔细评估,避免过高的平台压导致患者右室后负荷进一步升高。

　　当重症超声可以除外明显的低血容量状态和心泵功能障碍之后,患者仍处在严重循环衰竭状态时,应该考虑是外周血管张力问题,血管活性药物应考虑使用。在脓毒症休克心肌顿抑时,复苏初期因外周血管张力未恢复,心肌顿抑导致心功能不全的问题未显现,但应用血管活性药物后可能使得心功能不全的问题凸显,并且这类患者对进一步增加血管张力耐受度较差。所有急性循环衰竭病因及治疗的一般流程结束但患者循环仍不见改善，我们还需再重新评估，但是重点内容仍是左室收缩功能的评估。

二、休克合并肺循环充血

如果患者存在急性循环衰竭，且合并肺水肿征象，如肺部超声提示 B 线增加，通常合并典型左室充盈压升高，严重的心源性休克必须除外。常见临床表现有左室流出道测量 CO 降低、低血压、左室充盈压升高，重症超声评估步骤（图 4-3）：①2D 超声评估左室射血分数，了解有无严重左室收缩功能障碍；②多普勒超声、组织多普勒准确评估左室充盈压（如 E/E' 等）；③评估左室整体及局部室壁运动情况，如果此前已有急性心源性休克，则重点了解有无左室重构改变，如左室扩张、室壁变薄等左室形态学、功能性细节。

如果患者基础存在慢性心功能不全，导致患者急性失代偿的病因最可能是容量过负荷，如脓毒症导致急性肾损伤，使得急性水潴留、心脏前负荷过高等。但重症超声还可以发现其他一些病因导致急性左室容量负荷过重，如急性心内膜炎导致乳头肌损伤、腱索断裂，人工机械瓣血栓形成等。

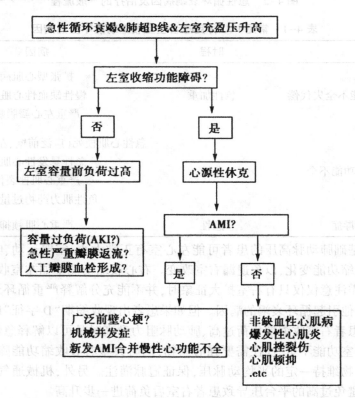

图 4-3 休克合并肺循环充血的诊断流程

三、休克合并体循环充血

如果一个急性循环衰竭的患者，却没有肺循环淤血，仅有体循环淤血，那么提示该患者要么有严重右心衰竭,要么有梗阻性因素掺杂其中。右心功能不全的临床症状包括外周循环淤血水肿(肝大、下肢水肿)、但肺野听诊较清,重症心脏超声的作用主要是筛查是原发性右心功能不全还是继发性右心功能不全,如果一个低血压的急性冠状脉综合征(ACS)患者,有右心室扩张且收缩功能不佳,那么该患者最可能是原发性右心功能不全,如急性右室梗死;重症超声的表现包括三尖瓣反流峰速不高,并不提示肺动脉压力升高,同时部分患者还合并左室下壁局部运动障碍。如果患者三尖瓣反流峰速高,提示肺动脉压力升高,右心收缩期后负荷增加,需要进一步排除心内、心外梗阻性因素(图4-4)。

另外,除了急性肺动脉压升高导致右心功能不全以外,慢性肺动脉高压患者短期内轻微加重就有可能导致急性循环衰竭合并体循环淤血。如长期右心功能不全的患者已有右室游离壁增厚(>10mm),如果短期内容量负荷加重,患者右室扩张能力有限,很快会出现严重的体循环淤血。如果患者慢性右心功能不全继发于房间隔缺损或者三尖瓣关闭不全,同样轻微容量过负荷也会导致患者重度体循环淤血。

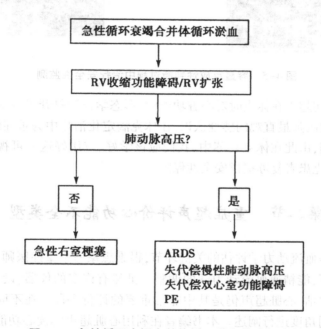

图4-4 急性循环衰竭合并体循环淤血的诊断流程

四、监测休克分型诊断的准确性和治疗安全性

在休克诊断分型过程中我们必须实时根据患者对诊断性治疗的反应来判断我们最初的休克类型判断是否正确,以便及时调整血流动力学治疗策略,这要求我们在治疗过程中在一定的安全限度内进行调整,在患者耐受性许可范围内进行。

例如,在容量反应性判断过程中,重症超声可以动态监测左室 SV 的变化来判断容量是否有反应,同时根据超声参数估算左室充盈压判断容量耐受性(图4-5)。在左室收缩功能欠佳的患者使用强心药物治疗过程中,除了动态监测左室 SV 的变化观察药物治疗效应外,对于 CO 提升不理想的患者还应注意有无强心药物使用过量导致 LVOT 动态梗阻的问题。此外,在休克合并重度 ARDS 患者,我们调整呼吸机参数以获得更好的氧合时,重症超声还应动态评价三尖瓣反流,以了解右心后负荷变化,以免导致肺顺应性变差和加重右心功能不全的症状。

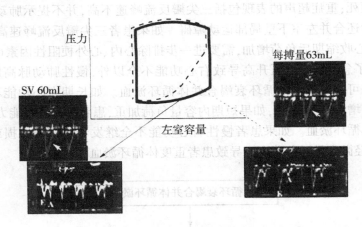

图 4-5　容量反应性判断过程中治疗安全性监测

综上所述,重症超声在休克时对心脏功能学、形态学监测打开了一扇窗,在休克诊断分型过程中给重症医师最直观的感性认识,在休克滴定化治疗中为重症医师的理性分析提供第一时间数据,由此在休克复苏中,我们应该学好、应用好这一可视化工具,同时优化超声数据,为休克患者复苏提供安全性保障。

第二节　重症超声评价心功能不全类型

心功能评估是血流动力学评估的关键环节,很难想象一个重症医师可以在不熟悉心功能评估的情况下,能精通血流动力学的调整。虽然有许多的仪器、设备及生物学标志物用于心功能的评估,心脏超声仍是其中非常重要的评价手段。在不同的文献里,超声心功能评估从不同角度进行阐述。本书编者在利用心脏超声解读心功能不全时,倾向于如下思路:首先右心功能是"核心环节",右心功能的评估应放在左心功能评估之前;充分重视左心舒张功能不全,理解舒张功能不全的发生往往早于收缩功能不全,经常是收缩功能不全时已经合并舒张功能不全;左心收缩功能不全分为弥漫性收缩功能不全和节段性收缩功能不全,而节段性收缩功能不全又分为冠脉相关性节段性收缩功能不全和非冠脉相关性节段性收缩功能不全。

一、右心功能不全

由于肺部疾病、呼吸机支持等原因,右心功能不全在重症患者中发生率较高,而且左右心室的相互作用,尤其是在血流动力学的极端状态,使得急性右心功能不全的判断变得非常必要。从临床应用的角度,急性右心功能不全可按病因分类:急性压力负荷增加、急性收缩力下降、急性容量负荷增加、急性充盈受限。

右心功能的判断包括如下参数。

1.左右室舒张期面积比值 非常重要的参数,尤其是右室后负荷增加时,会出现明显的右室扩张,左右室舒张期面积比值大于0.6,严重扩张时可大于1.0。

2.左室偏心指数 左室短轴切面上最大直径及与其垂直的最短直径的比值,反映室间隔向左移动的程度。该指数大于1提示右室容量或压力负荷明显增高。

3.右室面积变化分数(RVFAC) 测量心尖四腔切面,右室舒张末期、收缩末期面积的差值与右室舒张末期面积的比值。正常>32%,如<17%提示收缩功能严重受损。

4.三尖瓣环收缩期位移(TAPSE) 在心尖四腔切面,利用M型超声测量三尖瓣环收缩期移动的距离。

5.三尖瓣环收缩期运动速率 在心尖四腔切面利用组织多普勒测量获得,类似于左室Sa的测量,只是取样容积置于三尖瓣侧面瓣环处。

6.利用下腔静脉内径及其变异度估计右室舒张末压力,利用三尖瓣反流估测肺动脉收缩压力,是评价右室前后负荷的重要方法。

临床上进行重症患者管理时,呼吸机的调整对于右心功能的影响非常重要,应尽量维持平台压低于27cmH$_2$O,小潮气量通气时避免PaCO$_2$>60mmHg,避免低氧,并充分利用心脏超声监测右心功能的变化是右心保护的重要手段。

二、左心舒张功能不全

舒张功能不全在重症患者十分常见,且其发生往往早于收缩功能不全。临床医师应理解,将测量技术与具体的血流动力学变化相结合,并进行精细的评估与调整才是最终目的。

二尖瓣的血流频谱分为四种类型:正常、松弛功能障碍、假性正常化、限制性充盈障碍。在扩张型心肌病患者中,二尖瓣血流频谱的变化与充盈压、心功能及预后有关。而对于射血分数>50%的冠心病和肥厚型心肌病患者而言,二尖瓣血流频谱就很难反映血流动力学的变化。

组织多普勒测量二尖瓣瓣环舒张早期运动速率e',反映左室的松弛功能。由于二尖瓣血流频谱会有假性正常化,这时e'是很好的补充指标,而且E/e'常用来反映左室充盈压力。临床应用时,需要注意对于心功能正常的人及存在二尖瓣瓣环严重钙化、二尖瓣疾病、心包缩窄的患者,E/e'无法准确反映左室的充盈压力。

三、左心收缩功能不全

从临床医师的角度评价左心功能不全,往往有以下症状、体征:心前区疼痛、呼吸困难,查体可有肺底湿啰音、心脏杂音,可监测到心律失常,心电图的变化及生化标志物的升高等。

心脏超声,尤其是经胸心脏超声因其无创、便携、可重复等优势,是非常重要的重症患者左心功能评价手段。另外,左心功能不全往往与右心功能不全相伴随,心脏超声也可对右心大小、肺动脉压力等进行评价。同时还可除外心包疾病、瓣膜疾病等其他病因。重症患者的左心功能不全发生率为8%~20%,甚至有研究认为高达30%。在左心功能不全分类时,对有无节段室壁运动功能障碍及左室大小、形状的评估至关重要。之所以利用超声进行左心功能不全的分类,也是为了对临床治疗提供更明确的方向。

重症患者在心功能评价需求及对治疗方向的指导方面有其特殊性,因此与超声检查、治疗及预后评价联系更为紧密的左心功能不全分类十分重要。结合心脏超声及治疗方向,我们将急性左心功能不全分为弥漫性左心功能不全和节段性左心功能不全。

1.弥漫性左心功能不全 在做出弥漫性左心功能不全诊断之前,应首先除外瓣膜疾病、ACS、应激性心肌病等,因此心脏超声对于弥漫性左心功能不全的诊断是必备手段。同时需要除外扩张型心肌病、酒精性心肌病等。从超声表现来看,左室扩张伴有二尖瓣瓣环扩大,左房增大时往往提示此时左心功能不全为慢性病程所致。超声表现:左心弥漫性收缩功能减低伴有左右室轻度扩大(图4-6)。虽然射血分数是最常用的评价指标,但由于它受到前后负荷影响较大,组织多普勒在脓毒症心肌病诊断和预后判断方面更有优势。常用指标是二尖瓣环收缩期峰速度(Sa),它可反映左室长轴的收缩功能。另外,Tei指数在心功能的综合判断方面也是较好的指标。超声表现上注意除外慢性心功能不全,如左室扩大,伴有二尖瓣环及左房明显扩大,多提示左心功能不全为慢性表现。

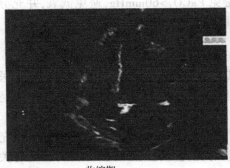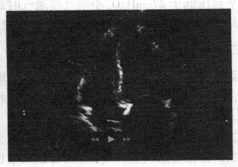

收缩期 　　　　　　　　　　　　　　　　　舒张期

图4-6 弥漫性全心抑制

弥漫性抑制(全心):常表现为全心室扩张、左右心室所有室壁的运动弥漫减弱

(1)脓毒症心肌病:早在20世纪70年代就有学者发现,脓毒症休克时即使是在心排血量增加时,也存在心肌顿抑。其具体机制不够确切,包括严重全身炎症反应综合征时血浆中存在大量心肌顿抑因子、冠脉微循环改变、线粒体功能障碍等。心脏超声对于脓毒症休克患者血流动力学的监测十分必要,尤其是在心脏评价方面有其独特优势。由于脓毒症休克合并心肌顿抑是预后不佳的标志,需要积极处理。首先,去除感染灶是重中之重,在血流动力学方面需要维持足够容量前提下应用正性肌力药物保证组织灌注。

严重感染心肌顿抑,又称脓毒症心肌病,有两个显著特点:第一个特点是急性起病,而且随着患者感染的控制,心肌顿抑是可逆的。第二个特点是与其他类型的心源性休克不同,左室充盈压往往是正常,甚至降低的。这种现象的机制是脓毒症心肌病由于急性肺损伤导致的肺动脉压力增加或心肌顿抑因子的作用,常伴有右心功能不全。因为右心功能不全,导致静脉回心血量下降,所以,左室充盈压常不会过高。

脓毒症心肌病导致的收缩功能降低,不能忽略行心脏超声检查时的循环支持情况,如患者未应用去甲肾上腺素维持正常血压的情况下,由于心脏后负荷下降,超声检查心脏收缩功能可表现为假性正常。

(2)心动过速导致的心肌病:心动过速导致的心肌病是指由于房性或室性心动过速导致可逆的左心弥漫功能下降。心功能抑制程度与心律失常类型、心率、持续时间有关。心率控制后数天至一周内左心功能多可恢复正常。在去除诱发因素如容量不足、疼痛、低氧等原因后,药物或射频消融对心率的控制是基本治疗。

(3)其他导致左室弥漫性功能不全的因素:未有效控制的高血压患者,尤其是已经存在左室肥厚时,由于心内膜下心肌应力增加,可出现急性左心功能不全。另外,其他重症相关的情况如严重低氧、低温、贫血等因素都可合并出现弥漫性左心功能不全。心肺复苏后也往往伴有 24 小时甚至更长时间的弥漫性心功能不全。某些特殊药物的使用(如负性肌力药物、化疗药物等)也可引起心脏收缩功能下降,导致弥漫性心肌顿抑。

2.节段性左心功能不全

(1)冠脉相关性节段性收缩功能不全——急性冠脉综合征(图 4-7):当临床表现及心电图怀疑冠脉综合征时,利用心脏超声仔细评价是否存在与可疑受累冠脉供血区域一致的节段室壁运动功能障碍,是早期明确诊断的重要方法。另外,严重心肌梗死导致的并发症如二尖瓣反流、室间隔破裂等也需要心脏超声的评价。

急性心肌梗死的发生主要是由于冠状动脉主干或重要分支的完全堵塞造成心肌急性缺血坏死。典型表现为急性胸痛、呼吸困难,伴有心电图、心肌酶的动态改变。对于重症患者伴有急性心肌梗死,往往会出现血流动力学的改变,甚至出现心源性休克,是常见的致死原因。心源性休克可以出现在基础左心功能较差的患者出现小面积心肌梗死时,也可以出现在心功能正常患者患大面积心肌梗死时。心源性休克也可以是由于心肌梗死造成的机械性并发症,如室间隔或心室游离壁的穿孔,室壁瘤,乳头肌缺血或断裂造成的二尖瓣大量反流。也可以由右室大面积心肌梗死引起。

心肌梗死后造成心源性休克的主要原因还是严重左心功能不全,左室梗死超过 40% 就会严重影响泵功能,引起每搏量下降。而心功能下降本身又可导致心肌缺血加重,造成恶性循环。心脏超声是判断心肌梗死面积、心功能的较好方法,在判断室壁运动功能障碍方面比心电图更灵敏。

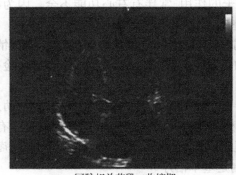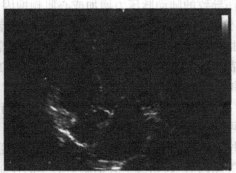

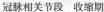

图 4-7　节段抑制(冠脉相关节段)

（2）非冠脉相关性节段性收缩功能不全——应激性心肌病：应激性心肌病也称为心尖球形综合征、Takotsubo 心肌病，通常是严重情绪应激的后果，老年女性多见。产生这种应激性改变的病因尚未完全确定，可能是由于儿茶酚胺大量分泌造成微血管痉挛，从而导致心肌顿抑，也可能是儿茶酚胺直接心脏毒性作用所致。推测病变在心尖的主要原因是心尖的儿茶酚胺受体密度最高。有部分患者可识别的发病因素只是应用了常规剂量的儿茶酚胺类药物或 β 受体激动剂。

清醒患者可以有胸痛、呼吸困难等主诉，心电图提示 ST 段抬高，心肌酶水平上升。冠脉造影没有冠脉阻塞提示。但是在重症患者中，应激性心肌病并不少见，一组 ICU 患者的调查中发现，92 例患者中有 26 例存在应激性心肌病的表现。美国梅奥医学中心给出如下标准，要求 4 条全部符合才构成应激性心肌病的诊断：①左室中段室壁运动减低、无运动或反常运动，有时也有心尖受累。这种节段室壁运动功能障碍不局限于某支冠脉供血区域。常常有应激因素，但有时可无明显诱因；②冠脉造影无冠心病证据；③新发的心电图异常，ST 段抬高和(或)T 波倒置；心肌酶的轻度升高；④没有嗜铬细胞瘤或心肌炎的证据。

应激性心肌病在超声心动图的典型表现是心尖扩张呈气球形，基底部由于代偿而收缩增强，左室整体的收缩功能中−重度受损，射血分数 20% ~ 50%。血流动力学表现差异较大，可以无心力衰竭迹象，也可出现心源性休克。室壁运动功能障碍表现很典型，心尖无运动或反常运动，心室中段运动下降，基底部运动增强，甚至可导致左室流出道受阻。一般情况下，应激性心肌病是可逆的。

应激性心肌病的另一种表现形式与心尖球形综合征正好相反，称为反应激综合征。超声表现是包括基底部的下 2/3 左室收缩功能严重降低，而上 1/3 包括心尖部收缩增强。右室大小和收缩功能正常。

需要指出的是，应激性心肌病并不局限于左室，左、右室同时受累患者占 1/4。甚至右室单独受累的应激性心肌病也有相关报道。在该例患者，右室表现为心尖球形改变，左室形态及功能正常（图 4-8）。

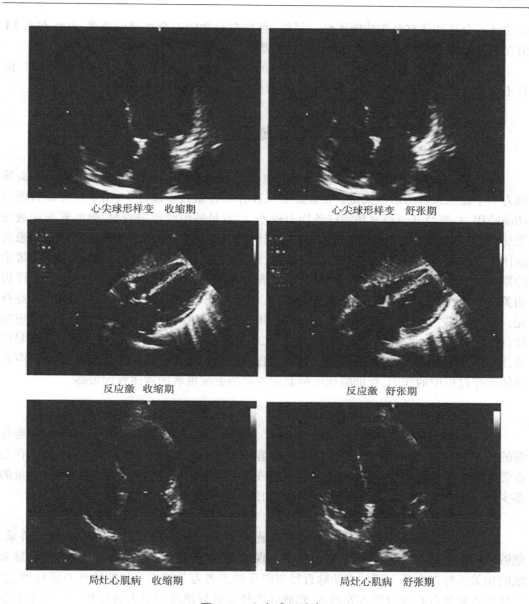

图 4-8 心尖球形改变

四、供需失衡导致的心肌损伤

由于失血、低血压等原因导致心脏氧供下降,同时由于感染、心律失常等原因导致心肌耗氧增加,引起的心肌氧供需失衡,无冠脉病变基础上出现的心肌酶升高,在重症患者十分常见。超声表现是心脏高动力状态,收缩增强,EF 可>70%。处理原则是去除刺激因素,应用 β 受体阻滞剂或钙离子通道阻滞剂降低心肌氧耗。

此处需要提及的是,诊断左心功能不全时不能忽略左室舒张功能的评价。首先,收

85

缩功能不全往往伴有舒张功能不全。另外,存在左心功能不全表现的患者,50%左右 EF 值在正常范围,更体现了舒张功能评估的重要性。

综合以上分类,重症医师可以通过熟练的超声操作对左心功能有较明确的分类,而且不同种类的左心功能不全有相应的处理原则,有利于重症患者的管理。

第三节　重症超声与液体管理

以提高心排血量和组织灌注为目的的血管内容量和心脏前负荷的最佳调节是血流动力学不稳定患者的治疗关键。重症患者往往存在容量过多或过少,由于自身血管调节功能障碍、心脏及其他器官功能储备能力较差、对容量的耐受范围较窄、微血管壁通透性增加,容易导致血管内外液体交换失衡,出现组织灌注不足、组织水肿等。针对重症患者液体治疗原则:首先判断患者基本容量状态,评价患者容量反应性,有无液体过负荷带来的器官功能受损,根据相关结果制订合理的容量管理方案。目前有很多临床指标来评价相关指标,重症超声能够评估患者容量状态,是传统有创血流动力学监测评估的有益补充,有可能比之更可靠。当超声图像欠理想时,经食管超声心动图(TEE)可提供理想图像,比经胸超声心动图(TTE)更准确地评估心内流量、心肺相互作用、腔静脉直径、变异度等,同时还能评估容量过负荷带来的其他器官功能受损情况。本节主要描述重症超声在液体治疗过程中的作用,帮助临床医师制定正确的重症患者的液体管理策略。

一、容量状态评价

1.容量状态的定义　容量状态是指患者心脏前负荷,在细胞水平上是指心肌细胞收缩的初长度,在器官水平上指心脏舒张末期容积。有效循环血容量是指单位时间内在心血管系统中循环血量,不包括一些储存血液或第三间隙的液体。根据有效循环血容量的多少将异常的容量状态分为高血容量状态和低血容量状态。

2.重症超声评估容量状态

(1)腔静脉评估:腔静脉是距离右心房最近的回流血管,是器官与右心之间的桥梁,能够较好地反映右心功能,只要右心压力出现变化,腔静脉内径就会发生变化,比动脉系统的相关指标如血压、心率、主动脉直径更能反映患者容量状态。如能除外心脏压塞、急慢性肺心病等右心压力增高等因素,腔静脉内径能较好地反映患者容量状态。由于上腔静脉图像获得相对困难,目前临床常用下腔静脉内径来评价容量状态,在剑突下下腔静脉平面,肝静脉远心端呼气末测量。多个研究提示在不同的病理状态下腔静脉内径与中心静脉压(CVP)均有密切的相关性,下腔静脉增宽提示处于高容量状态或者输液有限制,一般定义为下腔静脉内径>2cm(图 4-9A)。下腔静脉细小多提示处于低容量状态,自主呼吸时下腔静脉内径<1cm,控制通气时内径<1.5cm(图 4-9B)。后者提示低血容量的意义更明确,因为下腔静脉在心脏压塞,急、慢性肺心病,严重右室功能不全及张力性气胸等情况下也可能出现明显增宽,这种情况下虽然不一定代表高容量状态,但是也提示输液有明显限制的可能。

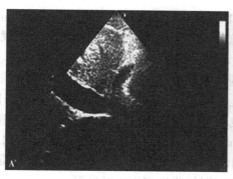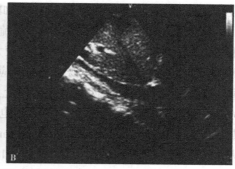

图 4-9　下腔静脉超声评估

A.下腔静脉增宽;B.下腔静脉细小

(2)左心室容积半定量评估:通过胸骨旁切面 M 型超声可以测量左室舒张末期内径,如左心室舒张末期内径<25mm,提示严重容量不足可能。TEE 的经胃乳头肌短轴平面可以测得左心室面积,存在基础心脏疾病或者左心室顺应性下降的患者中 P-V 关系将发生改变,舒张末期面积与每搏量之间的匹配关系将不同,相对于单次测量结果,连续测量更加可靠,但是非常耗时,临床实践中很难实现。有一些自动声学定量边界监测系统可以连续评价收缩末期和舒张末期左心室容积,评价容量状态,目前临床应用较少。收缩末期心室腔闭塞和左心室舒张末期面积<55cm^2,是低血容量的征象,但对预测前负荷降低的特异度偏低。

目前临床应用较多的是定性评估:主要用于低血容量的评估。左心室舒张末期和收缩末期面积均明显缩小,收缩末期出现心腔闭塞,在 M 型超声上表现为"乳头肌亲吻征"(图 4-10)。

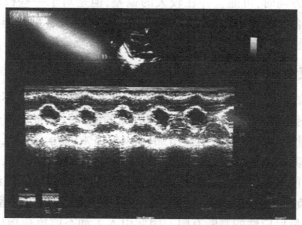

图 4-10　乳头肌亲吻征

(3)左心室充盈压评估:左心室充盈压可以反映左心室舒张末期容积,左心室舒张末压的预测可通过评价早期左心室被动跨二尖瓣充盈(E 峰)和与之对应的侧面二尖瓣环移位(E'峰)关系比值获得。E'峰的降低值相对于顺应性降低的心室 E 峰更大。如果这个比值>15,表示左心室舒张末压>15mmHg;如果比值<8,表示左心室舒张末压<15mmHg;而中间的数值意义不确定,需要结合肺静脉流入和二尖瓣流入减速时间等参数来联合评估。由于压力反应容积受心室顺应性影响较大,在一些特定的患者如高龄、高血压、机械通气等,两者之间的关系会出现变化。临床应用过程中应注意评价。跨二尖瓣舒张期流速能通过多普勒脉冲在心尖四腔平面上测量,E/A >2 与 PAWP>18mmHg 有关,其阳性预测值为 100%,肺静脉流入量对测量 PAWP 也有效,收缩期前向运动速度 VTI 比收缩期和舒张期速度总 VTI<45%,预示着 PAWP>12mmHg,阳性预测值 100%。肺静脉反向 A 波时间大于二尖瓣流入 A 波时间提示 PAWP>15mmHg,阳性预测值为 83%。但是高质量肺静脉流入速度难以通过 TTE 测得,需要用 TEE 测量,临床应用相对受限。

(4)3D 技术左心室容量评估:根据实际形状,而不依赖任何几何假设,一次完整的全容积采样,即可得到心动周期的容量变化曲线,并计算左心室射血分数,与磁共振技术测量的左心室收缩末期容量和舒张末期容量偏差最小,相关性最高。Lee 等对 25 例患者通过经胸超声心动图(TTE)、实时三维超声心动图(RT-3DE)及 MRI 三种方法测量左室舒张末期容积、左室收缩末容积、每搏量、射血分数、心肌质量。研究发现 RT-3DE 与 MRI 所得数据差异无统计学意义,且 RT-3DE 测量数据比 TTE 与 MRI 快速,对于心肌质量及容量的测量优于 MRI。周洁莹等关于实时三维超声心动图定量评价左室容积模型的实验研究,通过对 10 例正常和 10 例室壁瘤模型进行 3DE 全容积分析与 2DE-Simpson 及左室实际注水量相对比,发现正常组中三者测量值差异无统计学意义,室壁瘤组中 3DE 法测容积与实际容积无显著差异,2DE 法测容积与实际容积存在差异。随着图像分析时间的进一步减少及更多先进科技的出现,3D 技术未来将成为评估危重患者左心室容积的最佳方法。静态指标评价患者容量状态时,由于多种影响因素,单纯根据一个指标来指导患者的容量管理方向时,可能会存在较大的偏差,但是对于一些极端的情况如容量明显缺乏或明显不符合时却较为可靠,特异度较强。如果患者容量并非明显缺乏或过于复杂时,进一步评价是否需要进行液体复苏时需要行容量反应性的评估。

二、容量反应性的评价

1.容量反应性的定义　容量状态和容量反应性密切相关,但又不能直接代表容量反应性。容量反应性受到静脉回流和心功能两方面的制约。容量反应性反映了扩容后效果,扩容后心排血量或每搏量较前明显增加(10%~15%)提示容量反应性良好。存在容量反应性是液体复苏的基本前提。因为不同个体的心功能曲线不同,单个静态的前负荷指标的意义就有可能不同,往往很难有效区分心脏是处于心功能曲线的上升支或平台支,所以静态的前负荷指标(腔静脉内径、左心室舒张末期面积、左心室充盈压等指标)在非极端情况下对容量反应性的判断有限。因此引入了动态前负荷指标的概念进行评价,即通过一个可控的方法诱导前负荷发生改变,从而观察心脏对该变化的反应性。目前重症超声在此方面也可获得较多的参数来评价。

2.评估患者容量反应性的时机　当患者明确存在大量失血或失液,或者明确存在循环不稳定,而一些临床体征或容量状态评估已明确提示严重低血容量或者容量高负荷

（输液有限制）的表现时,容量反应性的评估不是临床的第一选择。只有处在非极端情况下,为了避免无效补液的风险(尤其是在需要适当限液的患者,如合并 ARDS 或肾功能不全及老年患者),我们需要进一步进行容量反应性的评估。

3.重症超声如何评价容量反应性　目前针对容量反应性我们主要应用动态指标进行评估,目前常用的动态前负荷指标包含两层含义:一类是根据心肺相互作用的机制而获得相关指标,只适用于完全机械通气患者;一类是通过动态手段如容量负荷试验、被动抬腿试验等方法引起前负荷动态的改变获得的相关指标,适用于所有患者。

4.心肺相互作用相关指标　在完全机械通气无心律失常患者,选择心肺相互作用相关的动态指标来评估容量反应性。重症超声可以获得的左室每搏量呼吸变异率及其替代指标来评估,包括主动脉峰流速呼吸变异率、外周动脉(桡动脉、肱动脉、股动脉)峰流速呼吸变异率、腔静脉呼吸变异率等。

(1)腔静脉呼吸变异率(图 4-11):是通过 TEE 或 TTE 手段探测上腔或下腔静脉(SVC/IVC)内径随着呼吸运动的变化,计算其变异程度。根据计算方法不同,包括上腔静脉塌陷指数(collapsibility index of superior vena cava,SVC-CI)、下腔静脉膨胀指数(dispensability index of inferior vena cava,IVC-CI)、下腔静脉内径呼吸变异率(dIVC)等。一项对66 例机械通气的脓毒症休克患者的研究显示,以 SVC-CI>36% 作为对容量负荷有反应的阈值,灵敏度达到90%,特异度达到100%,尽管 SVC-CI 能够更好地反映胸膜腔内压力的变化,但通常需要经 TEE 测量,临床使用相对受限。IVC 内径呼吸变异率和 IVC 膨胀指数可以经 TTE 测量,更易于临床操作和评估。研究证实,用下腔静脉膨胀指数评估容量反应性,当阈值在 18% 时,曲线下面积(ROC)为 0.91,灵敏度和特异度均>90%,18% 是 IVC 膨胀指数区分对液体治疗有或无反应患者的界值,它与液体负荷后的心指数之间存在明显的正相关关系。最近针对失血性休克、全身感染、蛛网膜下隙出血患者,尤其是慢性肾衰竭接受透析患者的研究,也进一步表明了腔静脉呼吸变异率的临床意义,但依然没有统一的预测值,仍需要扩大研究规模,或评估不同疾病状态下的改变阈值。但至少目前观点认为对于完全机械通气患者应用腔静脉呼吸变异率是预测容量反应性的简便、无创且准确的参数。

但是其在应用过程中也有一定的局限性,因为影响腔静脉的因素除了容量,还有右心功能和静脉顺应性等其他因素,如在右心功能不全时,右心压力负荷增加,下腔静脉出现不同程度的固定扩张,应用 IVC 呼吸变异率评估容量反应性会受到影响。严重腹压增高状态也可能导致容量反应性的评估不当,当腹压增加时,胸壁顺应性下降,胸膜腔内压力出现变化,减弱了对容量反应性的评估作用,同时腹压对下腔静脉内径及顺应性也有一定影响,因此腹压增高情况下,下腔静脉膨胀指数是否能够评估容量反应性,以及其预测阈值均需进一步评价。由于腔静脉呼吸变异率主要取决于血管直径而不随心搏的周期性变化,理论上对于心律失常患者的容量反应性也有一定的预测价值,但其阈值还需进一步研究评价。

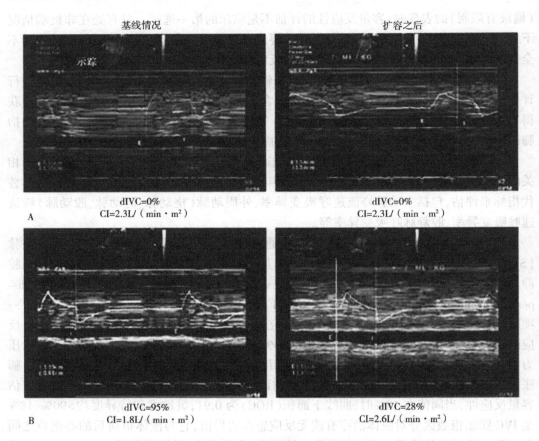

图 4-11 下腔静脉呼吸变异率

在正压控制机械通气时下腔静脉在吸气时扩张,经体表超声取剑突下切面显示下腔静脉,尽量显示足够长的下腔静脉。随呼吸周期在吸气及呼气时测量下腔静脉内径。

(2)根据心肺相互关系原理,超声获得的左心室每搏量的替代值主动脉峰流速(AVpeak)或主动脉流速的速度时间积分(VTI)随呼吸的变异率也能预测容量反应性。Feissel 等应用 TEE 测量主动脉瓣环的主动脉流速呼吸变异率、Monnet 和 Teboul 等应用 TEE 直接测量降主动脉峰流速呼吸变异率,Slanla 和 Teboul 等利用 TTE 测定主动脉(流出道)的 VTI 等来预测容量反应性均取得了较好的结果。一般认为峰流速呼吸变异率>12%提示有容量反应性,阳性预测值>90%。近期有研究总结了儿童患者容量反应性的预测因素,纳入的患者均为儿科受试者(婴儿、儿童和青少年)。最终纳入 12 项研究,涉及 501 种液体,438 例儿科患者(年龄 1 天~17.8 岁),共研究 24 个变量。3 项研究中使用液体为胶体液,6 项研究中使用晶体液,2 项研究中使用混合液体,1 项研究未报道所使用液体的类型。结果显示 AVpeak 为多项研究中容量反应性的唯一预测因素。被动抬腿试验所导致的每搏指数、每搏距离变化和心排血指数变化能够预测容量反应性。基于心率、动脉收缩压、前负荷(中心静脉压、肺动脉楔压)、热稀释法(全心舒张末容积指数)、超声稀释法(有效循环血量、中枢循环血容量、全心舒张末容积、总射血分数)、超声心动图(左心室舒张末面积)和多普勒(每搏指数、校正血流时间)的静态变量不能预测儿童患者的容量反应性。基于动脉压(收缩压、脉压、每搏量变化,呼气末最大或最小的动脉收缩压与心脏收缩压的差异)和基于脉搏血氧体积描记仪波形变化的动态变量也无法预测容量反应性。关于体积描记变异指数和下腔静脉内径变化的研究显示,各项研究的结果相悖,无法确定其对容量反应性的预测。这可能是由于儿童的肺、血管和心脏顺应性与成人不同,但仍需进行进一步的研究来解释动态变量不能预测儿童容量反应性的原因。

(3)近期更多的研究发现,在儿童相关的研究进一步证明 TTE 获得的主动脉峰流速呼吸变异率在预测容量反应性、评估心脏前负荷储备时优于脉压变异率(PPV)和收缩压变异率(SPV)。尽管目前大规模荟萃分析提示 PPV 是目前动态指标最理想的指标,但其研究对比对象为 SPV 和每搏量变异率(SVV),在应用超声评估时,主动脉峰流速变化可能比外周动脉的流速改变更灵敏,这需要更多的研究评价其优劣。与其他心肺相互关系获得动态指标一样,主动脉峰流速呼吸变异率对容量反应性的预测也受到心率、潮气量、是否完全机械通气和腹压等因素的限制。

目前有关于自主呼吸志愿者的研究证实,在一些简单的情况下如单纯的低血容量时,在自主呼吸情况下主动脉峰流速呼吸变异率也可以预测容量反应性,但是还需要更多的研究来评价。

由于 TEE 操作要求高,TTE 受肺气肿、肥胖、胸科手术等影响导致图像不佳,而且对操作者要求较高,目前有研究利用外周动脉血管,包括肱动脉、桡动脉和股动脉等,外周动脉测量相对简单,降低了对操作者的依赖,数据获得可靠性、可重复性强。有研究应用监测肱动脉峰流速呼吸变异率>10%预测容量反应性,灵敏度达到 74%,特异度达到 95%,与 PPV 等动态指标的预测能力相当。但是由于外周动脉受局部肌肉收缩对血流速度的影响,临床我们不常规使用肌松药物,操作时应注意局部肌肉紧张情况变化。而且外周动脉的流速不只是受到每搏量(SV)影响,同时也受到大血管顺应性的影响。动脉弹性是决定大动脉压力和容积的重要因素,呈曲线形,因此随着容积增长而产生的压力变化是与大动脉初始容积有关的。而且大动脉弹性随着年龄增长逐渐变差,因此相应的 SV 与外周动脉流速的关系也会发生变化。

(4)呼气末屏气试验原理是机械通气时,长按呼气保持键 15 秒,消除吸气时胸腔内压力增加对静脉回流减少的影响,增加心室前负荷,相当于一种自体补液试验。Monnet 等 2009 年的研究指出应用呼气末阻断试验后观察脉压的变化和 CI 的变化能够较好预测容量反应性,呼气末阻断试验对肺顺应性、潮气量和是否心律失常无特殊要求,目前尚无关于呼气末阻断后观察动脉流速变异率是否能够预测容量反应性的研究,需要我们进一步研究评价。一般基于心肺相互关系原理获得的动态指标均需要完全控制通气、心律规整的情况下才有意义。

(5)动态手段引起前负荷改变的相关指标:由于心肺相互作用相关的动态指标一般只适用于完全机械通气且无心律失常的患者,在存在自主呼吸或心律失常的情况下,这些指标预测容量反应性的意义非常有限。利用超声结合被动抬腿试验(PLR)、容量负荷试验、微扩容试验等手段评价 SV 或 SV 的替代值来预测容量反应性,这些方法适合于各种通气方式和心律的患者。

1)PLR 相当于内源性容量负荷试验,接近于 $300 \sim 450mL$ 血浆快速输入。研究发现在 PLR 前后利用超声观察主动脉峰流速或左室流出道速度时间积分的变化可以预测容量反应性,一般认为变异率>12%的患者容量反应性灵敏度和特异度均>90%,在具有心内膜自动描记功能的超声诊断仪时,可以用左室每搏射血面积在 PLR 前后变化情况来预测容量反应性。PLR 结合外周动脉峰流速变化,目前也有人研究其是否能预测容量反应性,对于重症胰腺炎患者,在 PLR 前后,应用股动脉峰流速变化也有较高的灵敏度和特异度,与 SVV 和 PPV 没有明显区别。张宏民等 2011 年关于 PLR 结合肱动脉峰流速的研究中,评估 PLR 前后肱动脉峰流速差值(AVBA-PLR):曲线下面积 0.90,其中 AVBA-PLR 为 16%,诊断容量反应性的灵敏度 73%,特异度 87%。因为 PLR 造成的心排血量增加最大效应发生在下肢抬高后 1 分钟内,因此实时监测心排血量或每搏量的变化显得异常重要。Cavallaro 等进行的有关 PLR 的荟萃分析中,应用 PiCCO、Vigileo/FloTrac、TEE、TTE 在反映心排血量变化方面无明显差异。因此 PLR 结合超声对容量反应性的判断有较好应用前景。

2)容量负荷试验:当其他方法仍不能合理预测容量反应性时,我们要考虑到容量反应性评价"金标准"容量负荷试验。传统的容量负荷试验一般在 $15 \sim 30$ 分钟输入晶体液或胶体液 500mL,判断患者对容量的反应性及耐受性。应使用最接近心排血量的指标来进行判断,心率、血压、尿量、CVP 等流量相关的指标应用起来均有一定的局限性,结合心脏超声(TTE/TEE)测量每搏量(主动脉峰流速)及其替代指标如左室舒张末期面积、左室充盈压变化能较好地反映每搏量的变化,较好地预测容量反应性。但对操作者要求较高,可重复性差。通过组织多普勒测量早期左心室被动跨二尖瓣充盈(E 峰)和与之对应的侧面二尖瓣环移位(E'峰)关系比值,可以估测 PAWP,有研究指出在进行容量负荷试验后如 E/E'明显升高,提示患者无容量反应性的可能。

最近的一些研究表明,容量负荷试验前后应用外周动脉流速变化也可以预测容量反应性。但容量负荷试验需要承担液体过负荷的风险,导致外周和肺水肿,氧输送下降。有研究提出了"微扩容"的概念,100mL 低剂量液体在 1 分钟内快速泵入,TTE 测量主动脉弓下峰流速的变化,主动脉根部流速增加>10%,预测随后的容量负荷试验热稀释法测得 CI 增加>10%的灵敏度是 95%,特异度是 78%,可以较好地预测容量反应性。微扩容试验应用的液体量较少,将可能对机体造成的不良反应降到最低。但是还需要进一步的研究来明确微扩容试验在容量反应性预测中的作用。

3)腔静脉呼吸变异率:在前文中提到完全机械通气患者的下腔静脉膨胀指数预测容量反应性的阈值是 18%,有研究显示在完全自主呼吸患者,下腔静脉塌陷指数>50%可以作为对容量负荷有反应的标准,但是在患者自主呼吸努力明显、机械通气患者存在自主呼吸、无创机械通气等情况下,腔静脉随呼吸的变异情况将不适用于评价容量反应性。因此在用腔静脉评价容量反应性时要根据不同的呼吸支持条件进行动态评估、合理应用。

但是随着容量反应性监测在临床中的广泛应用,其局限性也逐渐被广大医务人员所认识。如在右心功能不全、肺心病、肺顺应性较差、高腹压患者等的应用中会有一定的假阳性或假阴性的可能，影响对容量反应性的预测。在临床工作中，需要和具体情况相结合，选择合适的方法评估。

三、液体过负荷器官受损评价

根据静脉回流 Guyton 理论，液体回流的驱动力是体循环平均充盈压和右房压差。器官灌注是否受损与静脉回流有着明确的关系，如回流压力明显增高，也能导致器官灌注明确受损。

多个研究结果也提示过量的液体复苏会增加患者 ARDS 肺水肿的发生、增加患者急性肾损伤(AKI)的易感性、影响肝脏功能及心肌灌注情况，影响患者预后。

1.有没有 PAWP 升高和肺水肿的迹象　当肺组织中的液体量增加时，肺部超声表现为垂直于胸膜的 B 线，又称彗星尾征。肺部超声 B 线的数量取决于肺通气的损失程度，评估 B 线的条数、B 线的密度及 B 线分布的区域和血管外肺水程度呈正相关。B 线间隔7mm 提示小叶间隔水肿，符合 CT 发现的增厚的小叶间隔；B 线间隔<3mm 提示肺泡水肿，符合 CT 发现的毛玻璃样变区提示弥漫肺水肿。较多临床研究证明应用超声 B 线评估诊断急性肺水肿的灵敏度达 94.1%，特异度达到 92.4%。在肺水肿治疗过程中，连续评价肺部 B 线随着负平衡出现的变化，有助于判断治疗的效果，决定治疗的速度及力度。反之容量复苏治疗过程中，连续评价肺部 B 线情况，可早期发现血管外肺水增多，避免过度容量复苏。但是临床应用过程中需要注意肺部感染、弥漫肺间质疾病、ARDS 等疾病的肺部超声表现可为 B 线，应结合心脏超声及容量状态共同来评估。

2.容量过负荷与肾灌注评价　大量研究证明，容量过负荷可引起 AKI 发生率明显增加，容量过负荷所致中心静脉压升高后，肾静脉压力增高，使肾静脉回流受阻，肾灌注减少。腔静脉是器官与右心之间的桥梁，与中心静脉压力结合，使心脏上游体循环压力变得可视。有研究在心外科术后患者中发现，腔静脉增宽和 CVP 升高组的患者 AKI 发生率明显增高。在患者液体治疗的过程中应根据腔静脉宽度结合肾超声血流分级及阻力指数的动态变化，调整液体治疗的方向，尽量避免液体过负荷所致的肾功能损害。

3.容量过负荷与其他组织灌注　腹腔的器官都与肾一样，静脉回流受右房压力影响明显。尤其是肝和胃肠道，当容量过负荷导致右房压力增高时，回心血量下降，出现局部组织淤血表现。重症超声可以结合腔静脉宽度及肝静脉血流速变化来评价肝淤血情况。胃肠道的血流监测相对复杂，操作难度较大。目前临床常用监测肠系膜上动脉的阻力指数及搏动指数评价，肠系膜上动脉阻力指数不仅仅反映肠系膜上动脉和毛细血管床的循环阻力，更反映了下游一系列阻力的总和，包括肠系膜静脉和门静脉及肝血管的阻力。

超声造影应用微气泡造影剂可以使血管结构显影，同时利用特殊的影像模式或软件可以监测毛细血管水平的微循环情况，即可以涵盖微血管及微循环水平，定量分析肾、心肌、肝等器官的血流情况。近年来，超声造影剂稳定而安全，包括对于重症患者，但对于重症患者包括肾灌注在内的器官灌注监测依然停留在科研水平，期待未来能联合腔静脉综合评价容量过负荷对组织器官灌注带来的副损伤，能够较临床实验室检查指标更早地指导治疗。

液体治疗是血流动力学治疗的关键,重症超声指导的目标导向性液体治疗策略快速判断患者容量状态,早期充分进行液体复苏,尽快提高心排血量保证组织灌注。并同时监测容量过负荷对其他器官带来的副损伤,尽可能减少液体复苏量,避免液体过负荷,是临床进行液体治疗的有力武器。

第四节　重症超声与器官组织灌注评估

随着血流动力学监测技术和治疗的发展,漂浮导管、脉搏指示连续心排血量监测、无创心排血量监测、重症超声等多种技术手段都被广泛应用于临床。重症超声以其无创、快速、可重复、便捷的优势越来越多地引起重症医师的重视。近年来,重症超声在血流动力学领域的评估除了早期诊断和监测外,已经逐渐进入了目标导向性的治疗,开始形成流程化治疗,成为重症患者循环管理中必不可少的环节。循环功能障碍患者的血流动力学治疗中困扰临床治疗的难点常常是血流动力学治疗是否已经达到了终点。在不同的器官功能状态和临床需求下,血流动力学治疗的复苏终点和管理目标是否应该相同?近年来,器官灌注导向的血流动力学治疗理念越来越被认可,而如何评价患者合适的器官灌注水平成为关键,其与组织灌注水平评估平行并已成重症超声评估的方向。重症超声对于体循环灌注、肺水、肾、脑灌注等各个脏器灌注的评估都具有传统血流动力学监测手段难以企及的优势。通过超声监测器官灌注导向的血流动力学治疗正逐步应用于临床。

一、重症超声改善循环灌注策略

早期目标性液体复苏是脓毒症指南中非常重要的内容之一。治疗管理的策略主要来源于 Rivers 在急诊科进行的以中心静脉压和上腔静脉血氧饱和度为核心目标的早期复苏策略,可明显降低脓毒症休克的住院病死率。尽管脓毒症的病死率近十年有了明显下降,但对于液体复苏的目标一直存在争议。一方面,中心静脉压对于容量反应性的评估可能不准确,尤其在脓毒症心肌顿抑时常常不合并充盈压增加。另一方面,由于氧摄取的异常,脓毒症患者常常有正常甚至较高的中心静脉血氧饱和度,而这些不代表患者组织灌注良好。

近 20 年来,超声在血流动力学评价上取得了重要地位,在很多循环功能障碍患者中可以快速提供包括容量状态和心脏功能等信息指导治疗,尤其在对容量反应性的评估上,超声具有其独特优势。容量反应性评估通常需要借助心肺相互作用评价,但心律失常、自主呼吸及合并特殊疾病等状态下非心脏超声获得的心肺相互作用评估容量反应性参数(如 SVV、PPV) 可能不太准确。超声对容量反应性的评估包括了左室舒张末期容积、下腔静脉膨胀指数、上腔静脉塌陷指数、主动脉峰流速和左室每搏射血的呼吸变异率、肱动脉峰值血流速的呼吸变异率等多种指标。同时超声还可以在容量负荷试验下动态实时测量每搏量、心排血量和左室舒张末期容积变化,甚至还可以通过多普勒测量左室充盈压变化和外周动脉流速变化帮助判断容量负荷试验,预测容量反应性。不同疾病状态下患者容量反应性的评估都可以找到合适,相对准确的超声评估指标。基于正确的容量状态,容量反应性和心功能的评估,才会有正确的血流动力学治疗策略。超声评估血流动力学的优势,也为早期液体管理目标制定提供了新的方向。在最近一项研究中,比较了在早期循环复苏中应用超声评价血流动力学导向的液体复苏治疗与以脓毒症指南为导向的液体复苏治疗策略间的差异。46 例行控制性通气的脓毒症休克患者纳入研究,以超声指导的复苏目标策略:当上腔静脉塌陷指数(SVC-CI)≥36%进行扩容治疗,当 SVC-CI <36%,LVFAC≥45%时加用去甲肾上腺素,当 SVC-CI<36%,LVFAC<45%时加正性肌力药物;以指南为指导的复苏目标策略:当 CVP<12mmHg 时进行扩容治疗,当 CVP ≥12mmHg,MAP < 65mmHg 时加用去甲肾上腺素,当 CVP ≥ 65mmHg,ScVO$_2$<70%时加用正性肌力药物。结果显示超声组认为有 8 例需要扩容治疗,指南组认为有 22 例需要扩容治疗。其中 14 例 CVP<12mmHg 在指南组被认为需要扩容治疗的患者,在超声目标组评价为缺乏容量反应性。超声组认为需要进行正性肌力药物治疗的有 14 例患者,指南组认为需要进行正性肌力药物治疗的只有 4 例,其中仅有 3 例是一致的。同样,超声组认为 24 例患者需要去甲肾上腺素治疗,指南组认为 20 例患者需要去甲肾上腺素治疗,其中仅有 9 例患者是一致的。所以无论在扩容治疗、正性肌力药物,还是血管活性药物治疗上,两者的一致性都非常差。重要的是,在以超声评价结果作为指导治疗后 90~180 分钟再次进行超声检查评价时显示,在 SVC-CI≥36%需要扩容治疗的患者,初始 CVP 是 8(7~8)mmHg,ScVO$_2$ 81(74~87)%,扩容治疗(1 875~3 125mL)后 SVC-CI 下降到 13(6~19)%,CVP 增加到 13(9~14)mmHg,心指数从 2.1(1.9~2.5)L/(min·m^2)明显增加到 2.5(2.4~2.8)L/(min·m^2),去甲肾上腺素用量降低。在需要正性肌力药物治疗的 14 例患者,初始血流动力学参数显示 LVFAC 24(18~37)%,CVP15(11~19)mmHg,ScvO$_2$ 75(73~80)%,心指数 1.7(1.4~2.1)L/(min·m^2),经加用正性肌力药物治疗后,LVFAC 明显增加到 48(39~61)%,CVP 降低到 9(6~12)mmHg,心指数增加到 2.4(2.1~2.9)L/(min·m^2)。说明以超声监测为目标指导的早期液体复苏治疗策略是正确的。但同时也提示我们如果以指南作为液体复苏治疗策略,将可能会导致 14 例患者接受不恰当的液体扩容治疗,而入住 ICU 患者的液体正平衡被认为是影响病死率的独立危险因素。

超声导向性的早期液体复苏目标策略给了我们更多达到最佳化液体治疗的期望,当然其中也还存在很多的问题,如对于左心收缩功能不全的超声定义值、对于自主呼吸患者的容量状态评估界值等都尚需更多的大样本、多中心研究证实。同时,对于某种特殊情况下如严重高腹压下超声评价指标的选择和评估界值也都还值得探索。

二、超声造影与心肌灌注评估

1968 年,Cramiak 首次用生理盐水与靛氰绿混合震荡液,经心导管注射,实现了右心腔显影,开创了超声造影的先河。超声波遇见小于入射声波界面的散射体会发生散射,其散射的强弱与散射体的大小、形状及与周边组织的声阻抗差别相关。血液内尽管含有红细胞、白细胞、血小板等有形物质,但其声阻抗差很小,散射很微弱,所以在普通超声仪上无法显示。如果人为地在血液中加入声阻抗与血液截然不同的介质(微气泡),则血液内的散射增强,出现云雾状回声。组织声学造影正是利用这一原理,静脉注入超声造影剂(含微气泡的溶液),造影剂随血流灌注进入器官、组织,使器官、组织显影或显影增强,从而为临床诊断提供重要依据。心肌造影即是经静脉注射一种用外壳固定包裹气体或者直接吸附在外壳上的微泡,它可以大大增强超声的背向散射,超声造影剂能增强整个心腔的显影,可清晰观察心内膜边缘,与二维声像图相结合确定心腔的性质,同时也可对心肌的微循环灌注、干细胞归巢、溶栓疗效、心肌存活性、冠状动脉侧支循环的建立等进行评价;超声造影剂直径必须<0.9μm 才能经过末梢静脉、腔静脉到达右心,再通过肺动脉、肺静脉到左心腔、主动脉直至心肌的分支,随着造影剂的不断发展、超声仪器分辨率的提高及新型成像技术的应用,超声造影的应用范围日益扩展。

在心脏重症患者,如心肌梗死、急性冠脉综合征、冠心病心肌缺血等患者,心肌灌注的评估对诊断和治疗都非常重要。心肌灌注和心肌收缩功能存在着密切关系,充分的心肌灌注是正常收缩功能的前提,而心肌灌注的降低往往伴随心肌收缩功能的减低,同时心肌灌注储备和心肌收缩功能储备是密切相关的,在负荷状态下心肌灌注显著增加的心肌收缩功能往往有相应的增强。心肌声学造影可以清楚地对局部心肌微循环扩张储备功能进行定量评价,还可以显示灌注缺损区,从而估计阻塞血管的部位,协助诊断和治疗,并且同时动态监测和评估梗死区是否形成丰富的侧支循环,早期检测心肌存活性和功能恢复的可能性,也为介入治疗能否挽救濒死心肌提供预测。

心肌本身也是重症患者经常受累的器官之一,心肌超声造影不仅可以观察心肌的灌注,监测心肌灌注在重症发生发展过程中相应的变化,还有利于鉴别心肌缺血与心肌顿抑,发现由于缺血或缺血后再灌注导致收缩功能可逆性减低但仍然存活的心肌,包括冬眠心肌、顿抑心肌与伤残心肌。在脓毒症时,心肌顿抑的发生率非常高,心肌超声造影可以准确发现可逆性心肌灌注异常导致的心肌顿抑,为容量复苏和心脏功能支持提供治疗导向,心肌灌注改变的超声造影研究在脓毒症治疗中的价值将非常值得探讨。

三、重症超声与肺组织灌注评估

容量反应性的评估并不需要考虑肺部对液体治疗的耐受性,但在临床的容量治疗过程中我们常常不得不考虑液体治疗的利益-风险比。肺部超声就可以给予我们及时的目标导向性治疗。肺部超声通过监测肺部不同部位 A、B 线数量可半定量肺水含量,其准确性与 PiCCO 监测有较好的一致性,在临床上已经得到认可。在 2012 年 Daniel Lichtenstein 提出的 FALLS 方案中就涉及在休克患者容量治疗过程中,应用肺部超声监测 A、B 线数量的变化指导诊断和治疗。例如,在临床休克液体治疗过程中,如果在容量复苏过程中患者肺部超声监测下肺水含量没有变化甚至改善,说明液体治疗改善体循环的同时也改善了肺灌注,而当液体治疗进行过程中,肺部超声 B 线明显增多,提示肺通透性增加,肺灌注可能会进一步变差,此时就可能需要在液体治疗和呼吸治疗上做出最适合患者的调整。

四、重症超声与肾灌注评估

1.肾阻力指数与肾灌注评估 随着对重症患者急性肾损伤认识的增多和关注,循环功能障碍患者的液体治疗越来越关注肾灌注情况,肾灌注导向的血流动力学治疗策略成为临床治疗趋势。重症超声应用彩色多普勒或能量多普勒超声检查可以定位肾内血管,如弓间小动脉(皮髓质交界)和叶间小动脉(位于髓质锥体)对肾灌注进行定性评估。近年来,重症超声监测下的肾阻力指数被认为是能够快捷、动态反映肾灌注情况有前途的半定量指标。LeDoux 等发现应用去甲肾上腺素将平均动脉压由 65mmHg 提高到 85mmHg,没有显著增加尿量;Bourgoin 等研究也发现应用去甲肾上腺素将平均动脉压提高到 85mmHg 时,尿量和肌酐清除率较 65mmHg 时没有显著改变,说明随着去甲肾上腺素剂量的增加,血管阻力增加,肾血流量降低。因此,如果在床旁通过动态监测肾血管阻力的改变可以直接、快速、定量调节肾血流量,指导临床滴定合适的容量和血压水平。而在血管顺应性正常的前提下,通过超声监测肾阻力指数即可以反映肾血管阻力,从而间接反映肾血流量。临床越来越多研究发现应用肾阻力指数可以反映肾灌注情况指导液体治疗和理想血压水平维持。

但 2013 年法国的一项关于脓毒症液体复苏后肾阻力指数是否能够评价肾灌注的研究显示,无论是否合并急性肾损伤,短暂性急性肾损伤还是持久性肾损伤,肾阻力指数的变化都无法体现扩容治疗后全身血流动力学的改变,间接提示肾阻力指数不能反映肾灌注情况。我们必须知道,肾阻力指数反映肾灌注有非常多的限制,如年龄、腹腔高压、肾动脉硬化等都可能影响肾阻力指数,从而导致其不能反映肾灌注。因此,在临床上,我们需要更多的评估不同情况下,肾阻力指数能否反映肾灌注情况,正确解读结果。同时,随着技术和经验的积累,结合肾超声造影,肾能量多普勒及动态超声技术,监测肾灌注,指导血流动力学治疗。

2.能量多普勒半定量评估肾灌注 彩色多普勒血流显像能够客观地展现肾的血流灌注情况,脉冲多普勒血流显像可以定量显示血流抵抗指数和搏动指数等参数指标,但是操作对角度依赖性大、对低流速血流灵敏度差,容易产生混叠现象及判定标准受主观影响也较大,临床应用,尤其在重症患者病情复杂时受到局限。能量多普勒(PDU)是利用血液中红细胞的能量来显示血流信号,彩色信号的颜色和亮度代表多普勒信号的能量,该能量大小与产生多普勒频移的红细胞数量有关。PDU 不受血流方向及血流与声束夹角的影响,在评价肾实质血流灌注方面,比彩色多普勒更优越,并且能够显示较完整的肾血管树,特别是对肾微小血管和弯曲迂回的血管更容易显示,尤其有利于低能量、低流速血流的检测。不同研究的 PDU 半定量法分级标准不同,4 级法兼具简单实用的特点。0级:未检测到肾血管;1 级:肾门可见少许血管;2 级:可见肾门及大部分肾实质内的叶间动脉;3 级:可见肾血管至弓状动脉水平。此项技术简便易行,可在床边进行,不需要另外的超声工作站,缺点在于仅能进行半定量。在能量多普勒基础上,近年来发展出一种新的血流成像技术,三维彩色血管能量成像,可以应用三维重建方法对脏器及病变部位血流进行空间立体成像,并且还能够结合计算机图像处理技术计算器官和肿瘤内的血管指数和血流指数,对血管数目和血流情况进行整体定量分析,其对于重症患者的肾组织灌注评估有待进一步研究和验证。

3.肾超声造影与肾组织灌注评估 肾血管分布特征与心脏比较接近,即动脉血管按段分区供血,段间侧支循环极少,肾实质毛细血管丰富,且肾实质无明显的心动时相的形态差异,有利于定量测量肾的血流灌注情况。一项兔肾血流灌注的研究表明,造影剂注射 5~8 秒后,肾开始强化,肾段动脉、叶间动脉、肾皮质、肾髓质、肾窦依次强化。肾段动脉、叶间动脉呈"树枝状"快速强化,随之肾皮质也快速强化,而肾髓质、肾窦的强化相对较慢。造影剂增强迅速达到峰值后,开始逐渐减弱,造影剂廓清持续为肾窦、肾髓质、肾实质。肾的这些灌注特点决定了其可以较为适合于应用超声造影对其血流灌注做出定量评价。

实时肾超声造影定量分析可以用量化的方式反映肾组织的血流特点及血管特性,对肾的血流灌注做出客观准确的定量评价,超声造影可以通过分析软件自动生成时间-强度曲线(TIC)及相关参数数值,包括曲线下面积(AUC)、达峰时间(time to peak,TTP)、峰值强度(derived peak intensity,DPI)、曲线上升斜率(slope of ascending curve,A)、曲线下降支斜率(slope of descending curve,a)帮助定量评估肾脏灌注。TTP 指超声造影剂开始进入肾皮质至达到最大强度的时间,DPI 是指造影剂在造影时间内达到的最强信号强度,与肾皮质血流量呈正比,A 与 a 反映了肾皮质血管在造影时微泡流速和流量随时间的变化情况。AUC 指造影剂造影时间内 TIC 曲线下面积,与造影剂分布容积、血流速度及灌注时间相关。更重要的是除了定量肾血流灌注,超声造影还可以完成肾皮质血流灌注的实时动态和连续监测,尤其适用于重症患者床旁肾血流灌注的评价。而新一代声学造影剂的发展,如超声造影剂声诺维的化学成分为脂质鞘包裹的六氟化硫微泡,直径在 2~10μm,与红细胞直径相仿,是很好的血流示踪剂,能够随血液流动分布到全身,经肺呼吸排出体外,不受肾小球滤过率及肾小管转运的影响,不会溢出到组织间隙或尿液中,因此不会造成肾损害,可安全应用于重症患者、急性肾损伤患者。

在肾功能受损早期,肾皮质的灌注减低与血管阻力增加有关,肾小球高压使小动脉壁增厚和毛细血管壁张力增高,进而引起缺血和内皮细胞损害。因此在急性肾损伤早期,肾皮质血流灌注较正常肾减少,在相同时间内进入肾皮质内的造影剂微泡数量会低于正常肾,其反射的背向散射信号亦相应减少,在超声造影时会出现造影剂在肾皮质灌注缓慢、灌注量减少的情况。国内王健等应用甘油造成兔急性肾衰竭模型,造模后 30 分钟,由于甘油引起局部肌肉坏死产生管型阻塞肾小管,肾小管内压力迅速升高并通过管球反馈机制引起肾小球入球小动脉收缩,肾血流量减少,肾皮质峰值强度减低、曲线下面积减少,而造模后 6 小时血肌酐水平才开始升高,24 小时出现典型病理变化,由此可见肾皮质血流灌注变化早于血生化和病理改变。48 小时后肾小管内管型逐渐排出,间质水肿减轻,肾皮质灌注开始增加,峰值强度和曲线下面积出现回升趋势,但此时肾病理变化更严重,血生化指标仍高。说明肾超声造影可以早期发现肾脏灌注不足,早期干预,预防急性肾损伤发生。同时在治疗过程还可以动态监测,了解肾损伤进展情况,早期发现血流灌注恢复信息,监测反馈治疗和预测预后。

Antoine Schneider 为 ICU 入住的一例 66 岁老年女性患者进行了超声肾造影。该患者有非胰岛素依赖性糖尿病、高血压和高胆固醇血症病史,此次因为胸痛入院,血管造影提示冠脉三支病变,拟行冠脉旁路移植术。在术前、术后进行了肾超声造影检查,其中术后肾超声造影在手术后回到 ICU 1 小时完成。造影剂耐受良好,图像均在注射后 15 分钟内获得。结果发现在外科手术前平均达峰时间(mTT)三次测量值分别为 1.51 秒、1.86 秒、2.35 秒,平均 1.91 秒,术后三次测量值分别为 2.06 秒、2.03 秒、2.18 秒,平均 2.09 秒,时间增加了近 10%;相对血流速度又称峰值强度(rBV),手术前三次测量值分别为 20 073、19 309、20 920,平均 20 100,术后三次测量值分别为 16 896、16 574、15 248,平均 16 239,强度降低了接近 20%;灌注指数(rBV/mTT)术前三次测量值分别为 13 293、10 381、8 902,平均 10 523,术后三次测量值分别为 8 202、8 164、6 994,平均 7 786,降低了 26%。而患者在术后 12 小时出现少尿,肌酐水平从 79μmol/L 上升到 155μmol/L,经过充分的液体复苏和利尿处理,尿量最终恢复,但血肌酐在出院时仍然未降到正常(121μmol/L)。说明肾超声造影可安全应用于重症患者,并且可以早期发现急性肾损伤,并判断预后。

五、重症超声与脑灌注评估

循环功能障碍患者合并脑功能障碍越来越多被认识,一旦患者合并脑功能障碍,预后明显变差。脑灌注的改变被认为是其主要发病机制之一。因此,血流动力学治疗需要关注脑灌注情况,但临床一直缺乏能够快捷、无创、准确监测脑灌注的指标。经颅多普勒技术是利用超声波的多普勒效应来研究颅内大血管血流动力学的一门技术,1982 年推广应用于临床,目前主要用于脑血管病的诊断、监测和治疗。2013 年,Charalampos Pierrakos 等将经颅多普勒用于评价脓毒症患者脑血流评价,发现与非脓毒症患者相比,大脑中动脉平均血流速度无明显变化,但脑灌注指数和脑阻力指数明显增高,说明脑血管阻力增加,那么在颅内灌注压不增加的情况下,脑血流将会降低。颅内多普勒技术会是可以评价脑血管功能和潜在脑灌注的无创有价值的指标。相信,在血流动力学治疗中,通过经颅多普勒超声监测动态评估合适的容量状态和血压水平,实现脑灌注导向的血流动力学治疗可能是优化血流动力学治疗的重要方向之一。

六、重症超声导向下心、肺、肾、脑的整合循环管理

患者循环功能障碍时,受累的不仅仅只有循环功能,常常累及肺、肾等其他器官。并且在治疗的过程中,不恰当的血流动力学治疗决策还可能加重各个脏器的损伤。器官与器官之间存在着相互制约和相互影响,而患者是一个整体,这就要求我们的治疗需要动态监测,兼顾整体与局部的平衡协调。组织灌注导向的血流动力学治疗在维持患者整体和局部的平衡治疗中有着重要意义。重症超声的应用,不仅仅是能够诊断和指导阶段性治疗目标,更可以动态监测评估心、肺、肾、脑灌注,做到协调整体与局部的平衡,使器官整合得更完美。

综上所述,随着重症超声在血流动力学管理中的应用,其快速、便捷的诊断优势与动态监测和整体观治疗的能力越来越被接受和认可。当然其中也还有非常多的问题和困难等待进一步的探讨和解决,相信随着对血流动力学和重症超声理解的深入,重症超声流程化治疗管理的推进,超声导向下的组织灌注评价会越来越成熟。

第五章　重症监护

第一节　呼吸功能的监护

呼吸和循环支持着一个人的生命,因此呼吸功能的支持和治疗是 ICU 的主要工作,有的 ICU 甚至配备专门的呼吸道治疗物理师。在 ICU 内接受呼吸支持治疗的有两类患者:一类是初期复苏成功的患者;另一类是危重患者,由于原发或继发的肺部损害而表现出呼吸功能不全。对于这两类患者,只有努力改善肺的通气和氧合能力,才能使病情好转。因此,ICU 的呼吸功能监护以临床观察、呼吸功能监测、保持呼吸道通畅,及机械呼吸的管理为重点。其中,根据病情观察、血气分析结果及呼吸功能监测指标,来调节呼吸机参数,保持呼吸道通畅,保证 PaO_2 和 $PaCO_2$ 在正常范围,是 ICU 呼吸监测的重点工作内容。

一、一般监护

注意患者呼吸困难和发绀程度,咳嗽、咳痰及痰量和痰液性质、呼吸的气味、咯血和胸痛的情况等。要观察患者的呼吸运动,呼吸的频率、节律,球结膜有无充血和水肿,肺部叩诊音和呼吸音的变化,肺部啰音增多或减少,有无三凹征和水肿等。

二、呼吸功能测定

呼吸功能的监测项目很多。从测定呼吸生理功能的性质分为肺容量、通气功能、换气功能、呼吸动力功能、小气道功能监测、血气分析及特殊检测项目等。不同监测指标对于诊断与治疗的意义各有侧重,实际工作中不可能同时对所有项目进行监测,临床上应根据情况灵活运用。常用呼吸功能监测参数见表 5-1。

表 5-1　常用呼吸功能监测参数

参数	正常值	机械通气指征
潮气量(VT、mL/kg)	5~7	
呼吸频率(RR,BPM)	12~20	>35
无效腔量/潮气量(VD/VT)	0.25~0.40	>0.60
动脉二氧化碳分压($PaCO_2$,mmHg)	35~45	>55
动脉氧分压(PaO_2,mmHg)	80~100	<70(吸 O_2)
动脉血氧饱和度(SaO_2,%)	96~100	—
肺内分流量(Qs/Qr,%)	3~5	>20
肺活量(VC,mL/kg)	65~75	<15
最大吸气压(MIP,cmH_2O)	75~100	<25

注:1mmHg=0.133kPa,1cmH₂O=0.098kPa。

三、脉搏氧饱和度（SpO₂）监测

SpO₂监测是利用脉搏血氧饱和度仪（pulse oximetry，POM）测得的患者的血氧饱和程度，从而间接判断患者的氧供情况，被称为第五生命体征监测，且能够无创持续经皮监测血氧饱和度，临床上 SpO₂ 与 SaO₂ 有显著的相关性，相关系数为 0.90～0.98，故被广泛应用于多种复合伤及麻醉过程中监测。

1.监测方法 利用氧合血红蛋白和还原血红蛋白吸收光谱的不同而设计的脉搏血氧饱和度仪测定。脉搏血氧饱和度仪随着动脉搏动吸收光量，故当低温（<35℃）、低血压（<6.67kPa 或 50mmHg）或应用血管收缩药使脉搏搏动减弱时，可影响 SpO₂ 的正确性。另外，当搏动性血液中存在与氧合血红蛋白及还原血红蛋白可吸收光一致的物质和亚甲蓝、高铁血红蛋白（MetHb）、一氧化碳血红蛋白（COHb）时也影响其结果的正确性。此外，不同测定部位、外部光源干扰等也影响其结果。因此临床应用时应注意干扰因素的影响。

2.意义 脉搏血氧饱和度监测能及时发现低氧血症，指导机械通气模式和吸入氧浓度的调整。正常 SpO₂>94%，<90%常提示有低氧血症。

四、呼气末二氧化碳监测（expiratory CO₂ monitoring，P_ET CO₂）

比脉搏血氧饱和度仪早问世几十年，目前临床使用的一系列的二氧化碳监测仪主要根据红外线原理、质谱原理、拉曼散射原理和图-声分光原理设计，主要测定呼气末二氧化碳。

1.监测方法 最为常用的有红外线旁气流和主气流测定法，其他有质谱仪法和比色法等。

2.意义 在无明显心肺疾病的患者，P_ET CO₂的高低常与 PaCO₂ 数值相近，可反映肺通气功能状态和计算二氧化碳的产生量。另外，也可反映循环功能、肺血流情况、气管导管的位置、人工气道的状态，及时发现呼吸机故障、指导呼吸机参数的调整和撤机等。

第二节　循环功能的监护

循环系统是由心脏和全身血管组成的一个密闭的管道系统。血液在心血管系统中循环，通过心脏的收缩和舒张，以及全身大、中、小血管的运输，到达全身各重要脏器和组织，起着提供血液、氧和营养物质，排泄废物的作用。因此，评价心血管功能的良好与否，可从心脏的舒缩能力、全身血管的压力和阻抗、周围脏器和末梢的灌注情况等几个方面加以判断。

一、一般监护

要观察危重患者意识和表情，呼吸困难和发绀程度，胸痛的性质和持续时间，咳嗽、咳痰、咯血及咳痰的性质和咯血量等。同时也要注意心率、心律、心音和杂音的变化，肺

部啰音增多或减少,水肿减轻或加重、尿量、肢端温度等。

二、心电监护

心电监护应用综合监护导联,在荧光屏上连续地显示出心电图的波形,必要时能运用冻结、记录、储存及自动报警的功能,以及时了解并完整反映心脏的电活动状态和心脏应激状态。因而心电监护是循环功能监测的重要指标。

1.适应证

(1)各种心血管疾病患者,如急性心肌梗死、心律失常、心肌病等。

(2)其他脏器疾病导致急性循环衰竭者,如严重创伤、感染、大量失血、电解质紊乱引起急性脏器衰竭。

(3)心脏或其他脏器大手术后的患者。

2.心电监护的意义

(1)及早发现心律失常或其先兆。

(2)了解心肌供血情况。

(3)心律及心肌供血改善的评估指标。

3.心电监测仪的种类及临床意义

(1)种类

1)心电监测系统和心电图(ECG)监测仪:ICU内常配备心电图监测系统,心电监测系统由一台中心监测仪通过导线、电话线或遥控连接多台床旁ECG监测仪。中心或床边ECG监测仪具有以下功能:①显示、打印和记录ECG波形和HR数字;②一般都有HR上下限声光报警,报警时同时记录和打印,具有心律失常分析的ECG监测仪,当室性早搏每分钟>5次,即发生警报;③图像冻结,可使ECG波形显示停留在显示屏上,以供仔细观察和分析。双线ECG显示,接连下来的第二行ECG波形,可以冻结,并能及时记录;④数小时到24小时的趋向显示和记录;⑤高级的ECG监测仪配有电子计算机,可对多种心律失常做出分析,同时可识别T波,测量ST段,诊断心肌缺血;⑥ECG监测仪也常与除颤器组合在一起,以便同步复律和迅速除颤,从而更好地发挥ECG监测的作用。

2)动态心电图监测仪(Holter心电图监测仪):可分为记录及分析仪两部分。第一部分为随身携带的小型ECG磁带记录仪,通过胸部皮肤电极慢速并长时间(一般24小时)记录ECG波形,可收录心脏不同负荷状态时的ECG,如在术前、术中及ICU的患者,汇集白天或夜间、休息或活动时的ECG变化,便于动态观察。第二部分为分析仪,可用微处理机进行识别,省时省力;也可人工观察,由于Holter记录仪在记录或放录像时可产生伪差,所以最好能两者结合。Holter监测仪主要用于冠心病和心律失常诊断,也可用于监测起搏器的功能,寻找晕厥原因及观察抗心律失常药的疗效,常用于术前诊断。

3)遥控心电图监测仪:该仪器不需用导线与心电图监测仪相连,遥控半径一般为30米,中心台也可同时监测4位患者。

(2)临床意义

1)及时发现和识别心律失常:危重患者的各种有创的监测治疗、手术操作、酸碱失衡和电解质紊乱等均可引起心律失常,严重时可引起血流动力学改变,心电图监测对发现心律失常、识别心律失常性质、判断药物治疗的效果,均十分重要。

2)心肌缺血或心肌梗死:严重的缺氧,高 CO_2 血症,酸碱失衡等诸多因素,均可导致心肌缺血、心律失常发生。心率的增快和血压的升高,均可使心肌耗氧增加,引起或加重心肌缺血的发生。因此,持续的心电图监测可及时发现心肌缺血。

3)监测电解质改变:危重患者在治疗过程中,很容易发生电解质紊乱,最常见的是低钾和低钙,持续心电监测对早期发现有重要意义。

4)判断心脏起搏器的功能。

三、血流动力学监测

血流动力学的监测是 ICU 中的重要监测内容,随着对循环生理的认识不断深入和现代监测仪器的发展,临床监测参数越来越多,在危重患者的治疗和抢救中起到了重要作用。

1.监测项目

(1)外周动脉血管内压。

(2)肺动脉球囊漂浮导管监测数据:包括中心静脉压、右房压、右室压、肺动脉压和肺动脉楔压,以及心排血量测定和不同部位血标本的血气分析等。

(3)利用上述数据,通过计算可获得的一些资料,包括左室做功、血管阻力(肺及全身)及有关氧的转运、氧的供需等资料。

2.血流动力学主要参数

(1)中心静脉压(CVP):反映右心室功能,临床上将 CVP 降低作为血容量不足、CVP 升高作为心功能不全或肺血管阻力增高的重要指标,CVP 的动态观察常用于鉴别脱水、休克、输液等的监护及心功能判断。CVP 正常值 0.1～1.0kPa(1～10cmH₂O),均值为 0.6kPa(6cmH₂O)。一般认为,CVP 低于 0.6kPa(6cmH₂O)表示血容量不足,高于 1.5kPa(15cmH₂O)表示心功能不全或(和)肺血管阻力升高。

(2)肺动脉楔压(PAWP):通过(Swan-Ganz)导管观测肺动脉楔压(PAWP)比中心静脉压(CVP)更能正确反映左心室充盈压。正常值为 1.6～2.4kPa(12～18mmHg),同时可观测心每搏输出量(CO)和心脏指数(CI)。心脏指数值通常为 3.2±0.2L/(min·m²),休克时若 CI 低,则按心力衰竭处理;若 CI 高,则按血液分布紊乱处理。

(3)肺动脉压(PAP):正常值为 2.4～4.0/0.8～1.6kPa(18～30mmHg/6～12mmHg)。PAP 增高为肺动脉高压,见于左心室衰竭、二尖瓣病变、肺源性心脏病、左向右分流先天性心脏病等。

(4)平均动脉压(MAP):指舒张压加 1/3 脉压,当周围动脉压测不到时,可做桡动脉插管,直接测量动脉压。

(5)心排血量(CO):是指左或右心室每分钟射入主动脉或肺动脉的血容量。测定心排血量对于心功能的判断,计算出血流动力学其他参数,如心脏指数、外周血管总阻力等,以指导临床治疗都具有十分重要的意义。因而监测心排血量是重症患者监测的重要参数。测定的主要方法：氧消耗法、染料稀释法和温度稀释法。随着 Swan-Ganz 漂浮导管的临床应用，温度稀释法在临床应用广泛。该方法使用方便，安全可靠，可重复测定，而且并发症也少。在正常情况下，左、右心室的输出量基本相等，但在分流量增加时可产生较大误差。正常成人的心排血量为 5~6L/min，每搏量（SV）为 60~90mL。对于判断心功能、诊断心力衰竭和低心排血量综合征都具有重要意义。

（6）每搏量（stroke volume，SV）：指一次心搏由一侧心室射出的血量。成年人在安静、平卧时，每搏量为 60~90mL。SV 与心肌收缩力有关，也取决于心脏前负荷、心肌收缩力及后负荷的影响。

（7）心脏指数（CI）：是每分钟每平方米体表面积的心排血量。CI<2.5L/（min·m²），提示可能出现心力衰竭；CI<1.8L/（min·m²）则提示为心源性休克。

（8）体循环阻力指数（system vascular resistance index，SVRI）：体循环阻力指数（SVRI）表示心室射血期作用于心室肌的负荷，是监测左心室后负荷的主要指标，是指每平方米体表面积的 SVR。正常值为 1 760×2 600dyne·sec/（cm⁵·m²）。当血管收缩剂使小动脉收缩或因左心室衰竭、心源性休克、低血容量性休克等原因使心排血量减少时，SVR/SVRI 均增高；相反，血管扩张剂、贫血、中度低氧血症可导致 SVR/SVRI 降低。

（9）肺循环阻力指数（pulmonary vascular resistance index，PVRI）：是监测右心室后负荷的主要指标。正常值为 45~225dyne·sec/（cm⁵·m²）。正常情况下，肺循环阻力（PVR）只是 SVR 的 1/6。当肺血管病变时，PVR/PVRI 增高，从而增加右心室后负荷。

（10）左心室做功指数（left ventricular stroke work index，LVSWI）：指左心室每次心搏所做的功，是左心室收缩功能的反映。正常值为 44~68（g·m²）/m²。LVSWI 降低提示可能需要加强心肌收缩力，而 LVSWI 增高则意味着耗氧量增加。

（11）右心室做功指数（right ventricular stroke work index，RVSWI）：指右心室每次心搏所做的功，是右心室收缩功能的反映，其意义与 LVSWI 相似。正常值为 4~8（g·m²）m²。

（12）氧输出（deferent oxygen，DO_2）：指单位时间内由左心室输送到全身组织氧的总量；或者是单位时间内动脉系统所送出氧的总量。DO_2 的表达式：DO_2＝CI×动脉血氧含量（CaO_2）。CaO_2 主要取决于动脉血氧饱和度（SaO_2）和血红蛋白（Hb）含量。DO_2 主要受循环系统（CI）、呼吸系统（SaO_2）和血液系统（Hb）的直接影响。正常人在静息状态下的 DO_2 为 520~720mL/（min·m²）。

（13）氧耗量（VO_2）：指在微循环水平，血液中所携带的一部分氧被组织细胞摄取，动脉血中的氧含量逐渐减少，动脉血随之逐渐变成静脉血；在此过程中，组织细胞实际消耗氧的量称为氧耗量。正常静息状态下 VO_2 为 100~180mL/（min·m²）。正常时，VO_2 应与组织的氧需要量相等。一旦 VO_2 小于需要量则提示组织缺氧。

（14）氧摄取率（O_2ext）：是氧输出与氧耗量之比，氧的摄取率大小主要与组织氧需求有关。正常值为 22%~30%。常用于分析全身的氧输送和氧耗量关系来评价机体总的组织氧合情况。

3.监测时注意事项

（1）导管使用前要严格检查气囊，注意注气后的形态。套管膜的牢固度，防止气囊在血管中破裂,发生空气栓塞。

(2)严格执行无菌技术操作,防止术后继发感染。

(3)导管通过三尖瓣进入右室时应加强心电监测,注意有无心律失常,对原有室性早搏患者可先用利多卡因 50mg 静脉推注。

(4)在测得肺毛细血管楔嵌压后,导管气囊要迅速排尽气体,使导管在肺动脉处于游离状态,以免气囊压迫肺动脉分支时间过长,产生肺栓塞或血管壁受损引起大出血等并发症。

(5)推送导管时动作轻巧敏捷,注意导管长度、压力曲线、心电图改变,避免导管打结,一旦发生打结,严禁硬拉,可在 X 线下取出。

(6)监测中严密观察病情变化,定时记录体温、脉搏、呼吸、血压、心率、心律变化。长时间监护者,注意有无静脉栓塞形成,发生栓塞症状应及时拔除导管。

(7)导管可保留 7～10 天,留置期间,每小时用肝素生理盐水冲洗导管,防止栓塞。避免导管被拉出,注意局部有无渗血、消毒胶纸敷贴情况。

(8)导管用毕取出后气囊排空,禁止用水冲洗气囊,忌用乙醚擦洗导管,管腔反复冲洗清洁,晾干后用双层塑封,环氧乙烷气体消毒备用。

第三节　中枢神经系统功能监护

中枢神经系统或脑与人的知觉、记忆、情感、思维、语言、行为等心理过程息息相关,是人体一切意识和行为的唯一控制系统,其结构和功能十分复杂也十分重要。临床上各种原因或各种疾病的终末期均可造成中枢神经系统的严重损害,甚至是不可逆性的损伤。

一、一般监护

内容包括生命体征的监测,以神经系统功能监测为主。其中,意识水平的监测更为重要。

1.意识　意识变化的观察是病情观察的重要内容。意识表示大脑皮层功能状态是疾病严重与否的标志之一,如肝性脑病、脑出血、脑炎、脑肿瘤都可以引起程度不同的意识障碍。意识清醒的患者,思维条理,语言清晰表达准确,对时间、地点、人物判断记忆清楚。意识障碍可根据其程度不同分为下列几种。

(1)意识模糊:为轻度意识障碍,表情淡漠,对周围漠不关心,反应迟钝,对时间、地点、人物的定向力完全或部分发生障碍。

(2)谵妄:意识模糊,知觉障碍,表现语无伦次,幻视、幻听,躁动不安,对刺激反应增强,但多不正确,多见于感染性高热或昏迷之前。

(3)嗜睡:患者整日处于睡眠状态,但可以唤醒,醒后可以回答问话,但很快又入睡。

(4)昏迷:高度的意识障碍,按其程度分为浅昏迷和深昏迷。浅昏迷是虽然意识丧失,对周围事物无反应,但压迫眶上神经可出现痛苦表情,各种反射均存在。深度昏迷对外界任何刺激均无反应,各种反射均消失,全身肌肉松弛,血压下降,呼吸不规则,大小便失禁。

2.瞳孔变化的观察 瞳孔是虹膜中央的小孔,正常直径为 2~5mm。瞳孔变化是许多疾病,尤其是颅内疾病、药物中毒等病情变化的一个重要指征。认真观察瞳孔的变化,对某些疾病的诊断、治疗及重危患者的抢救都有极其重要的意义,观察瞳孔主要是观察其对光反射与瞳孔异常。

(1)瞳孔对光反射:对光反射是检查瞳孔功能活动的测验。正常人瞳孔对光反射灵敏,用电筒光直接照射瞳孔,瞳孔立即缩小,移去光线或闭合眼睑后瞳孔增大。垂危和昏迷的患者可出现迟钝和消失。

(2)瞳孔异常:正常人瞳孔等大正圆,自然光下直径为 2.5~3mm,小于 2mm 为缩小,大于 6mm 为扩大。双侧瞳孔散大多见于颅压增高、颠茄类药物中毒等。双侧瞳孔缩小多见于有机磷农药中毒,吗啡、氯丙嗪等药物中毒。单侧瞳孔扩大、固定见于同侧硬脑膜外血肿等。危重患者突然瞳孔散大,常表示病情加重与恶化。

3.生命体征 一般应 0.5~1.0 小时测一次血压、脉搏、呼吸、体温,并详细记录,以便动态观察。颅内血肿的典型生命体征变化是脉搏缓慢而洪大,血压升高,呼吸慢而深(简称为两慢一高),尤其以前二者更为显著。后颅窝血肿呼吸障碍明显,可突然停止呼吸。

脑疝晚期失代偿阶段,出现脉快而弱,血压下降,呼吸异常,体温下降,一般呼吸先停止,不久心搏也很快停止。

闭合性颅脑损伤早期一般不出现休克表现,若出现血压下降,心率加快,要尽快查明有无合并损伤,尤其应除外胸腹腔内脏出血。

伤后很快出现高热,多因视丘下部损伤或脑干损伤所致,为中枢性体温调节障碍。而伤后数日体温逐渐增高,多提示有感染性并发症,最常见的是肺炎。

4.呕吐 发生于颅脑损伤后 1~2 小时,由于迷走神经刺激而出现呕吐,多为一过性反应,如频繁呕吐,持续时间长,并伴有头痛者,应考虑有蛛网膜下腔出血,颅内血肿或颅内压增高的可能。

5.局部症状 脑挫裂伤后常出现肢体乏力,单瘫、偏瘫或运动性失语等大脑半球局部功能障碍。如出现共济失调,去大脑强直等症状,说明损伤位于中脑或小脑,下视丘损伤多表现为尿崩症,中枢性高热和血压的改变,视力、视野、听力障碍表示神经的局部损伤。

二、昏迷指数测定

格拉斯哥昏迷指数(Glasgow coma score,GCS)是以衡量颅脑损伤后意识状态的记分评价标准,GCS 是 Glasgow 大学制订的观察头部损伤患者意识状态的标准,目前已被WHO 定为颅脑损伤昏迷状态测定的国际统一方法。实践证明此标准是评定颅脑损伤意识状态的一种准确、简便、快速的方法,对急性脑外伤的病情发展、预后、指导临床治疗等提供了较为可信的数字依据。

1.测评方法

（1）GCS法：临床采用的国际通用的格拉斯哥昏迷指数，简称昏迷指数法，不仅可以统一观察标准，在外伤患者中还有预测预后的意义。GCS的分值越低，脑损害程度越重，预后亦越差，而意识状态正常后应为满分。

按此评分法，患者总分13~15分时，昏迷时间一般小于30分钟，相当于我国头部外伤定型标准的轻型；总分在9~12分，伤后昏迷0.5~6小时，相当于中型颅脑外伤；总分3~8分，伤后昏迷时间大于6小时者，相当于重型颅脑外伤；其中总分3~5分属特重型，总分<3分，相当于脑死亡。

（2）GCS-PB法：在GCS的临床应用过程中，有人提出须结合临床检查结果进行全面分析，同时又强调脑干反射的重要性。为此，Pittsburgh在GCS的基础上，补充了另外4个昏迷观察项目，即对光反射、脑干反射、抽搐情况和呼吸状态，合计为7项35级，最高为35分，最低为7分。在颅脑损伤中，28~35分为轻型，21~27分为中型、15~20分为重型、7~14分为特重型脑损伤，此法不仅可判断昏迷程度，亦反映了脑功能受损的水平。

2.意义　GCS法可估价中枢神经系统状况，判断脑功能水平。GCS法简便易行，应用于临床时，对急救、移运、接收新患者都可按此估计，严重者作好抢救准备。GCS法还可用于护理病历书写及任何护理记录如特别护理记录单，还可用于病区护理交班报告。GCS法对3岁以下幼儿、听力丧失老人、不合作者、情绪不稳定者、语言不通时可能打出低分，因此，要结合病史、体检和其他有用的检查进行综合考虑。

三、颅压监测

1.测压方法

（1）脑室内测压：在无菌条件下，经颅骨钻孔后，将头端多孔的硅胶导管插入侧脑室，然后连接换能器，再接上监护仪即可监测颅压。

（2）硬膜外测压：将压力换能器放置于硬膜外，避免压迫过紧或过松，以免读数不准，一般高1~3mmHg（0.133~0.4kPa），此法颅内感染的机会大大减少，可作长期监测，但装置昂贵，不能普遍应用。

（3）腰部蛛网膜下隙测压：即腰椎穿刺法，此法操作简单，但有一定危险，颅高压时不能应用此法，同时颅高压时，脑室与蛛网膜下隙间可有阻塞，测出的压力不能代表颅压。

（4）纤维光导颅压监测：是一种比较先进的监测仪器。颅骨钻孔后，将传感器探头以水平位插入2cm，放入硬脑膜外，此法操作简单，可连续监测，活动时对压力影响不大，常使用。

正常成人平卧时颅压：10~15mmHg（1.33~2kPa）。

轻度增高：15~20mmHg（2~2.7kPa）。

中度增高：20~40mmHg（2.7~5.3kPa）。

重度增高：>40mmHg（>5.3kPa）。

2.颅压监测的适应证　迄今尚无一致接受的适应证，神经科领域内，适于有较显著的颅高压而病情不稳定,需要严密观察以便及时处理者。

(1)头部外伤,特别是广泛脑挫裂伤,弥漫性轴索损伤,颅内血肿清除术后病情尚不稳定。

(2)蛛网膜下隙出血,有助于观察再出血。

(3)脑瘤术后。

(4)脑室出血。

(5)高血压脑出血术后。

(6)隐源性脑积水。

(7)巴比妥昏迷治疗。

(8)Reye 综合征及其他中毒性脑病。

(9)其他原因的颅高压,病情不稳定者。

3.影响颅压监测的因素

(1)$PaCO_2$:脑血管反应不受 CO_2 直接影响,而是由于脑血管周围细胞外液 pH 的变化而产生作用。$PaCO_2$ 下降时,pH 升高,脑血流量减少,颅压下降;$PaCO_2$ 增高时,pH 下降,脑血流和脑容量增加,颅压增高。脑外科手术时,如用过度通气以降低 $PaCO_2$,使脑血管收缩,脑血流量减少,颅压降低。但若 $PaCO_2$ 过低,致使脑血流量太少,则可引起脑缺血、缺氧,导致脑水肿,其损害加重。

(2)PaO_2:PaO_2 下降至 50mmHg(6.65kPa)以下时,脑血流量明显增加,颅压增高。如长期有低氧血症,常伴有脑水肿,即使提高 PaO_2 至正常水平,颅压也不易恢复正常,PaO_2 增高时,脑血流及颅压均下降。

(3)其他方面影响:气管内插管、咳嗽、喷嚏均可使颅压升高,颈静脉受压,也能使颅压升高。体温每降低 1℃,颅压下降 5.5%~6.7%,颅压与体温高低有关。其他还有血压,颅压随着血压的升高而升高。

四、其他辅助检查项目

1.颅骨 X 线片　通过颅骨 X 线片可以了解有无骨折、颅缝分离、颅内积气、金属异物,有无松果体钙斑移位等。急性颅脑损伤患者,只要病情允许均应争取做此项检查。常用的投照位置如下。

(1)正位:可显示全颅,尤其是颅顶部颅骨,并可经眼眶观察岩骨及内听道。

(2)侧位:可显示全颅的密度及结构、颅缝、蝶鞍、颅内钙斑和颅底的侧面观。

(3)视神经孔位:主要显示视神经孔有无骨折及变形。

(4)切线位:主要显示颅骨凹陷骨折的凹陷深度。

(5)汤氏位(30°前后位):可显示枕骨鳞部、人字缝、岩骨、内耳孔及枕大孔后部。

2.腰椎穿刺　腰椎穿刺术可采取脊椎液以助诊断,还可以测定颅压并了解蛛网膜下隙内有无阻塞,从鞘内注射药物及进行腰椎麻醉,或进行脊髓腔内造影或气脑造影等。

(1)注意事项:①严格无菌操作,避免交叉感染;②穿刺时要缓慢进针,不可用力过猛,以免断针及损伤马尾神经;③有颅压增高或疑有颅压增高者,暂不要做腰穿,如果必须需做腰穿时,当针头刺入蛛网膜下隙后,应谨慎向外拔针芯,留取脑脊液时,应半堵塞状态下不宜过快。以免脑脊液压力突然降低,形成脑疝;④在穿刺过程中,要注意观察患者呼吸、脉搏、瞳孔及神志,出现异常立即停止操作,进行抢救;⑤留取脑脊液的标本,应及时送检,放置时间长影响检查的结果。

(2)术后护理:术后去枕平卧4~6小时,最好24小时内勿下床活动,并多进饮料,以防穿刺后反应如头痛、恶心、呕吐等发生。颅压较高者不宜多饮水。此外,应严密观察意识、瞳孔及生命体征的变化,以及早发现脑疝前驱症状。

3.脑血管造影术 通过脑血管造影以判断颅内占位性病变的位置及血管的形态和病变。

(1)适应证和禁忌证:①适应证:脑血管疾病、颅内占位性病变;②禁忌证:对碘过敏,全身有严重性疾病,如肾功能较差、严重高血压及动脉硬化者禁用。

(2)术前准备

1)物品准备:常规皮肤消毒用品一套。脑血管造影包(脑血管穿刺针2个、巾钳4个、孔巾、纱布、5mL和10mL注射器,7号、9号、16号针头各2个)。如行全脑血管造影,另备切开缝合包,动脉穿刺针及相应型号的导管、无菌手套。其他用品:2%普鲁卡因、血管造影剂(泛影酸钠、泛影葡胺、碘肽葡胺等,浓度35%~60%),生理盐水、肝素及急救物品。

2)患者准备:①向患者解释脑血管造影的意义,并嘱在穿刺及注射造影剂时,保持头部固定勿乱动;②穿刺部位的皮肤要求清洁,如行全脑血管造影经肱或股动脉插管,应按外科手术前的要求准备皮肤;③术前6~8小时禁食。做普鲁卡因和碘过敏试验,术前按医嘱给药。

(3)操作方法:①颈或椎动脉造影,患者取仰卧位,肩下稍垫高,使颈部适当过伸,充分暴露颈动脉,全脑室造影患者仰卧位,肩下无须垫高;②常规消毒穿刺部位,协助局麻,固定患者头部使其保持一定卧位,当穿刺成功注入造影剂后,注意患者意识、面色、血压、心率变化;③造影完毕,拔出针头时,立即压迫穿刺部位5~10分钟。

(4)注意事项:术后患者平卧12~24小时。肱动脉穿刺点应用沙袋压迫止血6~24小时。观察穿刺部位,是否有血肿形成,如血肿引起呼吸困难,做好清除血肿或气管切开的准备。

4.脑电图监测 脑的自发性电生理活动可从头皮上记录,称为脑电图(EEG)。也可从暴露的皮层记录,则是皮层电图,还可用深部电极从脑的深部记录。

(1)监测方:考虑到连续脑电监测应便于床旁使用,便于阅读分析,同时不干扰正常医疗和护理工作,常采用10导联系统,即双耳、双顶、双额、双颞及双枕共10个电极。由于单极导联波幅高而恒定,便于标准化和阅读分析,故选择单极导联。监测时间根据临床需要而定。

(2)临床意义:脑电对脑细胞缺血缺氧、代谢紊乱及脑细胞间突触活动变化异常灵敏,其反映脑功能损伤状态远远早于临床症状体征的观察,并能跟踪脑功能损伤演变的全过程。由于脑电的灵敏度、非侵入性、可操作性、可阅读性和可预测性,成为 ICU 不可缺少的脑功能监督项目。

5.脑诱发电位检查

(1)脑干听觉诱发电位(BEP):短声刺激可以在头颅表面记录到一个包括脑干成分的听觉诱发电位,这种电位是对第Ⅷ对颅神经和脑干听觉通路的神经电反应的一种远场记录,也称远场电位,因为记录电极和脑干内实际电活动之间,距离相对较远。正常人BEP 特征是在刺激传入后最初数微秒(<10 毫秒)后发生的 5~7 个垂直的正波:Ⅰ波起源于听神经,可能主要是乳突骨质内接近耳蜗神经节的一段;Ⅱ波起源于听神经颅内段和(或)耳蜗神经核;Ⅲ波起源于脑桥上橄榄核;Ⅳ波起源于外侧丘系;Ⅴ波起源于中脑四叠体小丘;Ⅵ波起源于丘脑内侧膝状体;Ⅶ波起源于丘脑皮质听放射。

脑干诱发电位除常用于听神经瘤、肿瘤压迫脑干病变的诊断外,急诊可用于监测脑外伤及其他各种原因导致的脑死亡。

(2)体感诱发电位(SEP):SEP 是指给皮肤或末梢神经以刺激,神经冲动沿传入神经传至脊髓感觉通路、丘脑至大脑皮层感觉区(中央后回),在刺激对侧相应部位的头皮上所记录到的大脑皮层电位活动。

正常波形是一组多相电位。把向下的波用 P、向上的波用 n 表示。按先后顺序命名为 P1、P2、P3、P4……及 n1、n2、n3……。P4 以后波峰变动较大,较难判断。也有以峰潜伏期命名,即刺激开始到出现第一个正性波 P 潜伏期平均 14 毫秒,第一个负性波 n 潜伏期平均 18 毫秒,依次命名为 P14、n18……。

急诊用于判断脊髓病变及末梢神经病变,可见波峰潜伏期延长,严重者 SEP 缺如。运动神经元疾病 SEP 正常。

6.脑血流监测 脑是对缺血缺氧最敏感的器官,脑血流供应对维持脑功能极为重要。目前,临床上应用最多的是经颅多普勒超声(transracial Doppler ultrasound,TCD)技术,通过测定脑动脉血流速度间接了解脑血流量变化。

(1)监测方法:将 2MHz 脉冲式探头放在颅骨较薄处(颞部、眼眶及枕骨大孔),当声波抵达血管时,可反射出红细胞流动的信号,入射频率与反射频率之差,与红细胞的运动速度呈正比,根据多普勒方程式即可计算出红细胞的运动速度,即血流速度。现已证明,血流速度与血流量之间有显著相关性,脑血流速度的变化能较准确地反映脑血流量,并能间接地反映脑血流自动调节能力和对 CO_2 的反应性。

(2)临床意义:TCD 可对任何原因引起的重症脑功能损伤,特别对影响到脑血管、脑血流、脑灌注的患者进行连续监测,并反馈治疗信息。此外,TCD 还可反映颅压增高情况,指导降颅压治疗。当 TCD 显示颅内循环停止时,则提示预后不良。

7.CT 扫描 CT 在颅脑损伤救治中已成为极为重要的检查手段。它可以直接迅速而准确地显示出脑内、外损伤的部位、程度,如血肿的位置、大小、形态、范围、数量及有无脑疝发生等情况。除此之外,还可判断预后,CT 提示预后不良的表现:①广泛脑挫裂伤、脑干挫伤、多发性颅内血肿;②中线结构移位>1.2cm;③基底池和第三脑室受压消失。

CT 检查时常用的 CT 单位正常值(Hu)如下:空气-1 000,脑脊液 3~14,白质 28~32,灰质 32~40,血肿 60~80,骨 1 000。

8.磁共振成像　目前所用磁共振扫描仪按磁产生的机制分为三型,即电阻磁体、永久磁体和超导磁体。电阻磁体价格便宜,目前主要用于低场强(0.15~0.20T)及普及型。永久磁体优点是不耗电力,不需维护,安全可靠,缺点是温度性能差,重量太大,场强为0.3~0.4T。超导磁场需要液氮冷却系统,造价维护费都高,但能产生很高的磁场强度(0.5~2T)。

中枢神经系统位置固定,不受呼吸、心博、胃肠蠕动及大血管搏动的影响。运动伪影很少,而磁共振又无骨质伪影的干扰,所以 MRI 对脑与脊髓病变的效果最佳。一般来说,中枢神经系统的器质性病变往往都有相应的磁共振特征,有的表现为形态学改变,有的表现为信号异常,有的信号与形态都有改变,结合病史、临床改变与化验检查,大多数病例可以做出定位与定性诊断。

第六章　脓毒症

第一节　脓毒症定义的变迁

脓毒症是由潜在或已知感染等因素引起的全身炎症反应,进展后可出现脓毒症休克及多器官功能障碍而危及生命。脓毒症目前仍然是危及人类生命健康的棘手难题,病死率高,全球每年有超过 1 000 万严重脓毒症病例,每天约 14 000 人死于脓毒症;美国每年有 75 万例脓毒症患者,约 21.5 万人死于脓毒症;我国重症感染的发病率也高达 8.68%,脓毒症不仅影响患者的生活质量,而且给患者及其家庭带来了很大的经济负担。脓毒症的病理生理机制仍未能完全阐述清楚,尽管脓毒症共识已经过 3 次修改,但到目前为止,还没有一个简单而明确的临床标准或生物学、影像学或实验室指标能够作为脓毒症诊断的"金标准"。传统观点认为,诊断一个疾病,不仅要有功能学诊断,也要有形态学诊断,而目前的 3 版脓毒症诊断共识均从脓毒症的临床症状及功能方面进行诊断,没有涉及具体的组织器官等形态学上定论。脓毒症是一个复杂的、动态的、一系列生理功能和代谢紊乱的临床综合征,是重要生命器官功能障碍的综合征。

一、脓毒症 1.0

1991 年,美国危重病学会(SCCM)和美国胸科医师协会(ACCP)首先明确提出脓毒症、严重脓毒症、脓毒症休克和多器官功能障碍综合征(MODS)的定义和诊断标准,即脓毒症 1.0,认为脓毒症是由感染引起的全身炎症反应综合征(SIRS),严重脓毒症是指脓毒症伴有器官功能障碍、组织低灌注或低血压,脓毒性症克指脓毒症伴有充分液体复苏不能纠正的低血压。脓毒症 1.0 的诊断标准是感染+SIRS,SIRS 是指任何致病因素作用于机体所引起的全身性炎症反应,并具有以下 2 项或 2 项以上指标:①体温>38℃或<36℃;②心率>90 次/分;③呼吸频率>20 次/分或 $PaCO_2$<32mmHg(1mmHg=0.133kPa);④外周血白细胞计数>12.0×10^9/L 或<4.0×10^9/L,或未成熟粒细胞>10%。

二、脓毒症 2.0

2001 年 12 月,SCCM/ACCP/欧洲危重病学会(ESICM)/美国胸科学会/外科感染学会重新修订了脓毒症的定义和诊断标准,即脓毒症 2.0。脓毒症 2.0 中脓毒症和严重脓毒症的定义维持不变,脓毒症休克的定义修订为不能用其他原因解释的,以持续性低血压为特征的急性循环衰竭,鉴于儿童和新生儿的血管张力比成人高,休克往往出现在低血压之前,脓毒症 2.0 首次将儿童脓毒症休克定义为心动过速(低体温患儿可以无此表现)伴有低灌注的表现;脓毒症 2.0 的核心仍是 SIRS,但增加了新的诊断指标,包括感染或可疑感染、炎症反应、器官功能障碍、血流动力学或组织灌注等在内的 21 条具体诊断指标。

脓毒症2.0过于复杂,临床应用较少。

三、脓毒症3.0

2016年SCCM、ESICM重新修订了脓毒症的定义与诊断标准,即脓毒症3.0。脓毒症定义为因感染而引起宿主反应失调进而导致危及生命的器官功能障碍,并采用序贯器官衰竭(SOFA)评分对器官功能障碍进行评估,当SOFA评分≥2分时,预示脓毒症存在,即脓毒症为感染+SOFA评分≥2分;脓毒症3.0摈弃了SIRS,更强调了感染引起失调的宿主反应及导致的致命性器官功能障碍,即器官功能障碍取代了SIRS;还排除了"重症脓毒症"的概念;另外,脓毒症休克是脓毒症的一种亚型,不仅仅是循环功能衰竭,还包括了细胞及组织代谢异常,有更高的病死率,患者尽管有充分的液体复苏仍存在持续的低血压,需要用升压药维持平均动脉压在65mmHg以上,血乳酸在2mmol/L以上。

综上,脓毒症1.0和脓毒症2.0强调SIRS,脓毒症3.0更加强调危及生命的器官功能障碍;前者在临床实践中诊断脓毒症的灵敏度高,通常会纳入更多的患者,但特异度不高,并且一些患者并没有进入脓毒症休克及器官功能障碍等脓毒症重症阶段,因此,容易造成过度医疗,浪费大量医疗资源;而脓毒症3.0更关注危重症患者;然而,临床上对脓毒症的诊断还是难以早期把握,大多数患者确诊时已进入脓毒症的终末阶段,患者失去最佳治疗时机,脓毒症仍然是一个复杂的、动态的综合征。

第二节　脓毒症的早期诊断

一、脓毒症早期诊断机制及假说

1.脓毒症的早期诊断——休克前期假说　有学者假设存在一种可进展为脓毒症休克的临界状态,我们称之为"前休克"状态或"休克前期",脓毒症的演变过程:脓毒症→休克前期→脓毒症休克。这3个生理学状态是不同的,从脓毒症过渡到休克前期、从休克前期再到脓毒症休克时均有显著变化,休克前期提示患者存在潜在病情的恶化,为临床医师干预提供更大的时间窗。为验证这一假设,Liu等采用3种不同的机器深度学习技术对MIMIC-Ⅲ数据库中15 930例患者的电子健康数据,根据脓毒症3.0中SOFA评分及相对权重大小,筛选出乳酸、心血管SOFA评分、心率、动脉血氧分压、吸入氧浓度和格拉斯哥昏迷评分6个最重要指标,收集和分析患者重症监护病房(ICU)住院期间甚至住院前数据,建立脓毒症休克风险演变评分模型,分析发现预测脓毒症休克发生的受试者工作特征曲线下面积为0.93,灵敏度为88%,特异度为84%,总体阳性预测值为52%,预警脓毒症休克发生时间中值为7小时。机器深度学习具有识别脓毒症休克的能力,并可计算出休克前期的时间。这项研究表明,机器深度学习技术利用大量的非特异性临床生物指标数据,智能识别生物学标志物,建立机器深度学习的诊断模型,能提前数小时预测脓毒症休克的发生,为早期治疗干预提供了时间窗。随着脓毒症的临床数据越来越多,传统的诊断方法不能很好地反映及诊断脓毒症;机器学习、大数据、人工智能时代为脓毒症早期诊断提供了新的方法,但仍然需要我们努力前行,攻克难关,期待能早日带来突破性进展。

2.脓毒症病理生理机制 脓毒症常累及呼吸系统、循环系统、消化系统、泌尿系统等多个系统,其临床表现通常为非特异性症状,如恶心、呕吐、晕厥、发热等,以及伴发急性心功能不全、急性呼吸窘迫综合征、急性肾衰竭等危重症状,其涉及机制较为广泛,包括内皮组织损伤、凝血异常、免疫功能紊乱、SIRS、氧化应激及信号通路激活,脓毒症早期激活促炎反应和抗炎反应,以及非免疫途径(心血管、神经元、自主神经、激素、生物能量、代谢和凝血等)改变。有观点认为免疫紊乱是脓毒症发病机制中的重要部分,很多研究将免疫调理作为治疗脓毒症新的手段,在脓毒症早期炎症递质的释放会促进免疫功能的亢进,而晚期会出现特异性的免疫抑制,大量淋巴细胞凋亡等,从而丧失了对炎症反应的调控,引起代谢紊乱导致器官功能障碍,最终导致器官衰竭,但驱动代谢紊乱和多器官功能障碍或衰竭的机制仍然难以捉摸。到目前为止,还没有一个简单而明确的实验室指标能够准确识别脓毒症,脓毒症仍然是一种由感染引起的生理、病理和生化异常的复杂变化的综合征。

二、脓毒症早期诊断相关研究进展

在过去的几十年里通过对脓毒症的基础和临床研究,我们发现了许多生物标志物可用于脓毒症的早期诊断,如传统的生物标志物降钙素原、白细胞介素 6(IL-6)、血乳酸、C 反应蛋白(CRP)等,灵敏度高,特异度欠佳,没有一种标志物能准确诊断出脓毒症,均需要联合各种标志物结合临床病情状态及器官功能衰竭评分、早期预警评分进行判断,如何得到可靠的高特异度、高灵敏度单一生物标志物快速识别脓毒症,仍然是一个难题。

1.病原菌检测及二代测序技术 传统观点认为血培养是诊断脓毒症的"金标准",如基于培养的病原学诊断方法(如血培养)仍是脓毒症病原学诊断的主要手段,但此方法有不可忽视的缺点:①细菌培养阳性率不高,病原菌培养阳性的脓毒症只有 30%~40%,容易导致漏诊;②培养时间偏长,一般需要 3~5 天,有的甚至需要 14 天才能鉴定,滞后性常常延误早期诊断治疗;③无法常规检测苛养菌、胞内菌、病毒等病原体,对许多复杂的微生物常常难以培养和分离,无法进行及时和精确的早期诊断。

近年来二代测序技术不断成熟并用于临床,成为病原学诊断的有力手段。与血培养等传统病原学检测方法相比,其具有快速、非选择性、可定量或半定量分析的优点。病原体在检测前不再需要进行培养分离就可对 DNA 或 RNA 样本的碱基对进行快速测序,即可直接测序鉴别。但现阶段二代测序存在公认判读标准缺乏、测序结果与治疗关系不明确、耐药基因检测困难等不足,亦缺乏更高级别的二代测序与传统诊断方法比较验证的循证医学证据研究。随着相关研究的完善,二代测序在脓毒症诊断中的临床应用价值将会得到进一步提高。

2.基因多态性 基因多态性是指在随机分配的群体中,染色体同一基因位点上有两种或两种以上基因表型,是决定人体疾病的多样性、易感性及药物反应差异性的重要基础。有研究发现基因多态性与脓毒症密切相关,通过调控脓毒症发生的多条重要炎症信号通路,发挥抗炎或促炎作用,IL-10-1082A 等位基因和 IL-6-174C 等位基因的变异增加了肺炎性脓毒症的风险;人类 *TLR4* 基因发生变异,则人体对脓毒症易感性也会增加,Shalhub 等认为 *TLR4* 基因突变与创伤后脓毒症的严重程度相关,并且推断这种相关性不仅由 Asp299Gly 单核苷酸多态性引起,也可能与 *TLR4* 其他位点的突变产生协同效应。Jessen 等研究认为, *TLR4* 基因多态性与革兰阴性菌引起的脓毒症无显著相关性;Langley 等研究认为脓毒症与遗传背景有关,这就可以解释有些患者脓毒症发病轻,而有些患者发病重,甚至出现休克、死亡。临床上常见受到同一致病菌感染的不同个体的临床表现和预后截然不同,提示基因多态性等遗传因素也是影响人体对应激打击易感性与耐受性、临床表现多样性及药物治疗反应差异性的重要因素。*HSP70* 基因型即单核苷酸多态性可能与一些脓毒症的不良预后有关。

3.降钙素原　降钙素原由 116 个氨基酸组成,编码基因位于 11 号染色体的降钙素基因 *CALC-* Ⅰ 上;正常情况下,降钙素原水平极低(<0.1μg/L),当机体发生细菌感染,在细菌内毒素及各种促炎因子如肿瘤坏死因子、IL 等刺激下,可诱导机体产生大量的降钙素原并释放入血,导致降钙素原水平大幅度升高。Becker 等研究表明,发生全身性细菌感染后 4 小时即可监测到降钙素原升高,6 小时达高峰,达到峰值后可维持 6~24 小时,半衰期 25~30 小时;感染被免疫系统或抗菌药物控制后降钙素原水平迅速下降。有研究认为,降钙素原用于诊断全身细菌感染具有高度的灵敏度和特异度,优于白细胞、CRP、IL-6 等指标,动态降钙素原监测值与病情变化趋势相关,随病情的加重而升高,随病情的好转而降低。降钙素原监测可以指导 ICU 及急诊患者的抗菌药物使用,降钙素原对脓毒症的灵敏度及其代谢动力学特征使得通过动态检测降钙素原水平对诊断脓毒症、评估严重程度、指导抗菌药物治疗、判断预后均具有重要的临床意义;Meta 分析脓毒症、严重脓毒症和脓毒症休克患者的相关研究结果显示,降钙素原诊断成人脓毒症的受试者工作特征曲线下面积为 0.83(95% 置信区间:0.79~0.87),表明降钙素原对脓毒症具有中等诊断价值,但是,降钙素原无法区分非感染性疾病及应激和创伤等。

4.血乳酸　乳酸是体内无氧代谢的中间产物,反映组织灌注和细胞代谢水平,乳酸水平升高反映组织低灌注和氧输送不足。乳酸主要在肝、肾中代谢和清除,动态监测血乳酸和乳酸消除率,对于评估严重脓毒症患者住院期间的病死率有较高的特异度和灵敏度。Nguyen 等认为血乳酸水平是反映组织灌注和氧输送不足的早期灵敏生化指标,乳酸清除率能有效反映乳酸水平动态变化,6 小时乳酸清除率<10% 对于评估脓毒症患者住院期间病死率有很好的特异度和灵敏度。Bakker 等甚至认为早期乳酸监测比生命体征监测的临床意义更大。

5.CRP　CRP 是由肝合成的一种非特异性急性期时相蛋白,是炎症的极其灵敏的生物标志物,当炎症或组织损伤时,其血浆浓度迅速升高;当有细菌、真菌及寄生虫感染时,CRP 具有激活补体、活化单核/吞噬细胞、上调血管内皮细胞黏附分子等作用。CRP 通常在感染后 4~6 小时开始升高,36~50 小时达高峰,半衰期 4~7 小时,感染消除后迅速下降,1 周内可恢复至正常。CRP 被广泛应用于脓毒症的诊断,灵敏度高,但缺乏特异度,许多其他的疾病状态,如烧伤、创伤等也会引起 CRP 升高。

高敏 CRP(hs-CRP)是临床实验室采用超敏感技术能准确检测的低浓度 CRP,是区分低水平炎症状态的灵敏指标,hs-CRP>15mg/L 提示炎症反应;Abdollahi 等认为hs-CRP对早期诊断新生儿脓毒症具有重要作用,联合检测 hs-CRP、IL-6、降钙素原可有效预测新生儿早期脓毒症的发生;但也有学者认为 hs-CRP 诊断脓毒症的效果欠佳,是不太可靠的标志物,仍需要探索高特异度的诊断标志物。

6.IL-6　IL-6 是由 T/B 淋巴细胞、内皮细胞等多种细胞合成的糖蛋白;肿瘤坏死因子 α 和 IL-1β 等细胞因子或病毒或细菌成分脂多糖等均可以诱导 IL-6 产生,当机体遭受感染或组织损伤时可以激发 IL-6,并且可以在 2 小时内达到高峰,进而参与到各种炎症反应和抗炎反应中。有研究认为,IL-6 可以辨别易患脓毒症的高危患者。尽管在感染或其他刺激后 IL-6 能够快速升高,但 IL-6 的特异度欠佳,许多非感染因素如手术、移植排斥及多发伤等均可引起血浆 IL-6 水平升高。因此,将 IL-6 用于脓毒症的判断效果仍然欠佳。

综上,脓毒症是一个复杂的、多阶段的、动态的综合征症状,其发病机制涉及复杂的全身炎症网络效应、免疫功能障碍、凝血功能异常、基因多态性、组织损伤及宿主对感染的反应等多个方面。尽管脓毒症 3.0 定义为由宿主对感染反应失调而引起的一种危及生命的器官功能障碍,其机制仍然未完全明确,脓毒症仍不能用某一种或几种细胞因子水平的升高或下降来解释,也不能由于某个炎症递质的阻断或补充而完全得以纠正。脓毒症的临床判断仍需联合多个炎症因子动态监测。脓毒症仍不能及时进行早期诊断和识别而改善患者的预后。

总之,脓毒症涉及多个领域,不是一个独立的疾病,而是一个复杂的、动态的、一系列生理功能和代谢紊乱的临床综合征;而脓毒症休克包括循环、细胞和代谢紊乱衰竭异常等,是炎症反应疾病发展的终末阶段,是器官严重障碍的综合征。脓毒症一直是患者和社会的巨大医疗负担,我们要提高对脓毒症的认识,继续深入探索脓毒症的本质和认识脓毒症的发病机制,力争有重大发现及突破性进展,最终战胜这一人类顽症。

第三节　脓毒症药物治疗

2016 国际脓毒症和脓毒症休克指南对脓毒症提出新定义(sepsis3.0):脓毒症是感染引起宿主免疫应答失调导致危及生命的器官功能障碍。当患者体内存在感染,并且全身性感染相关性器官功能障碍评分(sepsis related organ failure assessment,SOFA)≥2 分,可以被诊断为脓毒症,病死率约为 10%。脓毒症休克是严重脓毒症的一种特殊类型,表现为明显的循环及细胞/代谢功能异常,可导致多器官衰竭,显著增加病死率,其病死率可高达 40%~60%。脓毒症休克并发症所引起的器官功能障碍有的甚至为不可逆(如长期的认知和功能缺陷),存活下来的患者在出院后仍有持续感染与死亡风险。在美国住院患者中 2% 为严重脓毒症患者,且其中的一半在重症监护室(ICU)接受治疗,占所有 ICU入院患者的 10%。美国每年脓毒症病例数超过 75 万例,且发病率还在逐年上升。我国与美国及其他高收入国家具有相似的脓毒症发病率。一项流行病学调查显示,1979—2000 年的脓毒症患者中,感染革兰阳性菌(G+)患者数量超出感染革兰阴性菌(G−)患者。

但最近一项研究表明,75个国家的14 000例脓毒症主要由细菌感染引起,其中62%的患者体内被分离出G⁻,47%的患者被分离出G⁺,还有19%的患者体内被分离出真菌。

临床脓毒症的治疗非常棘手,主要以糖皮质激素等非特异性治疗及防治器官功能衰竭和休克等对症治疗为主。虽然控制感染的治疗方法能缓解脓毒症症状,延长患者生命,但治标不治本。脓毒症整个发生发展过程受到炎症及免疫因子等多种因素的影响,分子病理生理学非常复杂,这也为治疗提供了诸多分子靶点。

一、抑制过度的促炎应答

失控、持续放大的全身性炎症反应综合征(systemic inflammatory response syndrome,SIRS)是脓毒症患者死亡的主要原因,因此脓毒症治疗的基本策略依然是清除炎症递质,降低炎症递质峰值浓度,控制炎症和过度免疫反应。

1.中和脂多糖(lipopolysaccharides,LPS) 大多数的脓毒症主要由细菌感染引起,而LPS为细菌的细胞壁主要成分,也是引起后续炎症风暴的主要物质。目前多种药物具有直接与LPS结合/中和的能力,如多黏菌素B可以结合并中和LPS的脂质A组分,阻止LPS引起细胞因子TNF-α的释放,能够有效保护被细菌感染的宿主,但是由于其肾毒性与神经毒性限制了其临床应用。Centocor公司开发的靶向LPS单克隆抗体Centoxin(Nebacumab,HA-1A),为史上第一个人源化的单克隆抗体,能结合细菌中LPS的脂质A,减轻促炎应答,拟用于临床治疗细菌引起的脓毒症。但HA-1A经过多次临床试验后被证实治疗无效,在1992年2月被美国食品药品监督管理局(FDA)驳回上市申请。抗菌肽LL-37、两性离子壳聚糖(ZWC),凝血因子Ⅶ、Ⅸ和Ⅹ的轻链组分等LPS中和药物处于临床前研究阶段。LL-37具有中和LPS能力,可降低小鼠腹腔液与血清中IL-1β、IL-6和TNF-α蛋白表达,并抑制caspase-1活化,减少LPS/ATP诱导腹腔巨噬细胞凋亡,静脉注射后可明显改善脓毒症模型小鼠存活率。LL-37及其结构类似物sLL-37均可缓解脓毒症模型小鼠急性肺损伤。ZWC可直接与LPS结合,抑制p38蛋白磷酸化,减轻过度促炎应答过程,明显延长LPS诱导的脓毒症模型小鼠存活时间。凝血因子Ⅶ、Ⅸ与Ⅹ的轻链组分可水解细菌外膜的LPS,阻止后续炎症反应,具有抗感染活性。动物实验表明,耐药绿脓杆菌或鲍曼不动杆菌感染小鼠后静脉高剂量给予凝血因子Ⅶ轻链组分,小鼠存活率显著提高。凝血因子在脓毒症发生发展中扮演着促凝与抗炎双重作用。在恰当时机给予LPS结合/中和剂,将有利于脓毒症的临床治疗。

2.TLR4受体阻滞剂 TLR4为主要天然免疫识别受体之一,除可识别来自细菌外膜的LPS外,还可与纤维蛋白原、低密度脂蛋白、纤维粘连素、透明质酸、热休克蛋白60和热休克蛋白70等内源性配体结合,介导机体免疫应答及凝血异常。阻断TLR4信号通路可减少炎症递质表达,缓解脓毒症病情。目前阻滞TLR4受体的靶向化合物有FP7、L48H37和Eritoran等。FP7和L48H37目前处于临床前研究阶段。FP7能够阻止LPS引起的TLR4受体活化,减少单核细胞与树突细胞分泌促炎因子IL-6、IL-8和MIP-1β,降低致命流感病毒感染小鼠的病死率。L48H37为姜黄素类似物,通过靶向髓样分化蛋白-2(MD-2)阻断LPS与TLR4受体结合,抑制LPS诱导的MAPK与NF-κB信号通路相关蛋白磷酸化,是治疗脓毒症的潜在候选药物。在临床Ⅲ期试验阶段被淘汰的 Eritoran 通过直接与 CD14 结合而阻止 LPS 配体蛋白与 MD-2 结合,从而发挥阻滞 TLR4 受体作用。临床Ⅲ期试验显示,Eritoran 与安慰剂相比未降低脓毒症患者 28 天病死率。因此在脓毒症的治疗过程中,单一阻断 TLR4 受体信号通路对脓毒症并不一定能起到有效治疗作用,尚需其他重要通路的共同干预。

3.雌激素受体(estrogen receptor,ER)激动剂 ER 激动剂能够抑制促炎基因转录,展现出抗炎活性。目前 WAY-204688、ERB-196 与 ERB-041 等 ER 激动剂均处于临床前研究阶段。WAY-204688 为 ER-α 受体激动剂,可阻止 NF-κB 通路激活。在绿脓杆菌致大鼠全身感染实验研究中,WAY-204688 能明显提高大鼠存活率。ERB-196(WAY-202196)是一种选择性 ER-β 激动剂,可以降低大鼠腹腔液中 IL-6 和 TNF-α 等炎症因子蛋白水平表达,提高严重脓毒症大鼠存活率。ERB-041 为另一种选择性极高的 ER-β激动剂,可抑制 LPS 引起 iNOS 表达增多与 NF-κB 通路活化,通过减轻全身与局部炎症反应降低脓毒症小鼠病死率。ER 激动剂具有治疗严重脓毒症潜在活性。

4.巨噬细胞迁移抑制因子(macrophage migration inhibitory factor,MIF)抑制剂 巨噬细胞迁移抑制因子(MIF)为具有独特结构的多效免疫调节因子,由造血细胞、上皮细胞、内皮细胞、间充质细胞和神经细胞分泌,可抑制巨噬细胞从 T 细胞激活区向外移动,也可激活附近巨噬细胞使其吞噬作用增强。MIF 作为一种潜在促炎因子,参与脓毒症等多种炎症性疾病的发病过程。针对 MIF 活性位点设计的抑制剂 ISO-1[4,5-二氢-3-(4-羟基苯基)-5-异恶唑乙酸甲酯]、F11、NbE5 和 NbE10 等目前均处于临床前研究阶段。ISO-1能够与 MIF 的互变异构酶活性位点结合,降低 MIF 促炎活性,并抑制 LPS 与盲肠结扎穿孔术(CLP)诱导的脓毒症小鼠体内巨噬细胞释放 TNF-α,对脓毒症小鼠具有明显治疗效果。抗 MIF 的单克隆抗体 F11 是具有抗脓毒症活性的高特异性、高亲和力 IgG 型单克隆抗体,可显著抑制 MIF 刺激 RAW264.7 细胞引起 NO 释放,提高脓毒症小鼠存活率。NbE5 和 NbE10 为半衰期较长的新型抗 MIF 纳米抗体,可通过与 MIF 催化口袋结合,抑制 MIF 互变异构酶活性。而根据 NbE10 设计的半衰期更长的纳米抗体 NbE10-NbAlb8-NbE10 可显著降低脓毒症模型小鼠病死率,因此 MIF 活性位点可作为对抗脓毒症的潜在新靶点。

5.高迁移率族蛋白 B1(high mobility group protein B-1,HMGB-1)抑制剂 HMGB-1属于一种典型的损伤相关分子模式蛋白,通常储存于细胞核内。当细胞受到炎症递质的刺激后转运至胞质,HMGB-1 通过甲基化、磷酸化和乙酰化等修饰后释放到细胞外,与多种外源性(细菌内毒素、CG 序列-DNA)或内源性(IL-1β、TNF-α)促炎因子相互作用,发挥促炎活性。HMGB-1 作为晚期促炎因子参与脓毒症发病过程,是脓毒症致死性全身反应的重要晚期炎症递质。重症脓毒症患者血浆高浓度的 HMGB-1 含量与病死率呈正相关。氯喹宁、槲皮素与褐藻降钙素等均可抑制 HMGB-1 活性,对脓毒症的治疗作用研究均处于临床前研究阶段。抗疟药氯喹宁可抑制巨噬细胞、单核细胞和内皮细胞中 HMGB-1释放,减弱促炎应答,降低脓毒症模型小鼠病死率。对 TNF-α 等促炎因子释放初期的脓毒症动物给予槲皮素治疗,可使 LPS 刺激引起损伤组织释放 HGMB-1 减少,从而降低动物体内 HMGB-1 的循环水平。槲皮素可作为治疗脓毒症候选药物。褐藻降钙素可以下调小鼠腹腔巨噬细胞与 RAW264.7 细胞 iNOS、COX-2、TNF-α、IL-6 和 HGMB-1mRNA 的表达。在 LPS 诱导的脓毒症小鼠模型中,褐藻降钙素能够降低小鼠血清中 NO、PGE2 和 HMGB-1 水平,减轻 LPS 引起小鼠急性肝、肾损伤,增加脓毒症小鼠存活率,因此 HMGB-1 被认为是与脓毒症治疗相关重要靶点。

6.其他　间变性淋巴瘤激酶(anaplastic lymphoma kinase,ALK)是肿瘤相关受体酪氨酸激酶,在致死性脓毒症病例中具有调节先天免疫的作用。ALK 抑制剂 LDK378 为 2014 年美国 FDA 批准的抗癌新药,最近的临床前研究显示其能够提高脓毒症小鼠存活率,缓解脓毒症小鼠肺与小肠组织损伤,减少炎症因子 TNF-α、IFN-β、MCP1 和 IL-7 mRNA 水平的释放,具有抗炎、抗感染活性。氟伏沙明是一种抗抑郁药,与内质网上 sigma1 受体蛋白具有亲和力。氟伏沙明可通过活化 sigma1 受体抑制细胞因子产生,降低脓毒症模型小鼠病死率。某些补体的激活能够使促炎因子表达量增加,引起炎症损伤。临床前研究药物 MEDI7814 是抗过敏毒素 C5a(补体 C5a)的抗体,可通过与 C5aR1 和 C5aR2 受体结合发挥抑制补体 C5a 活性作用,抑制剧烈促炎反应,却不影响其他补体介导的细菌杀伤作用,MEDI7814 具有治疗脓毒症潜力。

二、缓解免疫抑制

脓毒症后期机体常出现免疫抑制或免疫麻痹状态,表现为中性粒细胞、巨噬细胞、T 细胞和 B 细胞凋亡,调节性 T 细胞和髓系抑制细胞增多。严重免疫抑制(免疫麻痹)状态使患者对原发性致病菌不能有效清除,甚至出现持续感染或多药耐药细菌、真菌引发的继发感染,病情更加难以控制,最终导致患者死亡。最近多项研究表明有针对性的免疫增强(免疫促进、免疫刺激)疗法对免疫抑制状态的脓毒症患者病情有改善作用。

1.半胱氨酸蛋白酶(caspase)抑制剂　蛋白质 GS-DMD 是 caspase-1/-4/-5/-11 的底物,活化的 caspase-1/-4/-5/-11 可酶切 GSDMD 蛋白成两部分(GSDMD-N 端与 GSD-MD-C 端),GSDMD-N 端在巨噬细胞脂质膜上形成气孔,破坏细胞膜诱导细胞凋亡。caspase-3 可被 TNF-α 激活,剪切 GSDME 蛋白,使巨噬细胞凋亡。目前靶向 caspase 的临床前研究药物有 VX-166 和线性泛素链相关蛋白等。VX-166 是一种强效广谱 caspase 抑制剂,可明显抑制 CLP 模型动物胸腺萎缩与淋巴细胞凋亡,提高 CLP 模型动物存活率。线性泛素链相关蛋白(SHARPIN)为线性泛素链组装复合体(LUBAC)组成成分。脓毒症患者体内 SHARPIN 含量下降与循环系统中单核细胞内 caspase-1 的活性增强有关。SHARPIN 作为一个内源 caspase-1 抑制剂,可以直接与活化的 caspase-1 四聚体结合,抑制 p20/p10 相互作用,减少 IL-1β/18 释放,减少脾细胞死亡,延长脓毒症小鼠存活时间。SHARPIN 与 caspase-1 的相互作用成为脓毒症治疗靶点之一。

2.免疫刺激剂　免疫刺激或免疫调理可以增强机体的免疫功能,提高治疗脓毒症临床效果。目前治疗脓毒症的免疫增强剂主要有临床试验药物粒细胞-巨噬细胞集落刺激因子(granulocyte macrophage-colony stimulating factor,GM-CSF)和胸腺素 α1(thymosin alpha 1,Tα1),以及处于临床前试验研究阶段的抗细胞毒性 T 淋巴细胞抗原 4(cytotoxic Tlymphocyte associated antigen-4,CTLA-4)抗体等。GM-CSF 是组织浸染淋巴细胞与髓样细胞之间的交流渠道,具有激活免疫细胞活性作用。在对 38 例单核细胞人白细胞 DR 抗原(monocytic human leukocyte antigen-DR,mHLA-DR)含量低并伴有免疫抑制的脓毒症患者进行的临床试验显示,以生物标志物 mHLA-DR 为导向给予该类患者外源性 GM-CSF 可使单核细胞免疫功能恢复。对 2 380 例非中性粒细胞减少的脓毒症患者开展临床试验发现,GM-CSF 对脓毒症治疗效果不显著,其治疗范围及疗效仍需大型前瞻性多中心临床试验验证。Tα1 是一种免疫调节剂,可增加人类白细胞 DR 抗原(human leukocyte antigen-DR,HLA-DR)在单核细胞上的表达,增加体内淋巴细胞数量,降低继发性感染的发生率。对 2008—2010 年的 361 例脓毒症患者开展临床试验,结果表明 Tα1 治疗脓毒症安全有效。最近一项针对 240 例严重脓毒症患者的临床试验发现,体内淋巴细胞数量低的脓毒症患者使用 Tα1 治疗更加有效。CTLA-4 是调节性 T 细胞(regulatory cells,Tregs)表达的一种抑制早期 T 细胞活化和增生的重要因子,具有阻碍抗原提呈细胞(antigen-presenting cells,APC)抗原递呈与介导靶细胞死亡作用,具有免疫抑制功效。CTLA-4 抗体具有逆转免疫抑制的作用,低剂量抗 CTLA-4 抗体可阻止淋巴细胞凋亡,逆转脓毒症伴随的免疫抑制,可提高盲肠结扎穿刺与真菌脓毒症模型动物存活率。以上这些免疫刺激剂有望成为治疗脓毒症的有效药物。给予患者免疫刺激剂时间点,应根据患者的病情及具体情况确定。

3.免疫抑制因子抑制剂　免疫抑制导致脓毒症患者血清免疫抑制因子 IL-4、IL-10、IL-17、INF-γ 和 TGF-β 等含量升高。这些免疫抑制因子可抑制单核-巨噬细胞天然与特异性免疫功能,引起机体免疫功能缺陷。目前免疫抑制因子抑制剂有临床前研究药物三氯碲酸铵(AS101)和处于临床试验阶段的药物维生素 C 等。AS101 为 IL-10 的新型抑制剂,可抑制 IL-10 在基因转录水平的表达,增强巨噬细胞免疫功能,并显著提高脓毒症小鼠存活率。有研究表明,肠外注射维生素 C 可抑制脓毒症小鼠体内 TGF-β 和 IL-10 等免疫抑制因子的分泌,抑制调节性 T 细胞活性,改善免疫抑制状态,从而缓解脓毒症小鼠体内多器官功能障碍。但最新临床Ⅲ期试验显示,静脉注射维生素 C 不能改善脓毒症患者器官功能障碍评分,也不能降低血管损伤标志物含量,但其是否抑制脓毒症患者免疫抑制因子表达尚需进一步研究确证。

三、改善凝血系统异常

凝血与炎症有着密不可分的关系,免疫细胞、细胞因子和趋化因子能激活凝血系统并下调抗凝物质引起凝血。脓毒症过度激活凝血,血管内正常抗凝状态被破坏,机体出现高凝状态。伴有弥散性血管内凝血(DIC)脓毒症患者,会同时出现血栓症状与出血症状(由于凝血因子与血小板过度消耗引起),进而导致死亡。

1.抗凝血酶(antithrombin,AT)　处于临床试验阶段的天然强效抗凝血酶Ⅲ(antithrombin Ⅲ,AT Ⅲ)可抑制活化因子 X(aFX)和凝血酶等促凝物。在脓毒症患者体内 ATⅢ 含量减少,导致血管内弥漫性微血栓增多与多器官功能障碍。对 1997—2000 年的 2 314 例脓毒症患者开展临床Ⅲ期试验表明,注射高剂量 ATⅢ 并同时添加肝素治疗并不能降低患者 28 天病死率,但是单用高剂量 ATⅢ组(不注射肝素)患者 28 天病死率显著降低。随后在 2005 年对 3 933 例脓毒症患者再一次展开临床试验,发现没有足够证据支持用 ATⅢ治疗同时不使用肝素可降低伴有 DIC 脓毒症患者病死率。故 ATⅢ治疗脓毒症效果不明确,仍需要大量的随机对照试验(RCT)验证其疗效。

2.重组人活化蛋白 C(recombinant human activated protein C,rhAPC)与重组人可溶性血栓调节蛋白(recombinant human soluble thrombomodulin,rhsTM)　脓毒症患者体内内皮细胞可溶性血栓调节蛋白(soluble thrombomodulin,sTM)表达量严重减少,导致活化蛋白 C 依赖的抗凝效果降低。rhAPC(又称 DrotAA)具有抑制凝血块进一步形成,增加纤维蛋白溶解的抗凝作用。临床Ⅲ期试验显示,DrotAA 治疗脓毒症患者组病死率比安慰剂组下降了 6.6%,二者具有显著性差异。2001 年 11 月,礼来公司研发的 DrotAA 新药(商品名为 Xigris)被美国 FDA 批准上市,用于治疗成人脓毒症。2012 年的临床Ⅲ期试验(PROWESSSHOCK 试验)表明,DrotAA 治疗组脓毒症患者病死率与安慰剂组比较无显著性差异,因此礼来公司宣布从全球市场撤销该药。临床试验药物 rhsTM 是一种抗凝剂,在日本临床上已被许可用于治疗脓毒症引起的弥散性血管内凝血。对 2011—2013 年的 3 195 例脓毒症患者开展临床研究发现,伴有 DIC 症状的脓毒症患者注射 rhsTM 治疗可降低脓毒症患者病死率,并不增加出血风险,而且 rhsTM 与 AT 联用疗效更佳。但目前 rhTM 能否用于脓毒症治疗仍缺少临床数据支撑,其疗效尚需大规模临床试验进一步证实。

3.组织因子通路抑制剂　组织因子(tissue factor,TF)在正常人体血管内皮细胞及外周血细胞中不表达,其作为凝血因子Ⅶ受体启动外源性凝血途径。而脓毒症患者体内,由于 LPS、细胞因子与组织胺等因素刺激,内皮细胞表达并释放 TF,TF 与活化凝血因子Ⅶa(activated coagulation factor Ⅶa,FⅦa)形成 TF/FⅦa 复合物,激活凝血因子 X(clotting factor X,FX),导致凝血和纤维蛋白形成。临床试验药物组织因子通路抑制剂(tissue factor pathway inhibitor,TFPI),属于库尼型丝氨酸蛋白酶抑制剂类,是一种内源性组织因子相关凝血级联反应抑制剂。TFPI 可显著降低严重脓毒症动物病死率,并且Ⅱ期临床试验显示,在 210 例严重脓毒症患者中,接受 TFPI 治疗的患者 28 天全因病死率有相对下降趋势。Chiron 公司开发的蒂法金(Tifacogin)为重组人 TFPI,在北美、欧洲、以色列等17 个国家的 245 家医院开展临床Ⅲ期试验,结果显示其治疗严重脓毒症患者无效。

4.抑制纤溶酶原激活物抑制因子 1(plasminogen activator inhibitor 1,PAI-1)　活性 PAI-1 是机体内最重要的纤溶活性调节剂,通过抑制纤溶酶原激活物(plasminogen activator,PA)调节血管内和血管外纤溶系统。脓毒症患者体内 PAI-1 过量表达引起纤维蛋白溶解减少从而导致血栓形成。临床试验药物 Tiplaxtinin21、Diaplasinin22 和 PAZ-41723 是 PAI-1 的有机小分子抑制剂,它们虽然均已进入临床Ⅰ期试验,但没有更进一步的研究进展。临床前研究药物藏红花素是一种天然抗氧化剂,在内毒素休克大鼠模型中,能够抑制血小板减少,降低肝和大脑中 PAI-1 的浓度,抑制肾小球中纤维蛋白沉积,缓解内毒素引起的凝血,改善 LPS 诱导的器官损伤。临床前研究药物 MA-33B8 是抗 PAI-1 的单克隆抗体,可以有效抑制内毒素诱导新西兰大白兔 DIC 模型中肾 PAI-1 的表达,阻止肾纤维蛋白沉积,缓解 DIC 症状。

四、阻止内皮屏障损伤

脓毒症患者体内持续的炎症反应(包括炎症细胞与炎症因子在内组成的复杂网络系统)直接或间接导致内皮细胞过度、持久、广泛的活化,从而造成内皮屏障损伤,主要表现为内皮细胞之间血管内皮钙黏蛋白(vascular endothelial cadherin, VE-cadherin)含量减少,内皮屏障连接紧密性降低,内皮细胞完整性受到破坏。目前通过阻止内皮损伤治疗脓毒症的临床前研究药物有根赤壳菌素、Slit、降钙素家族成员中介素(intermedin, IMD)和抗菌抗体 ABTAA 等。Radicicol 为 Hsp90 抑制剂,可以抑制脓毒症小鼠体内 VE-cadherin 和 β-连环蛋白表达量的降低,抑制 p60 活化与桩蛋白磷酸化,从而降低内皮屏障高通透性。Radicicol 阻止内皮屏障损伤的活性对于伴随内皮功能障碍的脓毒症具有一定治疗作用。内皮细胞特异性可溶性配体 Slit,通过与受体 Robo 蛋白 4 结合,阻止 p120-连环蛋白与 VE-cadherin 解离,阻止 VE-cadherin 内化,增强内皮细胞之间 VE-cadherin 的作用,增强内皮屏障功能,提高混合感染脓毒症模型动物存活率。IMD 通过 Rab11 依赖的通路促进 VE-cadherin 重新分布,修复被破坏的内皮屏障,提高脓毒症模型动物存活率。抗菌抗体 ABTAA 能与抗血管生成素 2(ANG2)结合,并激活血管生成素受体(TIE2),增强内皮细胞表面层糖萼,恢复 VE-cadherin 表达,保护内皮屏障完整性,提高脓毒症模型动物存活率。

五、缓解器官功能障碍

脓毒症患者体内多种因素导致组织缺氧,如形成微血管血栓导致氧气运输量减少、血管内皮屏障损伤引起皮下和体腔水肿使局部氧气供应不足、线粒体损伤引起氧化应激影响氧气利用等。组织缺氧是诱发脓毒症休克、多器官功能障碍的主要原因。目前通过缓解器官功能障碍治疗脓毒症的临床前研究药物包括 UCF-101、NaSH 和去乙酰化酶 3(SIRT3)。UCF-101 为 Omi/HtrA2(一种促凋亡的线粒体丝氨酸蛋白酶)的抑制剂,能够阻止 Omi/HtrA2 从线粒体向胞质移动,并可逆转线粒体内膜复合物 I、II、III 呼吸作用降低及 ATP 产量下降,其对脓毒症大鼠大脑氧化损伤和认知功能损害具有保护作用。NaSH 能够缓解脓毒症小鼠心肌细胞线粒体肿胀程度、改善心肌组织与线粒体结构形态、降低心肌肌钙蛋白 I(cTnI)水平、提高细胞内 ATP 含量,对脓毒症小鼠心肌线粒体损伤具有保护作用。SIRT3 为一种 NAD(+)依赖的去乙酰化酶,对维持线粒体活力至关重要。敲除 SIRT3 后加剧了脓毒症模型小鼠线粒体损伤、肾功能障碍和活性氧自由基(reactive oxygen species, ROS)产生,说明 SIRT3 具有抑制 ROS 产生、缓解氧化应激与保护肾线粒体的作用,故外源性注射 SIRT3 可能对脓毒症伴随的肾衰竭具有一定治疗作用。

据估计脓毒症的发病率每年增幅 9%,目前越来越多人认识并关注此病症。脓毒症的病理生理过程复杂,导致在治疗脓毒症及后续脓毒症引起的休克与多器官衰竭中缺乏有效治疗药物。在治疗脓毒症药物研发中,抑制过度促炎应答、缓解免疫抑制、改善凝血系统异常、阻止内皮屏障损伤及缓解器官功能障碍等环节已成为药物设计理想靶位。但目前针对这些靶位设计或研发的药物大多处于研究阶段,很多药物(如 HA-1A、Eritoran

和 Tifacogin 等)在临床试验阶段被淘汰,仅有的治疗药物 DrotAA 上市 10 年后因疗效不佳被撤离市场,因此仅针对单一靶点可能不会起到快速或持续、有效的治疗作用。在开发治疗脓毒症药物的过程中,应全面考虑其病理生理过程及其动态变化,权衡考虑其有效治疗靶位。在脓毒症早期,应重点关注其免疫细胞过度活化和过度促炎应答过程,主要针对免疫细胞状态及细胞内一系列信号通路变化,进行靶点设计并制定治疗方案。在脓毒症中期,机体主要表现为过度炎症引发的一系列不良后果,因此设计的新药应重点针对凝血系统异常、内皮屏障损伤、器官功能障碍。在脓毒症后期,机体内多器官衰竭并且机体的免疫系统严重受到抑制,此阶段的药物应有效改善免疫抑制状态并防治二重感染。近年来设计多靶点药物是现代药物研究的趋势,相对于传统药物具有较高安全性及预防耐药性等诸多优点。开发多靶点药物时可采用多种形式:一个药物选择性作用于多个靶点,即"单药多靶";几个单靶点药物联用,即"多药多靶";由于多药联合应用的复杂性,也可研发"多药多靶固定复方制剂"。在脓毒症治疗过程中,将机体作为一个整体,重点关注疾病转归,根据患者目前所处状态综合考虑诸多因素制定有效治疗方案。

第四节　脓毒症抗凝治疗

重症感染普遍存在凝血功能紊乱,研究显示,脓毒症患者发生弥散性血管内凝血(disseminated intravascular coagulation,DIC)的概率为 25% ~ 55.8%,伴有显著增高的病死率。炎症过程与凝血过程相互影响,互相促进,是导致脓毒症病情恶化的重要促因。最新的脓毒症诊断标准(sepsis3.0)将国际标准化比值(international normalized ratio,INR)>1.5 或活化部分凝血活酶时间(activated partial thromboplastin time,APTT)>60 秒和(或)血小板减少症列为脓毒症合并器官功能不全(严重脓毒症)的诊断标准之一,这为脓毒症的抗凝治疗奠定了基础。

然而,抗凝策略的争议从未停止过。2016 年更新的拯救脓毒症(SSC)指南中,对抗凝策略上提出了新的观点,指南否定了抗凝血酶在脓毒症及脓毒症休克中的应用,因为其不但不能改善生存率,而且大出血的风险也是很高的,即使是在脓毒症伴发的 DIC 中,其有效性也仍待进一步临床证实。另一方面,组委会也暂不对肝素及新型抗凝药物重组人血栓调节蛋白(recombinant human thrombomodulin,rh-TM)做推荐,理由是这些药物的临床实验具有很多不确定因素,仍需要进一步的随机对照试验(randomized controlled trial,RCT)研究。之前在 2004 年及 2008 年的指南上推荐过的活化蛋白 C,由于其在进一步的临床研究中证实对脓毒症休克患者是无效的,已彻底退出了市场。

2017 年 Intensive Care Medicine 上发表了一篇针对 SSC 指南的态度激进的社论,其对脓毒症抗凝治疗表明了积极的态度,并且提出抗凝治疗可以改善预后,文章认为由于脓毒症患者血栓形成的风险是很高的,预防性抗凝是普遍需要的。

由此可见,学界对于脓毒症是否进行抗凝治疗的态度虽有争议,但总体还是趋于保守的,但是有一点不可否认,重症感染的患者出现凝血功能的紊乱是真实存在的,而且是疾病发展的重要决定因素,其中涉及的有内皮损伤机制、血小板激活聚集机制、凝血因子失衡机制等。对于现在这种"脓毒症凝血稳定很关键,但是处理很棘手"的困境,我们该如何去分析并且突破,本节就此展开简要介绍。

一、凝血初期的免疫反应

近些年提出的一个新概念——免疫性血栓形成,可能有助于进一步了解炎症与凝血之间复杂的关系并且制订更合理的抗凝策略。免疫血栓的概念是血管内皮损伤后,凝血酶的蛋白水解作用使得纤维蛋白原转化为纤维蛋白,中性粒细胞及血小板等经凝血因子及炎症因子调节后在此处聚集并且相互作用形成的网状或支架样结构,其中血小板的调节作用非常重要,其可以识别并消灭病原体,参与到免疫血栓核心物质中性粒细胞胞外诱捕网(neutrophil extracellular traps,NETs)的形成,调节固有免疫细胞向感染部位的迁移并加强其功能。免疫血栓在固有免疫中发挥重要作用,假如凝血酶的产生可调控并且产量很少,可以认为其在拯救细菌感染中是有益的,特别是病原体的识别和限制其扩散。由此可见,血栓的形成本身就是机体平衡调控机制的一种体现,在适度的范围内发挥保护作用,但是失控的条件下就会影响血流的畅通,外周的灌注,直至 DIC 的出现时,抗凝治疗就显得尤为重要,这就是为什么多种临床实验证明新型抗凝药物如血栓调节蛋白(TM)在脓毒症合并 DIC 治疗中的有效性。但是我们应该如何充分利用凝血初期的病原体控制作用,同时又要防止凝血过度的激活造成的组织器官损伤呢?这就要求我们进一步把握抗凝治疗的时间点问题,也就是说,一方面我们需要进一步探索有效的凝血-纤溶指标,来对凝血过程进行监测,保证初期血栓的免疫作用的同时又及时有效的利用抗凝药物,另一方面对于兼具抗凝及抗炎药物的探索也是十分重要的,我们希望看到 TM 作为新型抗凝药物目前在脓毒症Ⅲ期临床实验能够取得积极的成果。

二、DIC 诊断标准和凝血功能标志物的变迁

国际血栓与止血学会(International Society on Thrombosis and Haemostasis,ISTH)定义的 DIC 得到世界范围内的广泛接受:DIC 是一种以多原因引起的弥漫的血管内凝血激活为特点的综合征,起源于微血管系统,同时也对微血管系统造成严重损害,甚至出现器官功能不全。因此及时诊断 DIC 甚至在 DIC 出现前即发现凝血功能异常对改善患者的预后具有重要意义。目前国际上主流的 DIC 诊断标准有三个:①日本厚生劳动省标准[the Japanese Ministry of Health,Labor and Welfare(JMHW)criteria];②国际血栓与止血学会标准[the International Society on Thrombosis and Hemostasis(ISTH)criteria];③日本危重症医学协会标准[the Japanese Association of Acute Medicine(JAAM)criteria]。这些诊断标准中均包括的检验指标:血小板计数、凝血酶原时间(PT)、纤维蛋白原降解产物(fibrinogen degradation products,FDP)、D-二聚体。JMHW 和 ISTH 标准也应用纤维蛋白原作为第四个诊断指标,JAAM 标准是脓毒症诱导 DIC 的最常用的诊断指标,因为这个标准将全身炎症反应综合征(systemic inflammatory response syndrome,SIRS)也考虑在内,但是上述诊断标准均存在各自的问题,比如 ISTH 标准的诊断灵敏度非常低,不能及时发现早期 DIC 的患者,JAAM 标准的适用范围窗很窄,JMHW 标准在合并感染的 DIC 患者中诊断灵敏度很低,而且由于缺少分子标志物作为辅助诊断工具,经常会出现误诊的情况。还有很重要

的一点,就是凝血酶原时间(prothrombin time,PT)和APTT在血栓形成中的检验作用还是有争议的。比如在抗凝物先天缺乏[抗凝血酶、蛋白C(protein C,PC)、蛋白S(protein S,PS)]的患者中,由于凝血酶的产生过高,PT和APTT应该短于正常,而临床测量提示这些患者的上述指标在正常范围之内。可能的原因是PT和APTT是静态检验方式,在5%的总凝血酶产生后的很短时间内血浆凝固,导致剩余的95%不被注意到,而且,由于凝血启动和凝块形成(几秒钟)之间的间隔很短,天然抗凝系统的最重要的部分并不能发挥它们抗凝潜能,不能导致凝血酶形成的下调。这个理论在抗凝血酶和PC系统中都是适用的。

这对这一现状,日本血栓与止血学会(Japanese Society on Thrombosis and Hemostasis,JSTH)在2016年推出了新的DIC诊断标准,这一标准根据不同的病因将DIC分为三型:造血功能障碍型、感染型、基础型。造血功能障碍型标准中剔除了血小板计数,感染型中剔除了纤维蛋白原,但如果血小板计数是进行性下降的,需要计算入评分标准;同时这个诊断中加入了新的分子标志物,如凝血酶-抗凝血酶复合物(thrombin-antithrombin complex,TATc)、可溶性纤维蛋白(soluble fibrin,SF)、凝血酶原片段1+2(F1+2),而且也将抗凝血酶活性也计算在内。但是新的标准存在的问题是过于复杂,对于需要快速及时做出决策的重症感染,势必会延误诊断时间,因此,日本的学者再次提出改良的简化JSTH标准,这个标准包括了血小板计数、PT、抗凝血酶活性及FDP水平,这些指标是脓毒症患者28天病死率的强预测指标,并且经过一项回顾性的多中心研究验证,简化标准与JSTH-DIC取得相似的诊断率,适用于急诊和ICU的DIC患者的筛查。欧洲的一项前瞻性队列研究也发现内皮细胞衍生CD105$^+$-微粒体(micro particles,MPs)(比值2.13)和CD31$^+$-MPs(比值0.65)与DIC有关($P<0.05$)。新的多因素logistic回归分析提示CD105$^+$-MPs(>0.60;比值1.67;$P<0.01$)、血小板计数($\leqslant127g/L$;比值0.99;$P<0.01$),和PT($\leqslant58\%$;比值0.98;$P<0.05$)与DIC相关性高,这为早期检测或预测DIC的发生提供新的标志物,而且为以后的临床试验提供更好的分层标准。

标准的变迁体现了日本学界对凝血功能的重视,他们发现新的凝血紊乱标志物并且主导了多项新型抗凝剂的临床研究,但是由于日本在DIC定义与其他国家的差异,以及治疗积极性上的不同,导致日本在相关研究上取得众多积极结果,比如rhTM可以显著改善脓毒症合并DIC患者的全因病死率(风险比0.781;95%可信区间0.624~0.977,$P=0.03$);与抗凝血酶(antithrombin,AT)联用时,不但可以降低28天病死率,也可以改善血小板及D-二聚体等指标,不增加出血风险。但是因诊断标准的不同,结果很难与其他国家进行平行比较:欧洲的一项Ⅱb期临床研究按照ISTH的显性DIC诊断标准得出的结论是与安慰剂组相比给予rhTM治疗后并不能显著改善显性DIC患者的病死率,而获益人群是呼吸或心功能不全的患者,凝血功能特点是基线PT-INR大于1.4,血小板计数介于($30\sim150$)$\times10^9$/L。抗凝治疗的费用也是目前的一个困境。抗凝血酶治疗3天的花费大约是2 000美元,6天的rhTM的费用约为4 000美元。这些医疗花费是日本的诊断为DIC患者应用AT和rhTM的平均价格,而且这些治疗的费用-收益比没有得到很好的解决。

三、不同类型的感染需要不同的抗凝策略

TM 的抗炎加抗凝的双重保护作用在各种试验中得到一致的结论,我们曾总结过 TM 在炎症通路及免疫调节中的角色。凝集素样结构域是 TM 发挥抗炎功能的重要成分,在 Lai 等的研究中发现,TM 的凝集素样结构域可以通过抑制高迁移率族蛋白 1-晚期糖基化终产物受体(high mobility group box-1-receptors for advanced glycation end-products, HMGB1-RAGE)信号转导途径达到抑制炎症反应的目的,从而用于腹主动脉瘤的治疗;之前更早的研究证明 TM 的凝集素样结构域通过直接黏附脂多糖(lipopolysaccharide, LPS)从而抑制 LPS 结合 CD14 和 TLR4,从而抑制 LPS 诱导的 NF-κB 和炎症递质肿瘤坏死因子 α(tumor necrosis factor-α,TNF-α)和 HMGB-1 的产生,并且可以改善克雷伯菌诱导的炎症反应和病死率。敲除 TM 凝集素样结构域的小鼠在内毒素血症、肺损伤、心肌缺血再灌注损伤和关节炎模型中,表现出对组织损伤敏感性增加。但是,Eur Respir J 于 2013 年发表的一篇文章提出了相反的观点,实验通过敲除小鼠的 TM 凝集素样结构域基因 TMLeD/LeD 进行革兰阳性杆菌感染,通过与对照组的比较,证明 TMLeD/LeD 在链球菌感染后炎症反应、细菌扩散程度及生存率明显改善,作者因此认为 TM 的凝集素样结构域的缺失是保护机体针对链球菌肺炎的宿主反应。结论的不同很可能与病因学有关。之前证明凝集素样结构对机体有益的结论大部分是建立在 G⁻ 菌的主要致病成分内毒素的基础上,这可能是导致与 G⁺ 菌所致感染治疗效果不同的主要因素。

一项针对脓毒症病原学的前瞻性队列研究显示,血培养阴性的患者约占脓毒症患者的 41.5%,血培养阳性占 58.5%,其中,革兰阳性菌占的比例约为 43.9%,革兰阴性菌约为 56.1%。虽然对于病原学培养阴性或阳性对于病死率的影响仍有争议,但我们认为,在脓毒症抗凝治疗的下一步临床试验中,是有必要根据病原学的种类进行分层研究的,这有利于我们进一步探索脓毒症抗凝治疗的有效人群,避免粗略的分组造成统计学方面的严重偏倚。同时,不同病原学相关的凝血功能紊乱的基础研究也应进一步推进,有助于我们解释不同病因下的炎症通路与凝血调节之间复杂的关系。

脓毒症抗凝治疗的决策一波三折,凝血与炎症途径的研究也是充满坎坷。但伴随着一次次失败的是认识的不断加深。我们希望新的 DIC 标准及新的标志物能够在临床得到验证,并且能够帮助临床医师找到血栓保护机制与损害机制的交叉点;希望下一步的研究能够从病原学角度采取更合理的分层措施,从另一个角度探索受益人群。相信抗凝治疗会迎来曙光。

第七章　多器官功能障碍综合征

多器官功能障碍综合征(multiple organ dysfunction syndrome, MODS)是指机体受到严重感染、创伤、烧伤等打击后,同时或序贯发生两个或两个以上器官功能障碍以致衰竭的临床综合征。具有高发病率、高病死率、高耗资和持续增加的特点,是当前重症患者中后期死亡的主要原因。近 20 年的研究显示,MODS 的病死率仍高达 70% 左右,而其病情进一步发展为多器官功能衰竭(multiple organ failure, MOF)后,病死率可达 90% 以上,仍是当前重症医学所面临的最大挑战。MODS 的发病机制复杂,但机体对病损失代偿的反应是其病情发生和发展的根本原因。控制原发病、改善氧代谢是 MODS 的重要治疗手段,针对导致机体反应的不同环节,制定相应的治疗策略以调控机体反应则是 MODS 治疗的关键。

第一节　临床认知

一、MODS 的历史回顾与概念的提出

MODS 定义的变化反映了对其认识的逐步深入。疾病的发生发展和转归犹如一条长链,包含许多环节。人体在遭受损伤后出现某个系统功能衰竭,就像一条长链中的某个薄弱环节在重力的负荷下发生断裂。这个环节是关键。在疾病过程中,功能最为脆弱的器官最早发生衰竭。采取措施加固该环节,甚至临时性替代争取逆转。但是这个薄弱环节得到加固后,如果重力负荷条件仍然存在,另一个隐匿性的、潜在的薄弱环节还可发生断裂,依次类推。这正是对序贯性系统功能衰竭的形象化比喻。对 MODS 的认识也有类似的过程。

在 MODS 提出之前,临床医学面临的难题主要是单一器官衰竭。某一器官衰竭可能危及患者生命,单器官衰竭是临床医师关注的焦点。近代战争对临床医学的影响不可低估。第二次世界大战期间及"二战"前,机体链条中最薄弱环节是循环,休克是当时最为突出的问题。随着对休克认识的进步,20 世纪朝鲜半岛战争期间,肾成为最薄弱的环节,急性肾衰竭是威胁患者生命的难题。而到 20 世纪 60 年代末的越南战争期间,机体最薄弱的环节转到肺,急性呼吸衰竭是重症患者死亡的主要原因。人类对疾病认识的进步,使机体最薄弱最容易断裂的环节不断发生改变。20 世纪 70 年代前重症患者发生器官衰竭的最显著特点几乎均为单一器官衰竭,也就是说,由于缺乏有力的支持手段,一旦发生某一器官衰竭,患者往往死于该器官的衰竭。20 世纪 70 年代以后,器官支持技术的进步,越来越多重症患者不再死于单一器官衰竭,而是死于多个器官衰竭。可以说,20 世纪 70 年代以前实际上是"单器官衰竭时代"或"前 MOF 时代"。

　　休克是第二次世界大战及第二次世界大战前危及重症患者生命的主要薄弱环节。在第一次世界大战期间,认识的贫乏,导致对创伤性休克的无知。血压的下降被认为是血管动力耗竭、肾上腺皮质功能衰竭和创伤、毒素的结果,忽视了创伤后出血、脂肪栓塞和脑创伤等在休克中所起的关键作用。直到 1930—1934 年,Persons 和 AlfredBalock 等学者通过动物试验,证实并提出创伤性休克是血管内容量大量丢失的结果。尽管如此,第二次世界大战早期,多数学者依然认为创伤性休克是不可逆的,而且主要通过补充血浆恢复血容量、输注盐水纠正脱水和电解质的丢失。血液的丢失和输血未能得到应有的重视,大批创伤性休克士兵得不到积极有效的治疗。1943 年,美国哈佛大学外科学教授 Churchill 在《纽约时报》上撰文,指出严重创伤性休克患者存在大量血液丢失,单纯输注血浆和盐水是远不够的,必须输注全血。Churchill 的呼吁引起强烈反响,美军在北非和意大利战场的前线战地医院,开始装备冰箱以贮存血液。早期积极输血、输液以恢复血容量、补充失的全血,大批创伤性休克患者奇迹般地获得存活,创伤性休克不可逆的观念被推翻。令人遗憾的是,部分创伤性休克患者在休克纠正后 10 天左右,出现无尿,进而死于急性肾衰竭。肾成为新的、容易发生断裂的机体链条的薄弱环节。

　　对休克认识的偏差,导致肾成为机体链条的薄弱环节,临床医学的热点由休克转向急性肾衰竭。第二次世界大战后期及战后,人们对休克展开进一步研究,发现机体受到创伤打击后,醛固酮释放增加,导致钠潴留,而钾不受影响,仍然大量从肾排泄。醛固酮释放增加导致的水钠潴留本来是机体对有效循环血量减少而产生的代偿性反应。可惜认识的局限性,导致治疗的偏差,提出对创伤性休克患者应补充必要的全血、血浆,但限制盐水的输注,使机体处于液体偏少或"偏干"的状态,结果导致患者仍然处于低血容量状态。同时,由于把休克与血压低等同起来,认为只要血压正常休克即被纠正,形成以纠正血压为终点的休克治疗思想,使休克不能获得根本纠正,机体始终处于低血容量状态,急性肾衰竭的发生成为必然。

　　美军外科研究中心的报告显示,20 世纪 50 年代朝鲜半岛战争期间,部分创伤性休克士兵经早期清创和血压纠正后,发生急性肾衰竭。200 例严重创伤士兵中,就有 1 例发生急性肾衰竭,患病率是越南战争的 20～30 倍,而且一旦发生急性肾衰竭,病死率高达90%。针对这一突出问题,美军外科研究中心提出了"创伤后急性肾衰竭"的观念,以期引起重视。Shires 等学者很快认识到休克液体复苏不足和限制水钠摄入,导致细胞外液和血管内容量不足,是引起急性肾衰竭的主要原因。从而形成创伤性休克治疗的新思路,采取快速输血、输液等积极液体复苏手段,补足血管内容量和细胞外容量,在纠正循环衰竭的同时,早期恢复患者尿量,能够有效防止急性肾衰竭。

　　当创伤患者的循环和肾功能能得到有效支持后,急性呼吸衰竭浮出水面,肺成为机体链条中最薄弱的环节。20 世纪 60 年代末的越南战争期间,肺成为机体最突出的薄弱环节,急性呼吸衰竭是重症创伤患者死亡的主要原因,病死率高达 92%。针对急性呼吸衰竭在创伤中的重要地位,提出了"创伤后急性呼吸衰竭"。早期大量、甚至过量的液体复苏对纠正休克和防止肾衰竭是有利的,急性肾衰竭的发生率降低到 0.1%～0.2%,仅为朝鲜半岛战争的 1/5~1/2,但过高的液体负荷损害肺脏,加上创伤对肺的直接打击,急性呼吸衰竭在所难免。呼吸支持技术和适当的容量管理成为急性呼吸衰竭治疗的关键。

可见,MOF 提出之前,单器官衰竭是临床医师关注的重点。20 世纪 30 年代至第二次世界大战初期,关键环节是休克。对休克的研究取得突破后,20 世纪 50 年代发现关键环节在肾,20 世纪 60 年代在肺。直到 20 世纪 70 年代提出多系统功能衰竭。可见,20 世纪70 年代前重症患者发生器官衰竭的显著特点几乎均为单一器官衰竭,也就是说,由于缺乏有力的支持手段,一旦发生某一器官衰竭,患者病情往往难以逆转。因此,20 世纪 70 年代以前实际上是"单器官衰竭时代"或"前 MOF"时代。

1973 年,Tilney 首先描述一组腹主动脉瘤破裂患者在术后并发呼吸和肾衰竭,首先提出"序贯性系统功能衰竭",并指出相继衰竭的器官可以是远隔器官,而并不一定是最初受损的器官。1975 年,Baue 通过 3 例病死患者的尸检发现多器官功能衰竭的证据,命名此综合征为"进行性序贯性多器官衰竭"。1977 年,Eiseman 等首先使用 MOF 这一名称,初步提出了有关 MOF 的概念和诊断标准。1985 年,Norton 报道 16 例死于 MODS 的腹腔脓肿患者,虽经多次积极的腹腔引流和抗生素治疗,并不能使 MODS 逆转,也不能降低病死率。之后又有研究发现死于 MOF 的菌血症患者中,通过开腹探查或尸检证实30%体内无感染灶。在此基础上,1985 年 Goris 指出,MODS 并非细菌/毒素或组织损伤直接作用的后果,可能是机体炎症反应紊乱的结果。1989 年 Bone 等将因感染而引起的全身反应的临床现象称为"全身感染综合征",揭示了脓毒症及全身炎症反应在诱发多器官功能衰竭发生发展过程中的作用和地位。

1991 年,美国胸科医师学会与美国重症医学会(ACCP/SCCM)在芝加哥联合召开的讨论会上认为,脓毒症(sepsis)是导致 MODS 的主要原因,除此之外,非感染因素也可以导致与脓毒症同样的全身机体反应,全身感染综合征不能涵盖感染以外因素导致的机体反应和器官功能衰竭,提出了全身炎症反应综合征(systemic inflammatory response syndrome,SIRS)的命名和定义(表 7-1),指出无论非感染或感染因素均可诱发全身炎症反应,当其失代偿时导致炎症细胞大量激活和炎症递质异常过量释放,并涌入循环产生持续性全身性炎症瀑布反应,最终导致 MODS。全身炎症反应是 MODS 的必经之路,而MODS 是机体反应失调的发展结果。这是 MODS 认识上的重大飞跃。

表 7-1　全身性炎症反应综合征的诊断标准(符合下列两项或两项以上)

项目	标准
体温	>38℃或<36℃
心率	>90 次/分
呼吸	呼吸频率>20 次/分或动脉血二氧化碳分压($PaCO_2$)<32mmHg
白细胞	外周血白细胞>$12×10^9$/L 或<$4×10^9$/L 或幼稚杆状核白细胞占比>10%

二、MODS 的流行病学

MODS 是重症患者的主要死亡原因。一项回顾性研究显示,2001—2006 年 1 056 例入住重症医学科(ICU)的患者中,MODS 的患病率为 32.1%,其中脓毒症、大手术、创伤等是 MODS 的主要原发病因。另一回顾性调查表明,入住北京协和医院 ICU 的 214 例 ARDS 患者中,发生 MODS 的病死率为 57.2%,衰竭器官数目越多,病死率越高。脓毒症是导致 MODS 最主要的原因。有报道表明:脓毒症伴有 3 个或 3 个以上器官衰竭时,病死率则超过 70%。衰竭器官数目与预后有密切关系,超过 3 个器官衰竭者少有生存。病原学检查显示真菌感染率上升了 2 倍,自 1987 年始与革兰细菌共同成为主要致病菌。上述研究提示 MODS 的患病率和死亡人数呈持续增加趋势,主要致病菌在发生变迁,对合并多个器官损害的严重病例仍然缺乏有效治疗,防止脓毒症或创伤发展为 MODS 及 MOF 是降低重症患者病死率的关键。

三、MODS 的发病机制

MODS 的发病机制非常复杂,至今尚未完全阐明。近 20 年的研究涉及 MODS 的病理生理学、病理学、免疫学、分子生物学及分子流行病学,对 MODS 的认识逐步深刻,提出了"炎症反应学说""自由基学说""肠道动力学说""双相预激学说"和"缺血-再灌注假说"等,这些假说从不同侧面解释了 MODS 的发病机制,相互之间有一定的重叠和联系。在某种程度上,MODS 与机体自身对感染、创伤的失控的免疫炎症反应具有更为本质性的联系。也就是说 MODS 的最大的威胁来自失控的炎症反应。对机体炎症反应的深刻认识有利于早期认识 MODS 病理生理紊乱,并使早期积极干预成为可能。

1.促炎/抗炎平衡失调与 MODS　传统观念认为 MOF/MODS 是严重感染或创伤的直接后果,但随后研究发现临床上有约 1/3 的 MODS 病例尸检中未发现明确的感染灶;同时,对于 MODS 的诊治,积极使用抗生素,并致力于寻找隐匿的感染灶,甚至在缺乏充分证据的情况下,主张经验性治疗或早期开腹探查,以期发现隐匿的或未控制的感染灶,达到控制感染、防治 MODS 的目的,但积极的治疗并未获得预期疗效。而大量研究发现,严重感染或创伤患者病程中可以检测到大量的促炎因子,如肿瘤坏死因子(TNF)α、白介素(IL)-1、IL-6、血小板活化因子(PAF)等;给动物注射内毒素或炎症递质(如 TNF 和 IL-1),不但可引起严重炎症反应,而且可进一步诱发 MODS;给健康志愿者静脉注射小剂量内毒素和炎症递质也可导致明显的炎症反应;注射单克隆抗体以阻断内毒素或炎症递质的效应,则可防止感染动物发生 MODS,降低病死率。上述研究提示 MODS 并非严重感染或创伤的直接后果,其实质是感染和创伤等所诱发的全身过度的炎症反应及其所引起的组织器官功能受损。

抑制或中和关键性炎症递质,阻断炎症反应来防止 MODS,一度成为 MODS 研究热点。动物实验显示,早期给予单克隆抗体,阻断内毒素、细胞因子和干扰素的作用,具有降低动物炎症反应和病死率的作用。然而,临床试验并未获得满意的临床结果。伴随抗炎治疗失败,促使人们重新检讨和认识炎症反应及其对 MODS 的影响。首先引起注意的是机体受细菌毒素、损伤打击后,出现一过性细胞免疫功能降低,使机体对感染易感;其次,机体受细菌毒素、损伤刺激后,不仅释放炎症递质引起 SIRS,同时大量释放内源性抗炎因子。后者可能是导致机体免疫功能损害的主要原因;再次,临床上盲目使用炎症递质拮抗剂,可能使免疫功能损伤加重,或许这就是炎症递质拮抗剂临床试验失败的主要原因。鉴于上述认识,1996 年 Bone 针对感染或创伤时,导致机体免疫功能降低的内源性抗炎反应,提出了代偿性抗炎反应综合征(compensatory anti-inflammatory response syndrome,CARS)的概念和 CARS 假说。CARS 作为 SIRS 的对立面,正常时两者处于平衡状态;一旦失衡,任何一方占优势均可以导致机体免疫炎症反应紊乱,将引起内环境失去稳定性,导致组织器官损伤,发生 MODS。

CARS 以机体免疫功能低下为特征,但临床难以判断。为了使 CARS 应用于临床,1997 年 Bone 提出 CARS 的诊断标准,即外周血单核细胞 HLA-DR 的表达量低于30%,而且伴有炎症性细胞因子释放减少。同时,Bone 指出,如果患者同时存在 SIRS 和 CARS,则诊断为混合性炎症反应综合征(mixed antagonistic response syndrome,MARS)。CARS 诊断标准有利于对炎症反应状态的判断,使 SIRS/CARS 失衡理论应用于临床。

就其本质而言,MODS 是 SIRS/CARS 免疫失衡的严重后果。SIRS/CARS 失衡导致 MODS 的发展过程可分为三个阶段。①局限性炎症反应阶段:局部损伤或感染导致炎症递质在组织局部释放,诱导炎症细胞向局部聚集,促进病原微生物清除和组织修复,对机体发挥保护作用;②有限全身炎症反应阶段:少量炎症递质进入循环诱发 SIRS,诱导巨噬细胞和血小板向局部聚集,同时,抗炎反应也被同时启动,内源性抗炎因子释放增加导致 CARS。最早做出这种反应的是神经内分泌系统,该系统所分泌的肾上腺素、肾上腺皮质激素、促肾上腺皮质激素等均具有强大的免疫负调节作用,使 SIRS 与 CARS 处于平衡状态,炎症反应仍属生理性,目的在于增强局部防御作用;③SIRS/CARS 失衡阶段:表现为两个极端,一是诸多的炎症递质,如 IL-1、氧自由基等可以造成多核白细胞延缓凋亡,导致这种炎性症递质的主要载体超长地在血液中滞留,大量炎性症递质释放入循环,刺激炎症递质瀑布样释放,使炎症反应难以缓解;而内源性抗炎因子又不足以抵消其作用,导致 SIRS。另一个极端是病损打击后 T 淋巴细胞反应性降低,其亚群由反应型(CD4$^+$)向非反应型(CD8$^+$)漂移,导致促炎因子如 TNF-α、IL-1 等分泌减少,而抗炎因子如 IL-10 分泌增加。内源性抗炎因子释放过多而导致 CARS。SIRS/CARS 失衡的后果是炎症反应失控,使其由保护性作用转变为自身破坏性作用,不但损伤局部组织,同时打击远隔器官,导致 MODS。

以上表现充分展现了 MODS 免疫炎症反应紊乱形成的复杂性,由此可以看出,感染创伤是机体炎症反应的促发因素,而机体炎症反应的失控最终导致机体自身性破坏,是 MODS 的根本原因(图7-1),过度炎症反应与免疫抑制贯穿 MODS 发生和发展的始终,恢复 SIRS 和 CARS 的动态平衡是 MODS 治疗的关键。

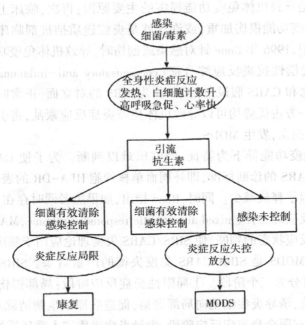

图 7-1　多器官功能障碍综合征与炎症反应的关系

2.肠道细菌/毒素移位与 MODS　肠道动力学说的概念最早由 Meakins 和 Marshall 提出。生前诊断为 MODS 且血培养阳性或有全身性感染表现的患者进行尸检发现,30%的患者找不到感染灶。肠道是机体最大的细菌和毒素库,推测有可能是 MODS 患者菌血症的来源。目前,许多临床和实验研究证实肠道是 MODS 发生的始动器官:①MODS 患者菌血症的细菌往往与肠道菌群一致;②肠道对缺血和再灌注损伤最为敏感,创伤或感染患者或动物模型中,细菌或毒素移位已被证实;③应用肠道营养,保持肠黏膜的完整性,可降低感染发生率。

但对这一学说也有不同的看法:①休克或创伤后,肠黏膜通透性增加与感染并发症并无必然联系;②细菌可从肠系膜淋巴结中检出,但进入循环很少;③选择性肠道去污染(SDD)对降低肺部感染有益,但对 MODS 的发病和病死无明显影响。

根据目前的认识水平,肠道不仅仅是一个消化器官,由于肠黏膜内大量散在分布的淋巴细胞、肠系膜中广泛分布的淋巴结及肝内大量的库普弗细胞,肠道实际上也是一个免疫器官。在感染、创伤或休克时,即使没有细菌的移位,肠道内毒素的移位也将激活肠道及其相关的免疫炎症细胞,导致大量炎症递质的释放,参与 MODS 的发病。因此,肠道是炎症细胞激活、炎症递质释放的重要场地之一,也是炎症反应失控的策源地之一。从这一点来看,肠道动力学说实际上是炎症反应学说的一部分。

3.缺血-再灌注、自由基损伤与 MODS　缺血-再灌注和自由基损伤也是导致 MODS 的重要机制之一。主要通过以下机制导致 MODS:①缺血缺氧致氧输送不足导致组织细胞受损和氧利用障碍;②缺血-再灌注促发自由基大量释放;③血管内皮细胞与中性粒细胞互相作用,促进免疫炎症反应。从根本上来看,自由基学说也是炎症反应学说的重要组成部分。

缺血缺氧引起组织器官损伤是 MODS 的重要原因。当氧输送低于临界水平时,必然引起全身组织器官的缺血缺氧,导致器官功能损害。以 Shoemaker 为代表的学者提出,通过提高心排血量、血红蛋白浓度或动脉血氧饱和度,使全身氧输送明显高于临界水平,即超常水平的氧输送,可以达到改善组织器官缺氧的目的。尽管高氧输送是符合逻辑的,但全身氧输送的提高与某一器官血流和氧输送改变并不一致。当全身氧输送高于正常时,肠道、肝等内脏器官仍然可能处于缺血缺氧状态。研究证实,以提高氧输送为复苏目标,并不能改变 MODS 的预后;肠道是休克及 MODS 中最易发生缺血缺氧的器官,对肠道缺血的监测可能是有益的。肠道黏膜 pH 监测可判断肠道缺血程度,用以指导 MODS 患者的复苏治疗似乎更为合理,但以改善器官氧输送为目标的复苏治疗,是否能够最终改善 MODS 患者的预后,尚待进一步研究。

再灌注和自由基的释放也是导致 MODS 的重要机制。组织器官血流灌注的恢复或重建对于机体的生存是很有必要的,但却能诱导自由基的释放。黄嘌呤氧化酶和白细胞激活途径是自由基生成的主要来源。黄嘌呤脱氢酶转化为黄嘌呤氧化酶是自由基释放的前提,一般情况下,肠道再灌注 10 秒后,黄嘌呤脱氢酶即转化为黄嘌呤氧化酶在心肌组织中,酶的转化发生于再灌注后 8 分钟左右;而在肝、脾、肾和肺等器官,酶的转化发生在再灌注后 30 分钟。再灌注后不同组织器官酶转化时间的差异,不同组织器官缺血-再灌注损伤程度不同的基础。再灌注和自由基造成的损害往往比缺血更为严重,因此,组织器官最严重的损伤不是发生在缺血期,而是发生在再灌注期。针对再灌注期自由基对组织细胞的严重损害,抑制自由基生成、阻断自由基作用或直接中和自由基,则成为合理的 MODS 防治战略。实验研究证实,应用自由基阻滞剂或清除剂可以保护器官功能,但对炎症反应和 MODS 的临床疗效不肯定。天然超氧化物歧化酶(SOD)在血浆中的半衰期很短,且难以通过细胞膜,单独应用不易发挥抗氧化作用。研制理想的抗氧化剂是阻断缺血-再灌注损伤的希望。

血管内皮细胞是人体分布广泛、具有多种生理功能的细胞群体。主要作用包括维持血管张力、调节凝血特性、与中性粒细胞相互作用、参与免疫炎症反应等。研究显示,血管内皮细胞遭受致病因素刺激后,黏附分子受体等表达增多,导致中性粒细胞黏附聚集,进而中性粒细胞的跨膜转移增加及炎症递质表达和分泌升高,导致炎症反应的放大和持续。

从本质上看,感染、创伤等是 MODS 的促发因素,炎症反应失控、SIRS/CARS 失衡是产生 MODS 的根本机制。组织缺氧、内皮细胞和再灌注损伤、肠道屏障功能破坏和细菌/毒素移位既是机体炎症反应失控的表现和结果,同时又是进一步促进炎症细胞激活、炎症递质释放和炎症反应加剧的重要因素;而组织缺血和内皮细胞损伤则既是肠道毒素细菌移位的基础之一,又是细菌毒素移位后产生损伤的结果。上述机制之间相互作用促进MODS 病情进展,构成 MODS 炎症反应失控的相互重叠的发病机制学说。

4.基因多态性与 MODS　随着人类基因组研究的不断深入,研究证实,遗传学机制的差异性是许多病发生、发展的内因和基础,基因多态性是决定个体对应激打击的易感性、耐受性、临床表现多样性及对治疗反应差异性的重要因素。有研究报道,存活的全身性感染患者有较高的全身感染复发率,提示该类患者对全身炎症反应可能具有高敏感性。

新近研究显示,基因多态性表达与炎症反应具有相关性。一族 Toll 样受体可能作为信号转导受体参与了炎症反应致病因子的信号转导过程。通过对创伤后并发 MODS 患者炎症递质基因型分析发现,TNF-α、IL-1 及其受体阻滞剂、IL-10 等均存在基因多态性。TNF-α 基因上游调控区(启动子区)-308 位点含有 Ncol 限制性内切酶多态性位点。一项对 40 例严重感染患者的研究表明,具有 Ncol 限制性内切酶多态性位点的 TNF-α 纯合子患者,血 TNF-α 浓度和患者病死率均显著高于杂合子或 TNF-α 纯合子患者,证实 TNF-α 基因型可能是患者释放高浓度 TNF-α 和凶险预后的基因标志。另有临床观察显示,TNF-5 双等位基因 Ncol 多态性与创伤后严重感染和器官损害的发生密切相关。分析 Ncol 多态性可能有助于评估并发 MODS 的易感性及明确对抗 TNF 免疫治疗的反应性。另外,抗炎因子也具有基因多态性的特征。IL-1 受体阻滞剂(IL-1ra)基因多态性表现为内含子 2 中具有不同重复数量的 86bp 的重复序列。具有 2 个重复序列的纯合子 IL-1ra A2/A2 的患者,IL-1ra 的表达量较低,感染易感性高,而且一旦发生严重感染,病死率明显高于其他基因型的患者。可见,IL-1ra 基因多态性是 IL-1ra 表达水平和预后的基因标志。基因多态性的研究为进一步深入探索 MODS 的发病机制、寻找有效的治疗途径,开辟了新的领域和思路。

5.二次打击学说与 MODS　MODS 往往是多元性和序贯性损伤的结果,而不是单一打击的结果。1985 年 Dietch 提出 MODS 的二次打击学说,将创伤、感染、烧伤、休克等早期直接损伤作为第一次打击,第一次打击所造成的组织器官损伤是轻微的,虽不足以引起明显的临床症状,但最为重要的是,早期损伤激活了机体免疫系统,使炎症细胞处于预激活状态。此后,如病情稳定,则炎症应逐渐缓解,损伤组织得以修复。当病情进展恶化或继发感染、休克等情况,则构成第二次或第三次打击。第二次打击使已处于预激活状态的机体免疫系统暴发性激活,大量炎症细胞活化、炎症递质释放,结果炎症反应失控,导致组织器官的致命性损害。第二次打击强度本身可能不如第一次打击,但导致炎症反应的爆发性激活,往往是致命性的。

当第一打击强度足够大时,可直接强烈激活机体炎症反应,导致 MODS,属于原发性 MODS,但大多数患者 MODS 是多元性和序贯性损伤的结果,并不是单一打击的结果,这类 MODS 属于继发性 MODS。常见的第二次打击包括继发性感染、休克、缺氧、缺血、创伤、手术等。对于多发性创伤的患者,如创伤严重,则可直接导致 MODS。但多数患者经早期清创处理后基本稳定,而创伤早期发生的低血压导致各器官发生不同程度的缺血-再灌注损伤及巨噬细胞、中性粒细胞激活,使患者出现发热、白细胞计数升高等炎症反应表现。创伤后 3~7 天,继发性感染或休克,使已处于预激活或激活状态的炎症细胞发生暴发性激活,结果使炎症反应失控,导致自身组织器官的损害,最终发展为 MODS。

重症患者的病情往往是复杂的,机体遭受打击次数可能是两次,也可能是多次。多次反复打击将使机体炎症反应放大和失控更易发生,使患者更易发生 MODS。另外,不仅机体免疫系统参与多次打击导致 MODS 的病理生理过程,凝血、纤溶、补体、激肽等多个系统均参与或累及。

MODS 二次打击学说的提出,进一步强调了感染、创伤的后期处理。后期处理不当,后果比早期损伤的结果更为严重,更具危害性。

MODS 与 SIRS 引起的自身性破坏关系密切。损伤引起 SIRS,而异常的炎症反应继发性造成远距离器官发生功能障碍。所以,MODS 与原发损伤之间存在一定的间歇期,易合并感染。在 MODS 中,SIRS 是器官功能损害的基础,全身性感染和器官功能损害是 SIRS 的后继过程。SIRS-全身性感染-MODS 就构成一个连续体,MODS 是该连续体造成的严重后果。

第二节 临床特征与诊断

一、MODS 的临床特征

MODS 的临床表现复杂,个体差异很大,在很大程度上取决于器官受累的范围及损伤是由一次打击还是由多次打击所致。一般情况下,MODS 病程 14~21 天,并经历四个阶段,包括休克、复苏、高分解代谢状态和器官衰竭阶段(表 7-2)。

表 7-2 MODS 的临床分期和特征

	第 1 阶段	第 2 阶段	第 3 阶段	第 4 阶段
一般情况	正常或轻度烦躁	急性病容,烦躁	一般情况差	濒死感
循环系统	容量需要增加	高动力状态,容量依赖	休克,心排血量下降,水肿	血管活性药物维持血压,水肿、SvO$_2$下降
呼吸系统	轻度呼吸性碱中毒	呼吸急促,呼吸性碱中毒、低氧血症	严重低氧血症,ARDS	高碳酸血症、气压伤
肾	少尿,利尿剂反应差	肌酐清除率下降,轻度氮质血症	氮质血症,有血液透析指征	少尿,血透时循环不稳定
胃肠道	胃肠胀气	不能耐受食物	肠梗阻,应激性溃疡	腹泻,缺血性肠炎
肝	正常或轻度胆汁瘀积	高胆红素血症,PT延长	临床黄疸	转氨酶升高,严重黄疸
代谢	高血糖,胰岛素需要量增加	高分解代谢	代谢性酸中毒,高血糖	骨骼肌萎缩,乳酸酸中毒
中枢神经系统	意识模糊	嗜睡	昏迷	昏迷
血液系统	正常或轻度异常	血小板计数降低,白细胞增多或减少	凝血功能异常	不能纠正的凝血障碍

每个阶段都有其典型的临床特征,且发展速度极快,患者可能死于 MODS 的任一阶段。

MODS 患者处于高应激状态,大量促炎因子具有强烈的促分解作用,导致蛋白质分解、脂肪分解和糖异生明显增加,但糖利用能力和外源性营养底物利用明显降低。机体出现以高分解代谢为特征的代谢紊乱,但同时并存能源利用障碍。高代谢令患者短期内大量蛋白质被消耗而陷入重度低蛋白性营养不良,组织器官和各种酶的结构和功能全面受损;而外源性营养利用障碍则延缓和阻碍器官和组织细胞的功能维护和组织修复,导致 MODS 的进展和病情恶化。

MODS 发生功能障碍的器官往往是直接损伤器官的远隔器官。对于多发性创伤患者,多数患者经早期清创处理后基本稳定,而创伤早期发生的低血压或创伤后继发性感染,均可导致远隔器官发生不同程度的缺血-再灌注损伤和炎症反应失控,从而产生远隔器官功能障碍或衰竭。由于原发疾病各异,个体差异明显,MODS 各器官功能障碍的始发时间不一致,一般无固定发病顺序。但首先发生功能衰竭的以呼吸系统较为常见。而对于外科急诊手术后并发感染的患者发生 MODS,器官功能障碍的顺序似乎有规律可循。通常术后首先发生呼吸系统功能障碍,出现全身性感染的时间几乎与此一致,于术后2.6 天出现。之后依次发生肝、胃肠道和肾功能障碍或衰竭。认识 MODS 发生器官损伤特点及器官损伤出现的时间有助于临床医师早期认识和预防可能发生的器官功能障碍。包括了所有可能累及的器官或系统(表 7-3)。虽未能包括 MODS 的整个病理生理过程,但避免烦琐的程度评分,较为简捷,增加了临床实用性。

表 7-3　多器官功能障碍综合征诊断标准

系统或器官	诊断标准
循环系统	收缩压低于 90mmHg(1mmHg=0.133kPa),并持续 1 小时以上,或需要药物支持才能使循环
呼吸系统	稳定急性起病,动脉血氧分压/吸入氧浓度(PaO_2/FiO_2)≤200(无论有否应用 PEEP),正位胸部 X 线片见双侧肺浸润,肺动脉楔压≤18mmHg 或无左房压力升高的证据
肾	血肌酐>2mg/dL 伴有少尿或多尿,或需要血液净化治疗
肝	血胆红素>2mg/dL,并伴有转氨酶升高,大于正常值 2 倍以上,或已经出现肝性脑病
胃肠	上消化道出血,24 小时出血量超过 400mL,或胃肠蠕动消失不能耐受食物,或出现消化道坏死或穿孔
血液	血小板<$50×10^9$/L 或降低 25%,或出现 DIC
代谢	不能为机体提供所需的能量,糖耐量降低,需要用胰岛素;或出现骨骼肌萎缩、无力等表现
中枢神经系统	格拉斯哥昏迷评分<7 分

二、MODS 的诊断标准

MODS 可能累及机体所有的器官或系统。其诊断标准经历了不断的修订和完善。

1.修正的 Fry-MODS 诊断标准 MODS 诊断标准的变化反映了对 MODS 认识的变化。1997 年结合国际常用的评判标准提出的修正的 Fry-MODS 诊断标准增加了实用性。

2.反映 MODS 病理生理过程的诊断标准 计分法诊断标准是定量、动态评价 MODS 病理生理过程的较理想手段。但简捷准确是计分法是否实用的关键。1995 年,Marshall 和 Sibbald 提出的 MODS 计分法评估系统值得推广(表 7-4)。通过每天做 MODS 评分,可对 MODS 的严重程度及动态变化进行客观的评估。

表 7-4 多器官功能障碍综合征计分法评估系统

器官或系统	器官评分				
	0	1	2	3	4
肺(PaO_2/FiO_2)	>300	226~300	151~225	76~150	≤75
肾(血清肌酐,$\mu mol/L$)	≤100	101~200	201~350	351~500	>500
肝(血清胆红素,$\mu mol/L$)	≤20	21~60	61~120	121~240	>240
心脏(PAR,mmHg)	≤10	10.1~15	15.1~20	20.1~30	>30
血液(血小板,$\times 10^9/L$)	>120	81~120	51~80	21~50	≤20
脑(格拉斯哥昏迷评分)	15	13~14	10~12	7~9	≤6

注:PAR(pressure-adjusted rate)即压力校正心率=心率×右房压(或中心静脉压)/平均动脉压;如应用镇静剂或肌松剂,除非存在神经功能障碍的证据,否则应视作正常计分。

3.疾病特异性 MODS 评分和诊断系统 不同疾病导致的 MODS 具有不同特点,建立疾病特异性的 MODS 评分和诊断系统,是 MODS 深入研究的结果。1996 年 Vincent 等提出了全身性感染相关性器官功能衰竭评分(SOFA),它不但体现器官和系统功能衰竭的病理生理过程和程度评价,而且也是对疾病(感染)特异性的 MODS 进行评估(表 7-5)。

表 7-5 全身性感染相关性器官功能衰竭评分(SOFA)

SOFA 评分	1	2	3	4
呼吸系统 PaO_2/FiO_2(mmHg)	<400	<300	<200	<100
凝血系统 血小板($\times 10^9/L$)	<150	<100	<50	<20
肝胆 红素(mg/dL)	1.2~1.9	2.0~5.9	6.0~11.9	>12.0

（续表）

SOFA 评分	1	2	3	4
循环系统 低血压	MAP<70mmHg	Dopa ≤ 5 或 Dohu （无论剂量如何）	Dopa > 5 或 Epi ≤0.1 或 NE≤0.1	Dopa > 15 或 Epi >0.1或 NE>0.1
中枢神经系统 格拉斯哥昏迷 评分	13~14	10~12	6~9	<6
肾 肌酐（mg/dL） 或尿量（mL/d）	1.2~1.9	2.0~3.4	3.5~4.9 或<500	<5.0 或<200

注：MAP 为平均动脉压，Dopa 为多巴胺，Dobu 为多巴酚丁胺，Epi 为肾上腺素，NE 为去甲肾上腺素。

尽管 MODS 的诊断标准已经能够初步反映器官功能障碍的病理生理过程，但任何一个 MODS 诊断标准，难以反映器官功能衰竭的病理生理内涵。机体免疫炎症反应紊乱在 MODS 发生发展中具有关键性作用，但必须通过实验室检查才能够了解免疫功能紊乱的程度，目前还缺乏临床判断指标。对于神经系统功能评估，即使患者格拉斯哥昏迷评分低于 6 分，也很难肯定患者存在严重的神经系统功能障碍。对胃肠道功能衰竭的诊断就更显得复杂和难以确定，当肠系膜动脉灌注明显减少导致肠道缺血时，肠黏膜屏障功能受损，肠道细菌和毒素就能够发生移位，可能引起休克和呼吸衰竭。此时，我们仅仅关注患者发生呼吸循环衰竭，而关键性的胃肠道功能衰竭却被忽视。看来，很难给胃肠道功能衰竭确定一个准确的诊断标准。肝功能障碍也面临类似的问题，无论是伴黄疸的肝胆功能障碍，还是全身性的内毒素血症，均可导致肝库普弗细胞激活，炎症反应的暴发，临床上可能首先出现循环衰竭，肝功能及肝免疫功能的改变因缺乏临床表现而被遗漏。

目前的 MODS 诊断标准容易使临床医师产生误解，将 MODS 看作是功能障碍或功能衰竭器官的简单叠加，而忽视了 MODS 的病理机制及器官之间互相作用的重要性。强调各个单一器官功能衰竭对重症患者的病情判断和治疗无疑是很重要的，但 MODS 并不是各个单一器官功能障碍的简单叠加，同样是两个器官衰竭，但器官不同，对 MODS 患者的影响也不同。Knaus 的大规模调查显示，循环衰竭合并血液系统衰竭时，MODS 患者的病死率为 20%，而循环衰竭合并神经系统功能衰竭时，病死率可高达 76%。另外，器官简单叠加的 MODS 诊断标准也难以反映某一器官衰竭或损伤后，对机体炎症反应的刺激和放大效应，而正是放大失控的炎症反应导致器官功能损害的恶化或导致 MODS。还需注意的是，MODS 的临床表现和实验室检查结果（如血清胆红素或血肌酐），尽管在一定程度上反映了相关器官和组织功能受损的程度，但这仅仅是 MODS 机体自身性破坏的部分表象而已，难以说明器官功能损害的本质性原因。因此，有必要强调和确立 MODS 的"关联模式"，以反映 MODS 各器官之间的相互作用，从病理生理机制的角度制定合理的 MODS

诊断标准,将有助于深刻了解 MODS 病理生理学变化,更全面、更深入地认识 MODS。

第三节　治疗策略

所有 MODS 患者均应进入 ICU,但 MODS 患者的监测和治疗应由专科医师和 ICU 专职医师共同完成。尽管 MODS 的病因复杂、涉及的器官和系统多、治疗中往往面临很多矛盾,但 MODS 的治疗中应遵循以下原则。

一、控制原发病

控制原发疾病是 MODS 治疗的关键。治疗中应早期去除或控制诱发 MODS 的病因,避免机体遭受再次打击,对于存在严重感染的患者,必须积极地引流感染灶和应用有效抗生素。若为创伤患者,则应积极清创,并预防感染的发生。患者出现腹胀、不能进食或无石性胆囊炎时,应采用积极的措施,保持肠道通畅,恢复肠道屏障功能,避免肠源性感染。而对于休克患者,则应争分夺秒地进行休克复苏,尽可能地缩短休克时间,避免引起进一步的器官功能损害。

脓毒症是导致 MODS 的最主要原因之一。积极寻找并处理感染病灶、及时抗生素治疗是控制感染及 MODS 病情进展的根本措施。因此一旦明确诊断为严重全身性感染,应尽快查找感染部位,并在症状出现后 6 小时内确认。当感染灶来源明确,如腹腔内脓肿、胃肠穿孔、胆囊炎或小肠缺血已经明确为感染源,应该尽可能在液体复苏治疗开始的同时控制感染源。如果感染来自胰周坏死,应尽可能推迟手术。同时,明确诊断为严重全身性感染后,ICU 应在 1 小时内采用广谱抗生素治疗,并积极寻找病原学证据。每天应对抗生素的使用效果进行评估。经验性的抗生素联合治疗应<5 天,然后根据细菌的敏感性行降阶梯治疗,并尽可能使用单一抗生素。抗生素常规治疗为 7~10 天,但如果对治疗反应差、感染源未确定或合并粒细胞减少症,可适当延长用药。

二、改善氧代谢,纠正组织缺氧

氧代谢障碍是 MODS 的特征之一,纠正组织缺氧是 MODS 重要的治疗目标。改善氧代谢障碍、纠正组织缺氧的主要手段包括增加全身氧输送、降低全身氧需、改善组织细胞利用氧的能力等。

1.增加氧输送　提高氧输送是目前改善组织缺氧最可行的手段。氧输送是单位时间内心脏泵出的血液所携带的氧量,由心脏泵功能、动脉氧分压/血氧饱和度和血红蛋白浓度决定,因此,提高氧输送也就通过心脏、血液和肺交换功能三个方面来实现。

支持动脉氧合:提高动脉氧分压或动脉血氧饱和度是提高全身氧输送的三个基本手段之一。氧疗、呼吸机辅助通气和控制通气是支持动脉氧合的常用手段。

至于支持动脉氧合的目标,不同类型的患者有不同的要求。对于非急性呼吸窘迫综合征或急性呼吸衰竭患者,支持动脉氧合的目标是将动脉氧分压维持在 80mmHg 以上,或动脉血氧饱和度维持在 94% 以上。但对于急性呼吸窘迫综合征和急性呼吸衰竭患者,将动脉氧分压维持在 80mmHg 以上常常是困难的，往往需要提高呼吸机条件、增加呼气末正压水平或提高吸入氧浓度，有可能导致气压伤或引起循环干扰，因此，对于这类患者，支持动脉氧合的目标是将动脉氧分压维持在 55mmHg 水平以上，或动脉血氧饱和度在 90%以上。之所以将动脉氧分压维持在 55mmHg 以上，与动脉血氧离曲线的"S"形特征有关，当动脉氧分压高于 55mmHg 水平时，动脉血氧饱和度达到 90%，进一步提高动脉氧分压，呼吸和循环的代价很大，但动脉血氧饱和度增加却并不明显，氧输送也就不会明显增加。

大量肺泡塌陷是急性呼吸窘迫综合征患者的病理生理特征，机械通气是促进和维持塌陷肺泡复张的重要手段，为防止呼吸机相关肺损伤，机械通气时应采用小潮气量通气，并限制气道平台压不高于 $30cmH_2O$。如果没有低灌注证据，应对患者采取限制液体输入的补液策略。

支持心排血量：增加心排血量也是提高全身氧输送的基本手段。保证适当的前负荷、应用正性肌力药物和降低心脏后负荷是支持心排血量的主要方法。

调整前负荷是支持心排血量首先需要考虑的问题，也是最容易处理的环节。若前负荷不足，则可导致心排血量明显降低。而前负荷过高，又可能导致肺水肿和心脏功能降低。因此，调整心脏前负荷具有重要的临床意义。当然，对于重症患者，由于血管张力的改变及毛细血管通透性的明显增加，往往使患者的有效循环血量明显减少，也就是说，前负荷减少更为常见。监测中心静脉压或肺动脉楔压，可指导前负荷的调整。液体负荷试验后或利尿后，观察肺动脉楔压与心排血量的关系（心功能曲线）的动态变化，比单纯监测压力的绝对值更有价值。补充血容量，可选择晶体液和胶体液，考虑到重症患者毛细血管通透性明显增加，晶体液在血管内的保持时间较短，易转移到组织间隙，应适当提高胶体液的补充比例。

支持血液携带氧能力：维持适当的血红蛋白浓度是改善氧输送的重要手段之一。由于血红蛋白是氧气的载体，机体依赖血红蛋白将氧从肺毛细血管携带到组织毛细血管，维持适当的血红蛋白浓度实际上就是支持血液携带氧能力。但是，并非血红蛋白浓度越高，就对机体越有利。当血红蛋白浓度过高时（如高于 14g/dL），血液黏滞度明显增加，不但增加心脏负荷，而且影响血液在毛细血管内的流动，最终影响组织氧合。一般认为，血红蛋白浓度的目标水平是 8~10g/dL 甚至以上，或红细胞比容维持在 30%~35%。

改善组织灌注和氧代谢是 MODS 的重要治疗目标，对于严重全身性感染患者，应遵循早期目标导向治疗（EGDT）：一经临床诊断，应尽快进行积极液体复苏，6 小时内达到以下复苏目标：①中心静脉压（CVP）8~12mmHg；②平均动脉压≥65mmHg；③每小时尿量≥0.5mL/kg；④$ScvO_2$ 或 SvO_2≥70%。机械通气和腹高压导致患者胸腔内压力增高，使 CVP 升高，因此对于这类患者，可以将 CVP 12~15mmHg 作为复苏目标。若液体复苏后 CVP 达到目标值，而 $ScvO_2$ 或 SvO_2 仍未达到 70%，需输注浓缩红细胞使红细胞比容达到 30%以上。若 SvO_2 或 SvO_2 仍未达到 70%，应给予多巴酚丁胺[最大剂量 $20\mu g/(kg \cdot min)$]以达到复苏目标。

2.降低氧需　降低氧需在 MODS 治疗中常常被忽视。由于组织缺氧是氧供和氧需失衡的结果,氧需增加也是导致组织缺氧和 MODS 的原因之一,降低氧需对 MODS 的防治具有重要意义。

导致重症患者氧需增加的因素很多,针对不同原因进行治疗,就成为防治 MODS 的重要手段。体温每增加 1℃,机体氧需增加 7%,氧耗可能增加 25%。因此,及时降温,对于发热的患者就很必要。可采用解热镇痛药物和物理降温等手段。物理降温时,要特别注意防止患者出现寒战。一旦发生寒战,机体氧需将增加 100%~400%,对机体的危害很大。疼痛和烦躁也是导致机体氧需增加的常见原因。有效的镇痛和镇静,使患者处于较为舒适的安静状态,对防止 MODS 有益。抽搐导致氧需增加也十分明显,及时止痉是必要的。正常情况下,呼吸肌的氧需占全身氧需的 1%~3%,若患者出现呼吸困难或呼吸窘迫,则呼吸肌的氧耗骤增,呼吸肌的氧需可能增加到占全身氧需的 20%~50%。呼吸氧需的明显增加,势必造成其他器官的缺氧。采取积极措施,如机械通气或提高机械通气条件,改善患者的呼吸困难,能明显降低患者呼吸肌氧需。

3.改善内脏器官血流灌注　MODS 和休克可导致全身血流分布异常,肠道和肾等内脏器官常常处于缺血状态,持续的缺血缺氧,将导致急性肾衰竭和肠道功能衰竭,加重 MODS。改善内脏灌注是 MODS 治疗的重要方向。

在传统的血管活性药物应用中,关于药物对内脏器官灌注的影响认识十分模糊,甚至被忽视。我国临床医学中最常应用小剂量多巴胺,以提升血压,改善肾和肠道灌注。但多巴胺扩张肾血管和改善肠系膜灌注的作用缺乏实验和理论依据。最近十年的研究显示,多巴胺实际上加重肾和肠道缺血。而去甲肾上腺素曾被认为可以引起严重的血管痉挛,减少组织和内脏器官灌注,引起组和内脏器官缺血缺氧。但越来越多研究证实,脓毒症休克的治疗中,去甲肾上腺素并不引起内脏组织的缺血,与多巴胺相比,反而有助于恢复组织的氧供需平衡。脓毒症休克患者外周血管阻力降低,应用去甲肾上腺素可明显提高血压,在保证心脏和脑等重要脏器血液灌注的同时,能改善内脏血流灌注。多巴酚丁胺是强烈的 β 受体激动剂,增加心排血量和全身氧输送的同时,同比例改善胃肠道血流灌注。因此,去甲肾上腺素是有效治疗脓毒症休克的血管活性药物,可提高血压、改善组织灌注。在合并心功能障碍时应联合应用多巴酚丁胺。

三、代谢支持与调理

MODS 使患者处于高度应激状态,导致机体出现以高分解代谢为特征的代谢紊乱。机体分解代谢明显高于合成代谢,蛋白质分解、脂肪分解和糖异生明显增加,但糖的利用能力明显降低。Cerra 将之称为自噬现象。严重情况下,机体蛋白质分解代谢较正常增加 40%~50%,而骨骼肌的分解可增加 70%~110%,分解产生的氨基酸部分经糖异生作用后供能,部分供肝合成急性反应蛋白。器官及组织细胞的功能维护和组织修复有赖于细胞得到适当的营养底物,机体高分解代谢和外源性营养利用障碍,可导致或进一步加重器官功能障碍。因此,在 MODS 早期,代谢支持和调理的目标应当是试图减轻营养底物不足,防止细胞代谢紊乱,支持器官、组织的结构功能,参与调控免疫功能,减少器官功能障碍的产生。而在 MODS 的后期,代谢支持和调理的目标是进一步加速组织修复,促进患者康复。

1.代谢支持 代谢支持是 Cerra 1988 年提出的,指为机体提供适当的营养底物,以维持细胞代谢的需要,而不是供给较多的营养底物以满足机体营养的需要。与营养支持的区别在于,代谢支持既防止因底物供应受限影响器官的代谢和功能,又避免因底物供给量过多而增加器官的负担,影响器官的代谢和功能。其具体实施方法:①非蛋白热量 <35 kcal/(kg·d)[146kJ/(kg·d)],一般为 $25\sim30$ kcal/(kg·d),其中 $40\%\sim50\%$ 的热量由脂肪提供,以防止糖代谢紊乱,减少二氧化碳生成,降低肺的负荷;②提高氮的供应量 $[0.25\sim0.35g/(kg·d)]$,以减少体内蛋白质的分解和供给急性反应蛋白合成的需要;③非蛋白热量与氮的比例降低到 100kcal∶1g。严格控制血糖是代谢支持的重要组成部分。研究证实,控制严重全身性感染或脓毒症休克患者血糖水平在 $80\sim110$ mg/dL($4.4\sim6.1$ mmol/L)可改善愈后;与较高水平相比,不超过 150mg/dL(8.3mmol/L)也可改善预后。后者可减少低血糖症的发生。因此,对于严重全身性感染和脓毒症休克患者,应控制血糖 <150 mg/dL,接受胰岛素控制血糖的患者应以葡萄糖作为能源,$1\sim2$ 小时测量一次血糖,直到稳定后改为 4 小时一次。

尽管代谢支持的应用对改善 MODS 的代谢紊乱有一定的疗效,但并不能避免或逆转代谢紊乱。

2.代谢调理 代谢调理是代谢支持的必要补充。由于 MODS 患者处于高分解代谢状态,虽根据代谢支持的要求给予营养,仍不能达到代谢支持的目的,机体继续处于高分解代谢状态,供给的营养底物不能维持机体代谢的需要。因此,1989 年 Shaw 提出从降低代谢率或促进蛋白质合成的角度着手,应用药物和生物制剂,以调理机体的代谢,称为代谢调理。

主要方法:①应用布洛芬、吲哚美辛等环氧化酶抑制剂,抑制前列腺素合成,降低分解代谢率,减少蛋白质分解;②应用重组的人类生长激素和生长因子,促进蛋白质合成,改善负氮平衡。

代谢调理的应用明显降低了机体分解代谢率,并改善负氮平衡,但代谢调理也不能从根本上逆转高分解代谢和负氮平衡。

根据 MODS 患者代谢特点,利用代谢支持和代谢调理对机体继续调控和治疗,可望进一步提高营养代谢支持的疗效,改善 MODS 患者的预后。

四、抗凝治疗

MODS 易于合并凝血功能的紊乱,尤其对于严重全身性感染及由此导致 MODS 的患者。病程早期阶段的炎症反应表现为促凝活性,伴随高凝的发展,血小板、各种凝血因子和抗凝物质均被严重消耗。凝血功能紊乱推动 MODS 病情的进一步进展和恶化。因此抗凝治疗十分必要。人体活化蛋白 C(APC)是一种内源性抗凝物质,同时还具有抗炎特性。大规模、多中心、随机对照研究证实,rhAPC 以 24pg/(kg·h)剂量连续静脉泵注,可以明显降低患者 28 天病死率。亚组分析显示,获益的主要是 APACHE-Ⅱ≥25 分的高危患者,但 rhAPC 具有诱发出血的较高风险,该研究显示,与对照组相比,应用 rhAPC 患者严重出血发生率为 2.0% vs.3.5%（$P=0.06$）。其后另一项研究也获得与上述研究相似的疗效，但严重出血发生率达到 6.5%。因此，对于 APACHE-Ⅱ≥25 分的严重全身性感染导致的 MODS 患者使用 rhAPC，APACHE-Ⅱ<20 分或单器官衰竭的患者不推荐应用 rhAPC。

五、免疫调节治疗

基于炎症反应失控是导致 MODS 的本质性原因这一认识，抑制 SIRS 有可能阻断炎症反应发展，最终可能降低 MODS 病死率。免疫调控治疗实际上是 MODS 病因治疗的重要方面。当前，对机体炎症反应认识的深入，取得了阶段性的成果，但要对 MODS 治疗发挥指导性作用尚有待时日。

1.炎症反应失控的评估和 MODS 治疗策略　正确判断 MODS 患者 SIRS/CARS 失衡方向，是进行临床干预、恢复 SIRS 与 CARS 平衡的前提。虽然目前尚无快速、准确的指标应用于临床，但有关外周血单核细胞表面 HLA-DR 表达量及 T 辅助细胞（Th1/Th2 功能的研究，可判断 SIRS/CARS 的失衡方向，从而为指导免疫调控治疗带来曙光。

外周血单核细胞表面 HLA-DR 表达量是反映细胞免疫功能状态的客观指标之一。Bone 提出 HLA-DR 的表达量低于 30% 则可诊断 CARS。Kox 选择 10 例严重感染伴 MODS 的 CARS 患者，给予 IFNγ-1b，结果在 3 天内全部患者的单核细胞 HLA-DR 的表达量显著增加，而且释放 TNF-α 和 IL-1 的能力也明显恢复，提示 IFNα 可逆转 CARS。当然，HLA-DR 表达>30% 时是否反映机体以 SIRS 为主，尚难以确定。因此，HLA-DR 的表达量仅能粗略反映机体免疫功能状态，尚难以用于评价 SIRS/CARS 失衡方向。

Th1/Th2 细胞功能改变也能够反映机体的免疫功能状态，Th1/Th2 漂移方向则有助于反映 SIRS/CARS 的失衡方向和程度。根据 Th 细胞所分泌的不同淋巴因子及其功能，将 Th 细胞分为 Th1 和 Th2 细胞两种类型，Th1 细胞可以产生 IL-2、TNF-α 等促炎因子为特征，增强炎症细胞的细胞毒性作用，介导细胞免疫应答。Th2 细胞可产生 IL-4、IL-5、IL-10、IL-13 等抗炎因子，以抗炎症反应为主，促进抗体生成，介导体液免疫应答。可见，Th1 和 Th2 细胞实际上分别反映促炎和抗炎反应，两者的失衡则反映了 SIRS 和 CARS 是否失衡，是 MODS 免疫失衡的重要环节。

感染、创伤时 Th1 向 Th2 漂移，说明机体发生细胞免疫功能低下，CARS 占优势。此时免疫调控的重点应放在通过促进 Th0 向 Th1 分化，同时对前列腺素（PGE2）-Th2 通道进行下调，重建细胞免疫功能，恢复 SIRS 和 CARS 的平衡。Mannick 对烧伤动物的研究显示，外源性补充 IL-12 促进 Th0 向 Th1 分化，增强动物的抗感染能力，结果动物病死率显著降低到 15%（对照组为 85%）。Kox 促进单核细胞分泌 IL-6 和 TNF，以对抗 CARS，而且通过抑制单核细胞释放 IL-10，阻止 PGE2 的释放，从而对 PGE2-Th2 通道进行下调。尽管能够有效促进 Th2 向 Th1 漂移，但是否能够恢复机体免疫功能、降低 MODS 患者的病死率，尚有待进一步的临床观察。

感染、创伤时也存在 Th1 未向 Th2 漂移，以炎症反应占优势，免疫调控治疗的方向就应以抑制 SIRS 为主。动物实验研究显示给予 IL-10 等抗炎因子可能是有益的。

当然,Th1/Th2 的漂移并不能直接测定,需分别测定 Th1/Th2 表达或释放的细胞因子,以两者比例改变反映漂移方向。因此,临床上还难以迅速捕捉到 SIRS/CARS 失衡方向。寻找准确、快速的炎症反应失衡判断方法,仍然是当前临床研究的重要方向。

2.炎症递质基因表达的多态性与 MODS 治疗策略　细胞因子的基因型不同,免疫炎症性反应不同。特别值得注意的是,基因表达的多态性对介质表达、感染易感性和重症患者预后具有明显不同的影响。可见,基因多态性与感染患者炎症反应的差异有关。极富挑战性的是,哪些炎症相关基因具有多态性的特征,目前尚不清楚。炎症相关基因多态性的研究日益受到重视,通过对 MODS 动物和患者炎症相关基因多态性的分析,试图寻找与感染及 MODS 的相关基因,弄清细胞因子基因多态性对炎症反应程度和患者预后的影响,并为进一步的基因调控治疗和个体化的免疫调控治疗奠定基础。

第八章　重型和危重型新型冠状病毒感染

第一节　重型和危重型新型冠状病毒感染的诊治

2020年3月初,从国家卫生健康委员会疫情通报可以看到,新型冠状病毒感染(COVID-19)疫情在很大程度上得到了有效控制。但是,境外病例处于快速增长期,我国开始面临境外输入风险的挑战。如何有效救治这类患者是降低病死率的关键。

一、COVID-19危重型的临床特点

国家卫生健康委员会诊疗方案中危重型患者的诊断标准:①发生呼吸衰竭需要机械通气;②休克;③发生多脏器功能衰竭,需要住监护室。COVID-19危重型患者病死率高。

从临床实践中可以看到,COVID-19发展至危重型的经过和表现并不十分一致。大体可分为两种情况。

1.持续进展型　以重症肺炎为主要表现,可以有高热,进行性加重的呼吸困难,胸部CT表现为靠近外周分布的弥漫性磨玻璃或实变影。这类患者的特征是在发病后相对短的时间内(1周左右)快速进展为重症肺炎,进而出现急性呼吸窘迫综合征(acute respiratory distress syndrome,ARDS)。其他器官的损害呈现个体性差异。有限的尸检结果显示其肺部病理改变为典型的弥漫性肺泡损伤,符合ARDS的病理特征。

2.病情转化型　患者隐匿起病,低热或一过性高热,呼吸症状轻,可有轻度咳嗽,呼吸困难主观感觉不明显,接受对症支持治疗可稳定较长时间,但在病程10~14天时呼吸困难突然进展并伴一般状况恶化。患者开始出现进行性劳力性呼吸困难,脉博血氧饱和度(pulse oxygen saturation,SpO_2)迅速下降,短时间内即进展到需要面罩或高流量吸氧才能维持,直至需要无创通气或气管插管。引起部分患者病情迅速恶化的原因可能为患者在进行日常活动时中断吸氧或耗氧增加,如上洗手间、用餐、接打电话或烦躁,导致SpO_2反复下降至80%以下或更低水平。数次严重低氧打击使病情急转直下,氧合难以恢复,后续出现多器官功能衰竭,甚至猝死。根据其临床经过,推测该部分患者症状加重的主要原因除了病毒性肺炎迁延外,还可能是在ARDS基础上,严重低氧加剧组织缺氧,触发强烈的炎症风暴进一步造成包括肺在内的多器官损害。上述两类患者在病情快速进展或急转直下时都表现为多种细胞因子水平的显著升高、凝血功能异常、炎症指标升高,伴或不伴肝功能异常、肾功能损害及心脏功能受损,部分患者出现弥散性血管内凝血(disseminated intravascular coagulation,DIC),以及多脏器功能衰竭。根据上述特点,需要制定有针对性的预警和诊疗方案。

二、COVID-19 进展至危重型的预警

COVID-19 进展至危重型是预后不良的关键,早期、快速识别该类患者是临床救治的核心。国家卫生健康委员会第七版诊疗方案中对预测指标进行了介绍,可能预示患者进展至危重型的因子主要包括外周血淋巴细胞绝对计数显著下降、细胞因子、炎症指标和DIC 筛查指标(主要是 D-二聚体、纤维蛋白降解产物)等持续异常、血乳酸脱氢酶水平较高、胸部 CT 示病变进展迅速等。在临床实际工作中,核心环节仍然是对患者呼吸情况,尤其是氧合情况变化的密切观察。氧合持续的恶化,或者静息时氧合尚可维持,但出现活动耐力迅速下降是病情进展的重要表现,这部分患者常伴有呼吸窘迫(呼吸频率≥30 次/分)和心动过速(部分患者出现与低氧血症不匹配的心率相对正常,推测和心脏功能受损有关)。因此,对于患者临床症状的密切观察、定期监测氧饱和度和动脉血气分析是发现患者病情恶化的关键。上述生物标志物的监测是预警的另一手段,应该注意定期复查,重点关注淋巴细胞计数持续下降或不恢复的患者,争取在临床症状显著恶化前提早发现高危患者,以达到预警的目的。

三、早期干预治疗

基于以上的临床特征,迅速采取有效措施是救治危重型患者的关键。笔者认为,早期的积极救治包括以下几个方面。

1.预防重型患者发展为危重型

(1)降低氧耗,严格防止重度低氧事件发生。COVID-19 危重型患者以中老年为主,虽然少数患者对低氧耐受较好,但多数患者可因严重低氧事件而病情恶化。因此需要加强观察和监护,减少不必要的活动,严格限制患者脱离吸氧装置或呼吸支持设备,防止因为严重低氧所致组织缺氧对患者造成进一步打击,是预防患者病情进展的重要措施。

(2)早期无创通气的积极使用:对于重症和危重症患者,目前的治疗建议为根据氧疗效果,选择鼻导管、面罩吸氧或经鼻高流量氧疗。这些措施可以有效地治疗病情稳定的重症患者,直至他们逐渐恢复。但是,上述措施只能纠正低氧血症,经鼻高流量氧疗只能提供非常低水平的呼气末正压(positive end expiratory pressure, PEEP)(<5cmH_2O, $1cmH_2O=0.098kPa$),对于纠正 ARDS 的病理生理异常作用不大。建议出现呼吸窘迫和(或)呼吸衰竭的患者,经标准氧疗后仍无法改善时,即开始无创通气治疗,初始 PEEP 水平设定为 6~8cmH_2O,有助于肺泡保持开放,减少渗出,抑制 ARDS 的进展。

(3)糖皮质激素:有些临床医师观察到糖皮质激素可能会减轻患者的临床症状,加速病灶吸收,这部分患者是否因为病毒感染诱发了继发性机化性肺炎或急性纤维素性机化性肺炎等,导致对糖皮质激素治疗反应良好,后续有待进一步分析和总结。更多的病例在使用糖皮质激素治疗后病情并无好转,已有的临床研究结果显示,糖皮质激素对于病毒性肺炎的预后改善意义不大。COVID-19 重症患者中相当部分是并发症较多的中老年人,特别是糖尿病患者应用糖皮质激素,尤其是大剂量的糖皮质激素治疗必然会带来更大的血糖波动,继发感染的风险也进一步升高,更需慎重使用,因此如何精准识别和判断可能从糖皮质激素治疗中获益的病例是值得研究的重要课题。在目前对于糖皮质激素

治疗存在一定争议的情况下,最大共识是当患者临床情况快速进展,胸部影像学在短时间内面积增加50%以上时,可以尝试使用甲泼尼龙1~2mg/(kg·d),使用3~5天。

2.重视无创通气技术治疗效果的准确评价和有效使用　在目前的治疗指导意见中,强调治疗关口前移,即采用无创通气治疗后,若氧合在1~2小时无法改善,则尽快改用气管插管、机械通气,必要时采用体外膜肺氧合治疗。有些学者甚至建议,一旦患者经过常规氧疗效果不理想,就应直接进行气管插管。据目前已经发表的文献看,前期接受机械通气治疗的COVID-19患者,预后并不理想。其原因可能与患者病情较重、由无创通气转换为有创通气的时间较晚等有关,笔者建议在更早的时候进行气管插管、机械通气。提示我们在进行有创通气决策时,治疗时机的选择非常重要。我们认为,如果能够合理应用,无创通气也可成为危重型COVID-19患者的重要呼吸支持手段之一。

国内最初的经验来自于2004年SARS期间,在温泉胸科医院病区采用无创通气进行救治,105例住院患者中24例接受无创通气治疗,其中19例成功脱离无创通气,5例死亡(其中1例直接死因为急性心肌梗死,1例为糖尿病高渗昏迷)。上机时间为2~16天,平均8.9天。COVID-19疫情期间,我们病区更加重视无创通气的使用,在符合危重型诊断标准并接受无创通气治疗的11例患者中,虽然因为条件所限(部分呼吸机为家用呼吸机,且因为病区大量患者需要吸氧导致氧供不稳定),仍有6例经过长达8~19天的治疗成功撤离无创通气(其中2例后来因其他原因死亡),甚至包括2例年龄在70岁以上且合并高血压和冠心病的患者。如何做到准确评价和有效使用无创通气技术,我们建议如下。

(1)无创通气疗效的评价:对无创通气治疗的有效性应进行综合评价,密切观察患者一般情况、氧饱和度、呼吸频率、心率、血压等生命体征,定期进行动脉血气分析、血肝肾功能、电解质等检查。SpO_2能维持在90%以上且生命体征维持相对稳定者,可以继续治疗观察。SpO_2无法达到90%的患者,或者呼吸频率>30次/分,潮气量≥12mL/kg,需要临床医师判定是否为无创通气失败,是否应转换为气管插管、机械通气。我们还发现,相当一部分COVID-19患者对低氧有一定的耐受性,甚至有一例患者在1周左右的无创通气中,氧饱和度徘徊在80%~85%,但患者在这期间,神志始终清楚,无呼吸窘迫,可以保持交流,包括给家人发微信。该患者动脉血气分析检测显示,动脉血氧分压维持在50mmHg(1mmHg=0.133kPa)以上,而血乳酸基本保持正常,只有一次略有升高,同时肝肾功能和尿量等基本正常,1周后该患者氧合即出现明显改善。提示是否存在组织缺氧是观测和评价无创通气疗效的重要指标。

(2)无创通气的参数设定:虽然部分患者使用持续正压通气即可,但为增加舒适性、减少氧耗,建议采用双相气道正压通气方式,起始吸气相压力(inspiratory positive airway pressure,IPAP)可设定为8~10cmH_2O,呼气相压力(EPAP)为6~8cmH_2O,吸入氧浓度(fraction of inspiration O_2,FiO_2)为100%,之后根据氧合情况对参数进行调整,EPAP最高一般不超过16cmH_2O,一般在8~14cmH_2O,IPAP在EPAP基础上增高6~10cmH_2O。

(3)严格防止严重低氧事件:防止发生严重低氧事件可以预防患者的病情加重,在无创通气期间,这仍然是非常关键的问题,需要持续关注,努力做到不中断通气,避免造成氧饱和度显著下降的情况发生。

1)监护:密切的心电及氧饱和度监护非常重要,有助于迅速发现严重的低氧情况并紧急处理。

2)严格限制患者的体力活动:为避免患者出现因去洗手间或进餐等造成的严重低氧,应及时留置胃管、尿管,在床上排便,减少活动量。必须集中管理、加强教育、增加巡视、加强监护,必要时可以谨慎镇静,甚至保护性束缚。

3)积极的心理干预:COVID-19患者不少存在焦虑症状,加之低氧、面罩给氧等可能造成心理危机加剧,常出现躁动、不耐受和不配合治疗等,对于无创通气产生很大影响。因此,应加强与患者的交流,积极心理干预,争取患者的理解,增加忍耐力,提高战胜疾病的信心。

4)镇静及促进睡眠:在重症及危重症患者中存在着诸如焦虑、睡眠不佳、缺氧、内环境紊乱等多种造成谵妄的因素,预防谵妄的发生也非常重要,本病区住院患者多存在难以入睡、睡眠片段化、睡眠过浅等睡眠障碍表现,这对患者的恢复也带来了不利影响。考虑到无创通气的特点,我们在部分患者中使用右美托咪定持续静脉泵注,选择剂量范围为 $0.1 \sim 0.7\ \mu g/(kg \cdot h)$,以 RASS 镇静评分($-1 \sim 1$分)作为镇静目标。对重症及危重症患者,应避免使用负荷剂量,65岁以上或肾功能不全患者酌情减量,在使用该药物期间,密切监测患者神智、生命体征等变化。我们病区使用右美托咪定的镇静及促进睡眠效果满意,无呼吸抑制及严重心血管不良事件发生。

无创通气具有患者可以持续保持清醒、能够交流、院内获得性肺部感染发生率低等优势。例如,本病区11例无创通气患者中仅有少数患者发生程度较轻的院内感染,包括1例真菌(可能与激素、托珠单抗和广谱抗生素的使用有关)感染,经抗感染治疗好转。

3.积极纠正凝血功能紊乱　重症及危重症患者常出现凝血功能异常,考虑与炎症反应程度重有关。炎症活动引起凝血功能障碍,出现高凝状态,继而激发纤溶亢进。COVID-19患者在疾病加重的早期已经出现凝血功能异常,表现为DIC筛查指标中,纤维蛋白原、D-二聚体和纤维蛋白原降解产物均明显升高,且与预后不良相关。此时患者并未发生DIC,更符合炎症反应引发的凝血异常。考虑到肺是COVID-19的主要靶器官,目前也有病理结果显示肺部微血管有透明血栓形成,提示存在肺微循环的凝血功能紊乱,因此不能排除凝血异常主要发生在肺微循环中,这也可能是氧合持续改善不良的潜在病理生理机制。我们积极应用治疗性剂量的低分子量肝素(如依诺肝素10mg/10kg,12小时一次,皮下注射,根据患者的肾功能、年龄及出血倾向适当调整剂量),并定期监测D-二聚体水平判断治疗效果,对纠正肺局部凝血紊乱及预防血栓形成发挥了一定的作用。

4.加强营养支持　患者因为炎症活跃,能量和蛋白消耗显著,易发生低蛋白血症,影响患者的心肺功能及免疫功能,应积极加强营养支持。对于血流动力学基本稳定、无肠内营养禁忌证的重症患者,应尽早启动肠内营养,有助于维持肠道黏膜屏障功能。对于存在难治性休克或组织灌注不足、难治性低氧血症、高碳酸血症或酸中毒、明显的肠缺血或梗阻、活动性消化道出血等情况时需选择肠外营养,并在病情好转后尽早恢复肠内营养。

5.准确而积极的容量管理　COVID-19患者存在高热、呼吸频率显著增快(乃至呼吸窘迫)、食欲差,以及可能存在高血压、心脏病的问题,这些情况都可能影响患者的容量管理,甚至一些治疗措施(如利尿或补液等)有可能造成循环血量不足或循环血量增加。因此,应采取精准的容量管理策略,如以 12 小时为单位准确计算液体出入量,同时密切监测患者症状、体征和尿比重等,必要时可考虑有创血流动力学监测。此外,床旁超声除能够协助判断氧合恶化的病因以外,结合心脏超声评估有无心肌损伤导致的左心功能衰竭、高 PEEP 应用后的急性肺心病等,同时通过观察下腔静脉内径和变异度,可以有效协助容量管理,有效指导临床治疗。建议结合患者 ARDS 和心功能的状况,适当保持液体负平衡。

6.积极及安全的血糖控制　目前文献报道 COVID-19 的糖尿病患者占比可达 2%~20%,重症及死亡患者中合并糖尿病的比例更高。但目前的研究仅参考了既往糖尿病病史,我们收治的患者中有糖尿病病史者约占 19%,但结合入院空腹血糖(≥7mmol/L)和糖化血红蛋白(≥6.5%)来进行诊断(除外院外曾应用过糖皮质激素者),比例可高达30%,即可能低估了 COVID-19 患者中糖尿病的患病率。不同的报道中使用糖皮质激素治疗 COVID-19 的比例为 18.6%~58%,因此其引起的血糖升高不容忽视,对于这部分患者建议及时启用餐时短效或速效胰岛素强化降糖,并严密调整降糖方案,避免出现高血糖危象及低血糖风险,必要时可联合应用基础胰岛素或使用持续静脉胰岛素泵入,以更灵活地控制患者血糖,将血糖控制于 7~12mmol/L。

综上,COVID-19 所致重型和危重型患者的本质为重症病毒性肺炎及继发的 ARDS,在此基础上其他客观原因造成的严重低氧情况是病情恶化的又一重要因素,最终导致出现 DIC、多脏器功能损害等。早期开展无创通气、防止严重低氧事件及合理地控制炎症反应可能有助于遏制疾病进展。因此对于重型和危重型 COVID-19 患者合理运用无创通气、严格控制患者的氧耗量、避免严重低氧事件发生、积极抗凝、加强营养支持和精准管理容量等,有助于提高患者的救治成功率。

第二节　体外膜肺氧合在危重型新型冠状病毒感染治疗中的应用

目前 COVID-19 疫情在国内蔓延的态势已得到基本控制,防治重点已转向如何提高COVID-19 重症及危重症的救治成功率。资料显示:COVID-19 患者因重症进入 ICU,需要有创通气和死亡的百分比分别为 5.00%、2.18% 及 1.36%。危重及死亡患者基本都伴有严重和难以纠正的低氧血症。目前尚无特效抗病毒疗法,呼吸支持是核心治疗之一,而体外膜肺氧合(extracorporeal membrane oxygenation,ECMO)作为呼吸支持的重要手段,已写入诊疗指南并在部分患者中使用。然而,目前 ECMO 在 COVID-19 危重症患者中使用效果不如既往病毒性肺炎,现有湖北省资料(包括未公开的)提示 ECMO 撤机成功率约20%。究其原因,危重症患者年龄多偏大,合并基础疾病较多,病情变化快,对于该病的认识不足,而疫情的集中大爆发导致 ECMO 专业医疗资源相对不足等均能影响到患者的结局。此外,ECMO 作为复杂有创操作,其应用时机和管理所涉及的各种技术和细节均会对预后造成很大影响,因此有必要对 ECMO 使用中的各类问题加以探讨。

一、ECMO 在 COVID-19 治疗中的作用

ECMO 和呼吸机都是呼吸支持手段而非病因治疗。呼吸机已广泛用于 COVID-19 危重患者,但效果不佳且病死率高。ECMO 与呼吸机不同的是:①呼吸机对通气帮助大而对换气的帮助有限,进而改善严重低氧血症的作用有上限,ECMO 则可以提供足够的氧合和二氧化碳清除能力;②呼吸机需要肺持续工作,甚至在高驱动压力水平下工作,而 ECMO 则不依赖自身肺功能而能使肺得到休息直至功能恢复。因此 ECMO 对于药物治疗和机械通气治疗反应均差的危重型 COVID-19 仍可能有效。对于可逆性的呼吸衰竭患者,ECMO 可以提供桥接至肺功能恢复期间的氧合支持。对于不可逆的肺机化、肺纤维化或难以控制的肺出血的患者,ECMO 则可以提供桥接至肺移植期间的氧合支持。

二、ECMO 启用时机

COVID-19 患者出现呼吸功能衰竭应考虑静脉-静脉(veno-venous,V-V)ECMO 支持。原则上 VV-ECMO 适用于对于常规药物治疗和机械通气治疗无效的可逆的严重呼吸衰竭,包括各种原因引起的急性呼吸窘迫综合征(ARDS)。常使用股-颈静脉插管方式,偶尔也使用股-股静脉。禁忌证则包括任何晚期和不可逆阶段的患者,如败血症无法控制者,非肺多器官功能衰竭者,不可逆性神经系统损伤者和不适合桥接至肺移植的呼吸衰竭的患者。此外,ECMO 期间需持续抗凝,故存在抗凝禁忌的患者,如肝功能衰竭合并严重出凝血功能障碍患者、大出血和近期的颅内出血等患者,也无法实施 ECMO。

医疗实践中,在"要求为可逆损伤"和"常规治疗无效"之间存在一定的矛盾。例如,使用较高机械通气参数[吸入氧浓度(FiO_2)>0.9,平台压>30cmH_2O],初期有可能改善患者氧合情况。然而若此条件下通气时间超过 7 天,肺部损伤往往不可逆。此外,常规治疗无效导致严重低动脉氧分压[(PaO_2)/FiO_2<100mmHg]持续时间过长,可出现包括心、肝和肾等多器官功能衰竭,意识无法恢复或严重而持久的全身肌无力状态,此时使用 EC-MO 则预后很差。

需注意的是,部分 COVID-19 患者病情进展很快,从重型转变为呼吸机完全无法维持的危重型所需时间可能仅数小时。而 ECMO 为复杂有创操作,常规实施起来比较耗时,导致危重患者接受 ECMO 前的严重低氧时间过长。笔者认为,对于极危重患者ECMO 使用时机可适当放宽,同时对高危患者可在超声引导下预置颈内静脉和股静脉通道,紧急时可通过留置通道放入导丝并快速引导 ECMO 管路到位,可有效缩短上机时间并减少匆忙穿刺置管所致并发症。如有条件,ECMO 机器和管路应当提前装好预充备用。

三、COVID-19 患者 ECMO 模式选择和转换

ECMO 常用有三种模式:VV-ECMO、静脉-动脉(veno-arterial,V-A)ECMO 和静脉-动脉-静脉(veno-arterial-venous,V-A-V)ECMO。COVID-19 危重型患者大多数心功能尚可,首选且只需 VV-ECMO 支持。

部分 COVID-19 患者由于合并严重心脏病变,而需要使用 VA-ECMO 来提供呼吸和循环两方面的支持,然而,接受 VA-ECMO 的患者若合并严重肺功能衰竭,则有可能出现

严重的上半身氧供不足,心脏和脑受累最明显,又称"南北"综合征。原因在于:VA-EC-MO 患者体循环由来自肺的血流和 ECMO 的血流共同灌注,由于 VA-ECMO 多为股动脉插管,下半身由 ECMO 富氧血流灌注,而上半身尤其是冠状动脉和头臂干动脉由自身乏氧血流灌注。三插管模式可以有效解决上述问题,也即 VAV-ECMO。转换成 VAV-EC-MO 时,需要用"Y"形接头从 VA-ECMO 的动脉灌注管路分出另一根灌注管路,通过颈静脉插管将动脉血分流。两根灌注管路的流量取决于插管的尺寸和直径,应常规监测两路流量,并使用流量夹控制流量以适应不同的流量需求。VAV-ECMO 的呼吸支持作用一般是充分的,但对循环的支持相对不足,需要加强监测并评估左右心室功能状态及组织氧合情况。作为一种特殊类型的 VAV-ECMO,静脉-动脉-肺动脉(veno-arterial-pulmonary arterial,V-A-Pa)ECMO 可为合并右心衰竭的患者提供额外的支持。在这种结构中,灌注插管开口不是放置在右房,而是通过三尖瓣、右心室和肺动脉瓣置入肺动脉。

VA-ECMO 使用期间还需注意,因 ECMO 机器与自体心脏呈"并联"关系,同时对体循环供血,因此流量较大时可增加左心室后负荷。如患者心功能极差或动脉血压过高,可导致主动脉瓣开放受阻,左心扩张,左室血流淤滞或血栓形成甚至肺水肿加重。需持续监测左心功能,必要时给予以下左室减压措施:调整 ECMO 流量、使用血管扩张剂、适量使用正性肌力药物、减轻容量负荷、联合使用主动脉球囊反搏、放置左心减压管和经皮穿刺房间隔造口等。

四、COVID-19 患者 ECMO 的管理

1.一般管理　建立 ECMO 时有体液接触和感染的风险。应将患者置于 ICU 负压病房的隔离区域。如果负压不足,要保证充分通风。医护人员需要生物安全 3 级防护。

ECMO 的治疗及维护涉及重症监护医师、心外科医师、体外循环师、麻醉师和护理人员之间的密切合作。需要熟知 ECMO 的治疗及维护原则,还需要能够快速对 ECMO 运行过程中的故障进行处理,包括可能的外科情况。此外还需要在重症监护、营养及康复等方面制定整体治疗方案。由于 ECMO 并非常规治疗手段,大多数医护人员缺乏相关治疗及护理经验。因此有必要在各定点医院设立 ECMO 的集中管理病房,由专业的医护人员进行专职管理,从而提高 ECMO 救治的成功率。

ECMO 辅助下氧合及内环境趋于稳定后仍然需要延续病因治疗和其他相关治疗,包括抗病毒药物、抑制机体过度炎症反应、营养支持和中医药治疗等。经验性的广谱抗感染对于预防呼吸机相关性肺炎、院内感染及 ECMO 相关感染也至关重要。ECMO 治疗期间,使用最佳的液体疗法,避免容量超负荷,必要时合用连续肾替代治疗。

2.血气指标管理　ECMO 期间需持续监测患者动脉血气。VV-ECMO 在支持氧合方面的有效性可能不足,原因主要在于:VV-ECMO 下的引流和灌注均在静脉侧(主要是右心房内)进行,流入肺循环的血为未完全氧合的混合血。此外,ECMO 灌注的氧合血可被临近灌注管的静脉插管引流,造成"再循环"现象,进一步降低了 ECMO 的效率。所以指南推荐的氧饱和度目标较低,认为 VV-ECMO 支持下氧饱和度维持在 80%~85% 即可。但这个饱和度目标值可能会导致组织氧合不足,呼吸机参数也难以充分降低以实现肺休

息。因而,有作者建议了更高的氧饱和度目标:85%~92%。实际工作中,短时间的75%~80%的氧饱和度也可接受,但需及时采取进一步措施来改善氧合。如果在VV-ECMO期间出现持续低氧血症可尝试以下手段来解决。

(1)增加ECMO离心泵的血流量,泵流量至少需要达心排血量的60%。一般泵流量需要达到4~6L/min[(60±20)mL/(kg·min)]来实现动脉的氧合。若泵流量无法提高同时伴有泵流量显著波动,引流管抖动和引流管负压过大(>100mmHg,会增加溶血),原因可能为:①插管尺寸过小,可考虑更换或添加引流插管;②插管或管路扭曲或位置不当,最好在超声引导下插管,置管完成后需妥善固定;③管路中血栓形成;④血容量不足;⑤心腔充盈困难,常见于心脏压塞或气胸。

(2)可增加ECMO空氧混合器的氧浓度,最大可至100%。增加空氧混合器气流量并不能有效增加机体氧供。

(3)调整静脉插管的位置以减少再循环,两个插管间需距离15cm以上。应用经颈内静脉的双腔插管也能够减少再循环的比例。

(4)增加血红蛋白(Hb)水平以增加血液携氧能力,一般认为提高Hb至100g/L可以提供足够氧合。然而有研究认为,采用较低的输血阈值(Hb<70g/L)或总体上使用较少的红细胞输注可能是有益的,此类患者结局转归更好。

(5)实施治疗性低体温以降低机体氧耗。

(6)增加镇静和肌肉松弛。此外还需要监测氧合器出口端的血气,若该部位血液样本$PaO_2/FiO_2<200mmHg$,表明氧合器"损耗",提示可能需要及时更换膜肺。

血CO_2的清除则容易许多,通过调整膜肺通气量可使$PaCO_2$保持在35~45mmHg。严重COVID-19病变肺的通气往往也能有效清除CO_2,若不注意调节呼吸机参数可能导致血$PaCO_2$过低。

3.抗凝管理 ECMO期间需要持续抗凝,而ECMO常见并发症包括出血和血栓。严重的脑出血、肺出血和消化道出血都可导致整个治疗失败,因此抗凝管理十分重要。近年来,随着管路设备的进步,抗凝强度有降低的趋势(目标ACT 160~200秒)。在大出血或大手术等特殊情况下,VV-ECMO不需要抗凝即可运行,但需保持大的血流量以减少ECMO管路血栓形成风险。在ECMO治疗期间应尽量避免侵入性操作,若需手术应降低抗凝强度,气管切开最好在ECMO之前完成。吸痰时要注意轻柔操作并调节负压不要过大,以免诱发肺出血。据报道COVID-19危重患者常合并D-二聚体异常升高,病理提示肺组织灶性出血坏死且可有出血性梗死,这可能影响抗凝策略。ECMO还可导致血小板减少/肝素诱导的血小板减少症,最好将血小板计数维持在$100×10^9/L$以上。此外,还应注意预防肢体缺血和深静脉血栓形成,插管导致的血管损伤和长期卧床无法活动为其主要诱因。

4.呼吸机管理 ECMO对肺部病变没有直接的治疗作用,但能提供肺"休息"时间,肺的恢复潜力是危重患者预后的决定性因素之一。在整个治疗包括ECMO使用中,都要特别注意肺的保护,尤其是肺顺应性严重下降的COVID-19危重患者,以免出现严重的甚至不可逆的呼吸机相关性肺损伤。

患者呼吸功能不全时,首先排查并消除可能引起肺功能和通气指标恶化的可逆原因,包括气胸、明显的胸腔积液、有黏液或血块的支气管阻塞、肺充血和血管外肺水增加。其次,使用肺保护策略通气:潮气量≤6mL/kg,以平台压<$30cmH_2O$为目标,允许高碳酸血症。推荐的通气模式包括压力控制通气和双相气道正压通气等。此外,ECMO转流期间,还可以显著降低呼吸机参数[极低潮气量的超保护性通气3mL/kg,低呼吸频率10~14次/分,吸气峰压20~$25cmH_2O$,呼气末正压(PEEP)10~$15cmH_2O$,FiO_2 0.3],以便达到更好的肺保护效果。然而,更低的通气参数意味着更大程度的肺塌陷可能,需要处理"更好的肺保护"和"更少的肺不张"这一对矛盾。ARDS患者会出现大量的塌陷肺泡并产生微小肺不张,可通过"三步法"来改善:①评估肺可复张性;②实施肺复张,每4~8小时或者肺塌陷(因吸痰等原因)时进行一次;③设置合适的PEEP,通过滴定法确定最佳PEEP,常使用最佳氧合法,将PEEP设置为$20cmH_2O$,每2分钟减少$2cmH_2O$,直至氧合出现明显下降,氧合下降前次的PEEP可认为是此时患者需要的最佳PEEP。实施肺复张和设置PEEP时还需考虑对血流动力学的不良影响。ECMO转流期间常用PEEP为10~$18cmH_2O$。

5.气道管理 长时间的气管插管不可避免会带来呼吸机相关性肺炎、气管缺血坏死及大剂量镇静剂不良反应的问题。对于气管插管时间达1周的患者需进行气管切开并苏醒,在康复过程中还有助于循序渐进脱离呼吸机。然而COVID-19具有强传染性,气管切开过程中气管内容物喷溅形成的气溶胶可能造成医务人员感染,可给予足量的镇静剂、肌松剂和局麻。

6.物理和康复治疗 研究显示ECMO患者接受积极有效的物理和康复治疗可以提高存活率,缩短机械通气时间,缩短ICU住院时间,促进肺功能恢复。应经常实施叩背和机械振动排痰等物理治疗,仔细使用吸痰装置排痰,支气管肺泡灌洗术可帮助清除深部潴留的痰液。如果俯卧位通气可以显著改善PaO_2/FiO_2,则24小时内应至少两次将患者置于俯卧位6~8小时。

可考虑实施"清醒"ECMO:患者在ECMO辅助下尽早清醒并脱离呼吸机,或在不行气管插管呼吸机辅助呼吸的情况下直接实施ECMO,可避免呼吸机相关性肺炎及呼吸机机械性肺损伤,并可在ECMO支持下进行坐起、行走或蹬车进行康复训练。

五、COVID-19患者ECMO的撤离

由于ECMO有较多并发症,达到康复目标后应尽早撤机。根据原发病的恢复速度,VV-ECMO使用时间可能达到数天、数周甚至数月。一般认为脱离呼吸机之前优先撤除ECMO装置,并转换为常规水平的呼吸机支持。ECMO撤机前需多次确认心肺功能已明显好转且撤机后的器官功能有足够的代偿空间。撤机前应满足以下指标:①感染控制,患者无发热,血常规及炎症指标明显改善;②呼吸力学和肺顺应性明显改善,包括定压通气状态下潮气量的增加或定容通气状态下气道峰压的下降;③影像学证据,包括X线片显示肺阴影的明显消散;④心脏、肝和肾等功能明显好转,血流动力学稳定。

VV-ECMO撤机须包括以下流程:①调高呼吸机参数至合适水平,采用保护性肺通气

且预计能满足机体代谢需求;②逐渐调低空氧混合器的供气氧浓度至零,观察自体肺功能能否完成氧合;③逐渐调低空氧混合器的供气流量,观察自体肺功能是否足以清除 CO_2;④在避免呼吸机过高的 PEEP 和平台压下,将空氧混合器的供气流量(供给 ECMO 循环的气流量)调至 0L/min,观察患者 4~24 小时,如果参数稳定,则提示患者可脱离 VV-ECMO。撤机操作需谨慎,撤下来的 ECMO 最好处于自循环状态以防二次转机。整个撤机过程只降低和关闭 ECMO 供气流量而不需要降低 ECMO 循环流量,以免增加管路血栓形成风险。由于体外血流量保持恒定,自循环不需要额外增加肝素量。撤机过程中密切监测动脉氧饱和度,并根据动静脉血气结果调整呼吸机参数。此外,ECMO 撤机后,许多患者需要接受气管切开术行长时间的机械通气和呼吸治疗。H7N9 禽流感中,ECMO 应用时间达 5~13 天,而机械通气时间达到(20±8)天。

VA-ECMO 的撤除更为复杂,需要兼顾呼吸和循环两个系统。需要在血流动力学和心脏超声等严密监测下逐步降低 ECMO 循环流量。VA-ECMO 撤机试验时间要短于 VV-ECMO 撤机试验,因为前者血栓形成风险更大。多数患者此期间需要增加升压药剂量。

虽然目前 COVID-19 患者中 ECMO 的应用遇到很多问题,但原因值得深究。ECMO 虽非"万能",但既往研究显示在严重的流感合并 ARDS 时,ECMO 治疗的生存率高于常规机械通气。ECMO 作为"走出"手术室的体外循环技术,虽在过去十余年里经历了快速的发展,技术及操作上仍存在特殊复杂性。而 COVID-19 作为一个新的病种,对其的认识和诊治经验都极为有限。在这种情况下,ECMO 的上机、后期管理和使用过程中的监测等更需要专业的团队来进行,若能集中管理则更有望提高 ECMO 救治的成功率。此外还需强调,ECMO 应该在病程中及时使用而不是仅作为补救措施。如有条件,适度的 ECMO 治疗关口前移,在病情开始出现恶化迹象的早期即应用,甚至不经过气管插管而直接进入到 ECMO 治疗,对机体进行氧合支持的托底可能更能提升救治成功率。疾病一旦进展到不可逆阶段,ECMO 无法改变预后而只能作为等待肺移植的桥接治疗。

第九章 急性呼吸窘迫综合征

急性呼吸窘迫综合征(acute respiratory distress syndrome,ARDS)是重症患者发生呼吸衰竭最常见的原因,也是导致重症患者预后不良的主要因素。重症患者 ARDS 的发生率超过 10%。

ARDS 是在严重感染、休克、创伤及烧伤等非心源性疾病过程中,肺毛细血管内皮细胞和肺泡上皮细胞损伤造成弥漫性肺间质及肺泡水肿,导致的急性低氧性呼吸功能不全或衰竭的临床综合征。ARDS 以肺容积减少、肺顺应性降低、严重的通气/血流(V/Q)失调为病理生理特征,临床上表现为进行性低氧血症和呼吸窘迫,肺部影像学上表现为非均一性的渗出性病变。急性肺损伤(acute lung injury,ALI)是 ARDS 的临床早期阶段,自 2012 年柏林 ARDS 定义推广以来,急性肺损伤被认为相当于轻度 ARDS。

第一节 急性呼吸窘迫综合征与弥漫性肺泡损伤的关系

ARDS 于 1967 年首次由 Ashbaugh 等描述后,尽管为改善 ARDS 预后投入了大量的研究,对 ARDS 病理生理认识有了实质性进步,但 ARDS 病死率仍在 40% 左右。除了在肺保护性通气策略中辅助使用肌松剂能降低 ARDS 病死率外,其他药物均显示阴性结果。Katzenstein 等于 1976 年首次描述了弥漫性肺泡损伤(diffuse alveolar damage,DAD)一词。目前 DAD 被认为是 ARDS 的典型病理特征,包括透明膜、间质水肿、细胞坏死、增生或纤维化,但 ARDS 和 DAD 间的相关性尚不清楚。根据组织病理,ARDS 分为 DAD-ARDS 和非 DAD-ARDS。DAD-ARDS 的病因、分子机制、病理生理和药物治疗可能不同于非 DAD-ARDS。

本节主要从以下几方面探讨 ARDS 与 DAD 的关系及其临床意义:①符合柏林 ARDS 定义的患者大约一半存在 DAD;②ARDS 伴 DAD 组织学损伤的时间顺序;③ARDS 患者可能存在 DAD 的预测因素;④DAD-ARDS 和非 DAD-ARDS 患者是否有不同的临床结局;⑤如何早期识别存在 DAD 的 ARDS 患者;⑥ARDS 治疗策略的改变。

一、符合柏林 ARDS 定义的患者大约一半存在 DAD

尽管 DAD 是 ARDS 的典型病理特征,但并不是所有符合柏林 ARDS 定义的患者都观察到 DAD,只有大约一半的患者被证实有 DAD。如一项 Meta 分析发现,DAD 仅出现在 48% 的患者中,而另一项研究中有 59% 的患者存在 DAD。另一半非 DAD-ARDS 患者病理异质性明显,见于多种原因,如特发性肺纤维化、肺炎、肺癌、肺泡出血、机化性肺炎、药物反应等,其中一些疾病具有明确有效的治疗方法(如肺炎、肺栓塞等)。DAD 与 ARDS 的严重程度有显著的相关性,DAD 更易见于重度 ARDS,而非轻、中度 ARDS。其次,DAD 在 ARDS 持续时间超过 3 天的患者中更常见,这可能与透明膜的形成需要 2~3 天有关,而 ARDS 的病因对 DAD 发生率没有影响。

另外,也不是所有病理存在 DAD 的患者都符合 ARDS 诊断标准,弥漫性间质性肺疾病、肺泡出血、心源性肺水肿、肺转移癌、药物反应、急性间质性肺炎等也可出现 DAD。

用 DAD 作为诊断标准,柏林定义诊断 ARDS 灵敏度高,特异度差。Guerin 等对开胸肺活检(open lung biopsy,OLB)的 113 例患者研究发现,柏林定义诊断 ARDS 的灵敏度和特异度分别为 0.58(0.46~0.69)和 0.73(0.54~0.88)。Thille 等对 712 例尸检研究发现,柏林定义诊断 ARDS 的灵敏度为 89%,特异度为 63%。

二、ARDS 伴 DAD 患者组织损伤的时间顺序

DAD 是 ARDS 的典型病理特征,是一个动态过程和对损害的非特异反应。DAD 的病理过程可分为 3 个阶段:急性渗出期、增生期和纤维化期,这 3 个阶段常重叠存在,与时间相关,而与病因无关。渗出阶段发生在 ARDS 发病后第 1 周,主要表现为毛细血管充血、肺间质和肺泡水肿。透明膜作为 DAD 的典型特征,大约损伤 2 天后出现,5 天后达到高峰。第二阶段增生期发生在损伤后 1~2 周,标志细胞强烈增生、修复,特别是 II 型肺泡上皮细胞和成纤维细胞沿着肺泡壁弥漫性增生、肉芽组织形成,在病程 2 周或 3 周后达到最高峰,如果肺损伤持续存在,进入纤维化期。

Thille 等研究表明:①在发病第 1 周内,渗出性改变占主导地位,肺纤维化罕见(4%)。在发病第 3 周之后,所有患者都出现了增生性改变,其中 2/3 患者出现了纤维化;②在病程<1 周的患者中,有增生性改变的患者(44 例)ARDS 持续时间比仅发生渗出性改变的患者(38 例)长[5(4~6)天 vs. 3(2~4)天,P<0.000 1];③肺内源性与肺外源性 ARDS 患者病程相似[8(5~15)天 vs. 7(4~13)天,P=0.87]。经 1 周病程后,肺内源性 ARDS 患者纤维化发生率为 51%(19/37),而肺外源性为 20%(8/40)(P=0.004 7),这可能与肺内源性 ARDS 直接损伤肺泡上皮细胞,而肺外源性间接损伤血管内皮有关;④ARDS 的严重程度与纤维化没有直接关系,ARDS 的严重程度并不影响纤维化的发生。

因此,激素、间充质干细胞、抗纤维增生药物等对炎症和(或)纤维化有潜在的治疗作用,应在 ARDS 发病后第 1 周应用,可能只在早期急性渗出阶段通过减轻炎症反应而有效,超过 2 周当已出现纤维化后,可能是无效,甚至有害。

三、ARDS 患者可能存在 DAD 的预测因素

Thille 等的尸检研究表明,ARDS 持续时间>3 天、重度低氧血症、高动态驱动压及胸部影像严重程度为预测可能存在 DAD 的临床参数,氧合指数≤100mmHg(1mmHg=0.133kPa)和 4 个象限内有弥漫性实变阴影患者中,2/3 存在 DAD。当 OLB 因多种因素无法实施时,临床参数因易在床旁评估,可一定程度上帮助临床医师预测 DAD 存在的可能性。

但近期有学者基于大量 OLB 数据研究得出与 Thille 等不同的结论。他们的研究结果表明:DAD 可以增加病死率,但通过临床参数无法预测 DAD。不过他们研究发现,有害因素(冠状动脉缺血和呼气末正压通气)影响 ARDS 生存者出现 DAD 的概率。冠状动脉缺血与 DAD 之间的关系以前从未有过报道,它可能是一种未知的潜在机制,有待进一

步研究。上述矛盾的结果可能是研究设计上的差异所致(尸检研究和生存者 OLB)。

四、DAD-ARDS 和非 DAD-ARDS 患者是否有不同的临床结局

一项 Meta 分析发现,与非 DAD-ARDS 患者相比,DAD-ARDS 患者病死率显著增高。Kao 等对 101 例行 OLB 的 ARDS 患者研究发现 DAD 是死亡的独立危险因素。Guerin 等发现与非 DAD 组相比,DAD 组患者的病死率高出 10%,支持 DAD 对 ARDS 患者预后有影响。

与非 DAD-ARDS 患者相比,DAD-ARDS 患者氧合指数低、动态呼吸系统顺应性下降、高气道平台压、高 SOFA 评分和国际标准化比值,更易死于难治性低氧血症,而非休克、无 DAD 的患者中,难治性休克是主要的死因,占 55%,难治性低氧血症占 5%。同时研究发现,有 DAD 的患者死于难治性低氧血症的可能性是无 DAD 患者的 5 倍,无 DAD 的患者死于休克的可能性是有 DAD 的 2 倍。

五、如何早期识别存在 DAD 的 ARDS 患者

尽管 Libby 等的 Meta 分析表明,在 1 205 例 ARDS 患者中,虽然 OLB 是 DAD 诊断的"金标准",因并发症致患者死亡罕见,但依然受到诸多限制而不能广泛实施。有研究证据(动物模型及 ARDS 患者)支持 DAD 和气道病变之间存在相关性,但 DAD-ARDS 气道改变为非特异,与非 DAD-ARDS 组缺乏对照研究,需要进一步研究去证实。相对 OLB,冷冻经支气管肺活检技术侵袭性小,DAD-ARDS 气道病理更易获得且安全,可在床旁快速分析,为诊断 ARDS 患者气道病理和发现新的 DAD 生物标志物和治疗靶点提供可能,但目前还没有研究将冷冻经支气管肺活检技术应用于 ARDS 患者。

DAD 生物标志物应具有高准确性、可反映 DAD 的演变阶段、对特定的治疗有提示价值。早期研究表明,前胶原蛋白Ⅲ可能与 ARDS 纤维-增生阶段相关,但这些研究都是初步的,有待进一步研究验证。正电子发射断层扫描诊断 DAD 的可能性很大,但主要问题是缺乏识别 DAD 特有的放射性示踪剂,有研究提示标记凋亡细胞的膜联蛋白 Annexin V 可能是一种放射性示踪剂,但凋亡并不是 DAD 特有,有待进一步研究。遗憾的是这 2 种方法临床上都没有达到可用来识别 DAD。

另外,肺部炎症是 ARDS 患者的常见病理改变,因此区别 ARDS 患者肺炎与 DAD 在临床和病理生理上的差异,对于生物标志物的研究和发现新疗法具有重要意义。把 ARDS 患者分为直接损伤组(肺炎、误吸、肺挫伤等)和间接损伤组(肺外脓毒症、输血等),结果发现前者的血浆表面活性物质 D、晚期糖基化终末产物受体(反映上皮细胞损伤的生物标志物)明显高于后者,而促血管生成素 2、血管性血友病因子(反映内皮细胞损伤的生物标志物)明显低于后者。

六、ARDS 治疗策略的改变

近十年研究发现 DAD 发生率在使用肺保护性通气策略后下降了,这提示呼吸机相关肺损伤可使 DAD 增加,采用肺保护性通气策略可降低 DAD 发生率。可是,除了神经肌肉阻滞剂外,其他药物均没有改善 ARDS 预后。DAD 代表了 ARDS 患者中一个特定的临

床-病理群体,代表同质性的一种 ARDS 表型,DAD-ARDS 的病因、分子机制、病理生理、药物治疗和预后可能不同于非 DAD-ARDS。将来临床试验设计、生物标志物研发及针对 DAD 实行精准治疗、研究应集中在这类高病死率的 DAD-ARDS 患者上,这对于改善 ARDS 临床结局和预后有重要意义。

第二节 临床分型

ARDS 的病死率至今居高不下。在一项涉及 29 144 例患者的国际研究中,23% 的机械通气者罹患 ARDS,重度 ARDS 患者的亚组病死率为 46%。我国 20 家 ICU 的横断面调查显示,ARDS 总体住院病死率为 34.0%,其中重度患者的病死率高达 60%。尤其令人沮丧的是有关 ARDS 新治疗策略的临床研究屡试屡败。基于此,越来越多的临床医师意识到对于 ARDS 这样一组异质性很强的临床综合征进行分型的重要性,只有精准的临床分型,从而实现临床救治方案的个体化和精准化,或许是打破目前 ARDS 临床僵局的唯一出路。ARDS 的临床分型一直被学界所关注,近期的多项研究都指向如何科学有效地对 ARDS 进行分型。

一、根据病因的分型

1992 年 AECC 专家根据发病诱因将 ARDS 大致分为肺内型和肺外型。其中肺内型是肺部病因对肺实质的内源性直接损伤,肺外型则是肺外病变及系统炎症对肺组织的外源性损伤。这种分型方法完全基于临床资料,在工作实践中可操作性很强。基于此,人们对 ARDS 2 种分型的临床特征的差异及这种差异背后的不同病理生理机制做了较为广泛的研究。

基因多态性与发生 ARDS 的风险是否相关呢?一项纳入 417 例 ARDS 患者的研究运用基因组学技术评估了单核苷酸多态性与 ARDS 发生风险的相关性。POPDC3 中的单核苷酸多态性与肺内型 ARDS 的风险降低相关($OR = 0.65$);FAAH 中的单核苷酸多态性对肺外型 ARDS 风险的 OR 值为 1.70。然而并没有发现与肺内型和肺外型 ARDS 鉴别相关的单核苷酸多态性。相反,TNFB22 等位基因与肺外型 ARDS 风险降低相关($OR = 0.48$),但与病死率无关。

为 ARDS 及其临床亚型找寻合适的生物标志物一直是研究的热点。在一项涵盖单中心与多中心的随机对照研究中,研究者们分别比较了肺泡上皮细胞和血管内皮细胞损伤的血浆生物标志物水平。结果显示,与肺外型 ARDS 患者相比,肺内型 ARDS 患者的表面活性蛋白 D 水平显著升高,血管生成素 2 水平显著降低。其中表面活性蛋白 D 是肺泡上皮细胞损伤的生物标志物,而血管生成素 2 是血管内皮细胞损伤的生物标志物。在多中心研究中,肺内型 ARDS 患者的血管性血友病因子、IL-6、IL-8 都显著低于肺外型。这些标志物在判断临床预后上没有显著差异。一系列研究都有着相似的研究结果:肺内型的肺泡上皮损伤更加严重,而肺外型的血管内皮损伤更重。

一项回顾性分析证实,与肺外型 ARDS 患者相比,肺内型 ARDS 患者的病死率增加

（$OR=2.6$）。一项纳入 177 例 ARDS 患者的前瞻性研究也显示,肺内型的病死率高于肺外型(42%比 23%)。另一项纳入 180 例 ARDS 患者的研究也得到了相似的结论(57% vs. 24%)。这些研究都提示 ARDS 的病因是预测预后的重要因素。Agarwal 等完成一项 Meta 分析,纳入 34 项研究,报告了 4 311 例患者肺内型或肺外型的死亡情况,结果表明 ARDS 的原因分型可能不会影响总体病死率(OR 值为 1.04 或 1.11)。值得指出的是,这项 Meta 分析的不足之处在于纳入的研究异质性很强,并且排除了许多关于 ARDS 的重要研究。

二、根据影像学特征的分型

CT 是临床医师获得 ARDS 形态学差异的最直接证据。早在 21 世纪初,就有学者对 ARDS 的影像学特征进行了对比研究。目前研究人员一般根据 CT 的影像学差异将 ARDS 分为局灶型和弥漫型 2 种表型。近期的研究发现,二者在机械通气过程中的生理特点、临床指标及预后均存在显著差异。这些研究成果提示,根据影像学分型的 ARDS 患者很有可能对相同机械通气策略产生截然不同的效果。与此同时,个体化的机械通气治疗策略也成了针对 ARDS 患者进行精准医疗的热点。

Constantin 等的研究纳入了 400 例中-重度 ARDS 患者,采用上述影像学分型方法,旨在比较传统小潮气量机械通气和个体化机械通气的治疗差异。结果显示,干预组与对照组的 90 天病死率差异无统计学意义。然而,作者指出在分型的过程中存在相当一部分分型错误。当把这些分型不当的患者排除队列后,结果显示个体化通气策略相比于传统策略更能让患者受益。以上研究给我们两点启示:一是个体化机械通气策略可能更有益于临床治疗;二是准确而快速有效的分型方法是临床个体化治疗的前提。

三、根据病情严重程度的分型

在柏林指南中,专家们根据氧合指数的大小将 ARDS 分为轻、中、重三级。但是基于严重程度的分型,人们发现中-重度 ARDS 的临床亚型具有更高的同质性。一项纳入 356 例 ARDS 患者的尸检研究中,弥漫性肺泡损伤仅占 45%,同时中度和重度 ARDS 患者的病理改变更加倾向于弥漫性肺泡损伤,即更符合典型的 ARDS。这些高同质性患者的鉴别,对于临床试验人群的纳入及有效药物的筛选都具有重要参考意义。譬如,著名的 ACURASYS 研究纳入 340 例氧合指数<150mmHg(1mmHg=0.133kPa)的 ARDS 患者,并将他们随机分配于阿曲库铵组和安慰剂组。结果显示,早期使用阿曲库铵可显著改善 90 天生存率($HR=0.6$,95% CI:0.48~0.98),并且减少了呼吸机的使用时间。另一项 PROSEVA 研究纳入 466 例氧合指数<150mmHg 的 ARDS 患者,分成俯卧位通气组和常规仰卧位组。结果显示,早期俯卧位使 90 天病死率从 41.0%降至 23.6%($HR=0.44$,95% CI:0.29~0.67)。然而另一项研究同样以氧合指数=150mmHg 为分度标准来探究疾病严重程度是否与小潮气量通气的疗效有关,结果发现氧合指数<150mmHg 的 ARDS 患者并没有从小潮气量的通气策略中获益。

与此同时,有学者提出根据氧合指数重新划分 ARDS 的等级。Maiolo 等尝试以氧合指数=150mmHg 为阈值,将 ARDS 划分为轻-中度和中-重度两型。相关数据证实两型在解剖结构和生理功能上都有显著差异,中-重度亚型具有更强的同质性。在接受体外膜肺氧合治疗的患者中,绝大多数病情严重且接受了高浓度氧疗。这些研究证明了使用氧合指数"新标准"来进行严重程度分型,在治疗方案的选择方面可能比目前指南的推荐更具有指导意义。此外,严重程度的分型不仅仅局限于氧合指数,一些严重程度评分有望成为临床分型的新方向。

四、根据发病时间的分型

众所周知,在柏林定义中 ARDS 的发病时间为 1 周以内。这样的定义是否合理? 有没有可能再细分? Croce 等首先将创伤后 ARDS 分为早发型和晚发型。早发型 ARDS 的时间为入院后 48 小时内,而晚发型则是发生在入院后 48 小时以后。早发型 ARDS 与更严重的失血性休克相关,而晚发型 ARDS 与肺炎显著相关。另一项研究同样运用 48 小时时间点来划分早发型与晚发型。与晚发型相比,早发型与失血性休克和胸部创伤的严重程度显著相关。另外,早发型 ARDS 有较高水平的糖基化终产物受体和血管生成素 Ⅱ,这说明早发型的肺泡毛细血管屏障损伤更加严重。Zhang 等研究了由各种 ARDS 危险因素引起的中、重度 ARDS 患者,在入院后 48 小时再次将患者分为早发型和晚发型。结果显示,相比于早发型 ARDS,晚发型的病死率更高。

五、根据血浆炎症程度的分型

潜类别分析是通过间断的潜变量即潜在类别变量来解释外显指标间的关联,使外显指标间的关联通过潜在类别变量来估计,进而维持其局部独立性的统计方法。近年来,潜类别分析在 ARDS 的分型中起到了举足轻重的作用。研究者们对 ARMA 和 ALVEOLI 临床试验的数据进行了二次分析,分别得到了所谓"高炎症型"和"低炎症型"2 种分型。与低炎症型相比,高炎症型的特点是血浆中炎症生物标志物水平更高,休克发生率更高,病死率更高。2 种分型在对呼气末正压通气的反应上存在差异,即高呼气末正压通气方案在高炎症型中更加有效。随后的研究证实了这种分型方法得到的模型基本稳定。

研究者们对 FACTT 研究的数据也进行了二次分析,探讨了 2 种分型对不同的液体策略是否存在不同的反应。结果显示:同样是运用保守液体策略,高炎症型的病死率显著高于低炎症型。在药物治疗相关的临床随机对照研究中,潜类别分析也发挥了巨大作用。Calfee 等对 HARP-2 的临床数据进行了分析,结果证实高炎症型的患者在接受辛伐他汀治疗后病死率显著下降。Sinha 等运用相同的方法对 SAILS 研究进行二次分析,遗憾的是,本次研究没有发现瑞舒伐他汀有任何的生存受益。

潜类别分析也面临诸多挑战:①如何将复杂的潜类别分析用于临床实践,成为一种简单可操作的分型方法;②基于潜类别分析的前瞻性临床研究仍然是空白。然而,潜类别分析提高了 ARDS 的分类同质性,并因此能够指导临床试验的设计及靶向药物的选择。

由于 ARDS 具有很强的异质性,个体化治疗是我们未来努力的方向,否则高度统一的呼吸治疗、药物治疗、液体管理等策略可能在个体应用中遇到失败,也难以提高群体的救治成功率。那么如何实现科学合理的个体化治疗呢? 最关键的是临床分型的精准化,但是上述的回顾已经提示在此方面还远未实现预期。在理论上推荐个体化分型研究的路线图:首先,需要基于临床特征和生物学特性获得合理的临床分型,从而降低异质性,使治疗能够有的放矢;其次,将这些简单易行的临床分型方法应用于临床实践,验证可操作性;最后,开展针对不同亚型的大型临床试验,尤其是前瞻性多中心队列研究,这是评估新的亚型分类是否能够切实指导临床治疗的关键所在。

第三节　临床认知

一、病因

1.直接性损伤　①误吸:吸入胃内容物、毒气、烟雾,以及溺水、氧中毒等;②弥漫性肺部感染:细菌、病毒、真菌及肺囊虫感染等;③肺钝挫伤;④肺手术:肺移植后、肺部分切除术后;⑤肺栓塞:脂肪栓塞、羊水栓塞、血栓栓塞等;⑥放射性肺损伤。

2.间接性损伤　①休克:低血容量性休克、脓毒症休克、过敏性休克;②严重的非胸部创伤:头部伤、骨折、烧伤等;③急诊复苏导致高灌注状态;④代谢紊乱:急性重症胰腺炎、糖尿病酮症酸中毒、尿毒症等;⑤血液学紊乱:弥散性血管内凝血(DIC)、体外循环、血液透析、大量输血;⑥药物:噻嗪类、水杨酸盐类、巴比妥类催眠剂等;⑦神经源性因素:脑干或下丘脑损伤、颅压升高等;⑧妇产科疾病:妊娠期高血压综合征、子宫瘤、死胎。

二、发病机制

ARDS 病因各异,但发病机制基本相似。共同的基础是各种原因引起的肺泡-毛细血管膜急性损伤。目前认为,ARDS 是感染创伤导致机体炎症反应失控的结果。外源性损伤或毒素对炎症细胞的激活是 ARDS 的启动因素,炎症细胞在内皮细胞表面黏附及诱导内皮细胞损伤是导致 ARDS 的根本原因。代偿性炎症反应综合征(CARS)和全身炎症反应综合征(SIRS)为炎症反应对立统一的两个方面,一旦失衡将导致内环境失衡,引起 ARDS 等器官功能损害。

感染、创伤导致 ARDS 等器官功能损害的发展过程表现为两种极端,一种是大量炎症递质释放入循环,刺激炎症递质瀑布样释放,而内源性抗炎因子又不足以抵消其作用,结果导致 SIRS。另一种极端是内源性抗炎因子释放过多,结果导致 CARS。SIRS/CARS 失衡的后果是炎症反应扩散和失控,使其由保护性作用转变为自身破坏性作用,损伤局部组织细胞,同时打击远隔器官,导致 ARDS 等器官功能损害。就其本质而言,ARDS 是机体炎症反应失控的结果,也就是说它是 SIRS/CARS 失衡的严重后果。

三、病理生理

1.肺容积减少　ARDS 患者早期就有肺容积减少,表现为肺总量、肺活量、潮气量和功能残气量明显低于正常,其中以功能残气量减少最为明显。严重 ARDS 患者实际参与通气的肺泡可能仅占正常肺泡的 1/3。因此,ARDS 的肺是小肺或婴儿肺。

2.肺顺应性降低　是 ARDS 的特征之一。主要与肺泡表面活性物质减少引起的表面张力增高和肺不张、肺水肿导致的肺容积减少有关。表现为肺泡压力-容积(P-V)曲线与正常肺组织相比有显著不同,需要较高气道压力,才能达到所需的潮气量。

以功能残气量(FRC)为基点,肺泡压力变化为横坐标,肺容量变化为纵坐标绘制的关系曲线为肺顺应性曲线(肺 P-V 曲线)。正常肺 P-V 曲线呈反抛物线形,分为两段一点,即陡直段和高位平坦段,两段交点为高位转折点(upper inflection point,UIP)。曲线陡直段的压力和容量的变化呈线性关系,较小的压力变化即能引起较大的潮气量变化,提示肺顺应性好;而在高位平坦段,较小的容量变化即可导致压力的显著升高,提示肺顺应性减低,发生肺损伤的机会增加。正常情况下,UIP 时肺容量占肺总量的 85% ~ 90%,跨肺压达 35~50cmH$_2$O。

ARDS 患者由于肺泡大量萎陷,肺顺应性降低,故肺 P-V 曲线呈现"S"形改变,起始段平坦,出现低位转折点(lower inflection point,LIP),同时 FRC 和肺总量下降,导致中间陡直段的容积显著减少。低位平坦段显示随着肺泡内压增加,肺泡扩张较少,提示肺顺应性低;随着肺泡内压的进一步升高,陷闭肺泡大量开放,肺容积明显增加,肺 P-V 曲线出现 LIP,代表大量肺泡在非常窄的压力范围内开放;随着肺泡内压的进一步增加,正常肺组织和开放的陷闭肺组织的容积增加,出现陡直段;同正常肺组织相似,肺容量扩张到一定程度,曲线也会出现 UIP 和高位平坦段,提示肺泡过度膨胀,肺顺应性降低。

在 ARDS 的纤维化期,肺组织广泛纤维化使肺顺应性进一步降低。

3.V/Q 失调　是导致低氧血症的主要原因。ARDS 由于肺部病变的不均一性,V/Q 升高和 V/Q 降低可能同时存在于不同的肺部病变区域中。

(1)V/Q 降低及功能性分流:间质肺水肿压迫小气道、小气道痉挛收缩和表面活性物质减少均导致肺泡部分萎陷,使相应肺单位通气减少,V/Q 降低。另外,广泛肺泡不张和肺泡水肿引起局部肺单位只有血流而没有通气,即出现功能性分流。ARDS 早期肺内分流率(Qs/Qt)可达 10% ~ 20%,甚至更高,后期可高达 30% 以上。

(2)V/Q 升高:肺微血管痉挛或狭窄、广泛肺栓塞和血栓形成使部分肺单位周围的毛细血管血流量明显减少或中断,导致无效腔样通气。ARDS 后期无效腔率可高达 60%。

4.肺循环改变

(1)肺毛细血管通透性明显增加:由于大量炎症递质释放使得肺泡内皮细胞、上皮细胞受损,肺毛细血管通透性明显增加。通透性增高性肺水肿是主要的 ARDS 肺循环改变,也是 ARDS 病理生理改变的特征。

(2)肺动脉高压:肺动脉楔压正常是 ARDS 肺循环的另一个特点。ARDS 早期,肺动脉高压是可逆的,与低氧血症和缩血管介质(TXA2、TNF-α 等)引起肺动脉痉挛及一氧化氮生成减少有关。ARDS 后期的肺动脉高压为不可逆的,除上述原因外,主要与肺小动脉平滑肌增生和非肌性动脉演变为肌性动脉等结构性改变有关。值得注意的是,尽管肺动脉压力明显增高,但 ARDS 肺动脉楔压一般为正常,这是与心源性肺水肿的重要区别。

四、临床表现

1.症状　呼吸频速、呼吸窘迫是 ARDS 的主要临床表现。起病急、呼吸频速和呼吸困难进行性加重是其临床特点。通常在 ARDS 起病 1~2 天发生呼吸频速,呼吸频率大于

20 次/分,并逐渐进行性加快,可达 30~50 次/分。随着呼吸频率增快,呼吸困难也逐渐明显,危重者呼吸频率可达 60 次/分以上,呈现呼吸窘迫症状。

随着呼吸频速和呼吸困难的发展,缺氧症状也更加明显,患者表现为烦躁不安、心率增速、唇及指甲发绀。缺氧症状以鼻导管或面罩吸氧的常规氧疗方法无法缓解。此外,在疾病后期,多伴有肺部感染,表现为发热、畏寒、咳嗽和咳痰等症状。

2.体征　疾病初期除呼吸频速外,可无明显的呼吸系统体征,随着病情进展,出现唇及指甲发绀,有的患者两肺听诊可闻及干湿啰音、哮鸣音,后期可出现肺实变体征,如呼吸音减低或水泡音等。

3.辅助检查

(1)胸部 X 线片:早期常为阴性,进而出现肺纹理增加和斑片状阴影,后期为大片实变阴影,并可见支气管充气征。ARDS 的 X 线改变常较临床症状延迟 4~24 小时,而且受治疗干预的影响很大。为纠正休克进行大量液体复苏时,常使肺水肿加重,胸部 X 线片上斑片状阴影增加,加强利尿可使肺水肿减轻、阴影减少;机械通气,特别是呼气末正压(PEEP)和其他提高平均气道压力的手段,也可增加肺充气程度,使胸部 X 线片上阴影减少,但气体交换异常并不一定缓解。

(2)CT 扫描:与正位胸部 X 线片相比,CT 扫描能更准确地反映病变肺区域的大小。通过病变范围可较准确地判定气体交换和肺顺应性变化的程度。另外,CT 扫描可发现气压伤及小灶性的肺部感染。

(3)肺气体交换障碍的监测:监测肺气体交换对 ARDS 的诊断和治疗具有重要价值。动脉血气分析是评估肺气体交换的主要临床手段。ARDS 早期至急性呼吸衰竭期,常表现为呼吸性碱中毒和不同程度的低氧血症,肺泡气-动脉血氧分压差($PA-aDO_2$)升高,高于 35~45mmHg。由于肺内分流增加(>10%),通过常规氧疗,低氧血症往往难以纠正。对于肺损伤恶化、低氧血症进行性加重而实施机械通气的患者,PaO_2/FiO_2 进行性下降,可反映 ARDS 低氧血症程度,与 ARDS 患者的预后直接相关,该指标也常常用于肺损伤的评分系统。另外,除表现为低氧血症外,ARDS 患者的换气功能障碍还表现为无效腔通气增加,在 ARDS 后期往往表现为动脉二氧化碳分压升高。

(4)肺力学监测:是反映肺机械特征改变的重要手段,可通过呼吸机或床边呼吸功能监测仪进行肺力学的监测。ARDS 患者主要表现为肺顺应性降低。

(5)肺功能检测:肺容量和肺活量、功能残气量和残气量均减少;呼吸无效腔增加,无效腔量/潮气量>0.5;静脉-动脉分流量增加。

(6)血流动力学监测:对 ARDS 的诊断和治疗具有重要意义。ARDS 的血流动力学常表现为肺动脉楔压正常或降低。监测肺动脉楔压,有助于与心源性肺水肿的鉴别,同时可直接指导 ARDS 的液体治疗,避免输液过多或容量不足。

(7)支气管灌洗及保护性支气管刷片:是诊断肺部感染及细菌学调查的重要手段,ARDS 患者肺泡灌洗液检查常可发现中性粒细胞占比明显增高(非特异性改变),可高达 80%(正常小于 5%)。肺泡灌洗液发现大量嗜酸性粒细胞,对诊断和治疗有指导意义。

(8)肺泡毛细血管屏障功能和血管外肺水:肺泡毛细血管屏障功能受损是 ARDS 的

重要特征。测定屏障功能受损情况,对评估肺损伤程度具有重要意义。测定肺泡灌洗液中蛋白质浓度或肺泡灌洗液蛋白质浓度与血浆蛋白浓度的比值,可反映从肺泡毛细血管中漏入肺泡的蛋白质量,是评估肺泡毛细血管屏障功能损伤的常用方法。

肺泡灌洗液中蛋白质浓度与血浆蛋白浓度之比>0.7,应考虑 ARDS,而心源性肺水肿时比值<0.5。血管外肺水增加也是肺泡毛细血管屏障功能受损的表现。肺血管外含水量测定可用来判断肺水肿的程度、转归和疗效,可通过热燃料双示踪剂稀释法测定。正常人血管外肺水含量不超过 500mL,ARDS 患者的血管外肺水可增加到 3 000~4 000mL。目前,临床上可通过单指示剂热稀释法在床旁方便地测定血管外肺水指标,正常血管外肺水在 3~7mL/kg,ARDS 患者的血管外肺水明显增加。血管外肺水增加是预后不良的独立危险因素。

(9)电阻抗断层成像技术:新近,电阻抗断层成像技术(electrical impedance tomography,EIT),由于无辐射、无创伤等优点被认为是有广泛应用前景的床旁呼吸监测技术。EIT 能较准确地反映肺通气在肺不同区域的分布,EIT 可在床旁实时观察肺复张效果,评估 ARDS 患者肺可复张性,指导 PEEP 的个体化选择。

第四节　临床诊断

一、诊断标准

具有全身性感染、休克、重症肺部感染、大量输血、急性胰腺炎等引起 ARDS 的原发病;疾病过程中出现呼吸频速、呼吸窘迫、低氧血症和发绀,常规氧疗难以纠正缺氧;血气分析示肺换气功能进行性下降;胸部 X 线片示肺纹理增多,边缘模糊的斑片状或片状阴影,排除其他肺部疾病和左心衰竭,应考虑 ARDS。

柏林标准公布以前,临床 ARDS 诊断常用的是 1992 年欧美 ARDS 联席会议提出的诊断标准(表 9-1)。ALI 需满足:①急性起病;②$PaO_2/FiO_2 \leqslant 300mmHg$(不管 PEEP 水平);③正位胸部 X 线片显示双肺均有斑片状阴影;④肺动脉楔压(PAWP)≤18mmHg,或无左心房压力增高的临床证据。而诊断 ARDS 除要满足上述 ALI 的诊断标准外,还需 $PaO_2/FiO_2 \leqslant 200mmHg$,反映肺损伤处于更严重的程度。

表 9-1　ALI 与 ARDS 的诊断标准

项目	起病	氧合障碍程度	胸部 X 线片	PAWP
ALI	急性	$PaO_2/FiO_2 \leqslant 300mmHg$	双肺有斑片状阴影	PAWP≤18mmHg,或无左心房压力增高的临床证据
ARDS	急性	$PaO_2/FiO_2 \leqslant 200mmHg$	双肺有斑片状阴影	PAWP≤18mmHg,或无左心房压力增高的临床证据

该标准与以往标准有很大区别:①PEEP 改善氧合的效应具有时间依赖性,而且其水平的提高与氧合改善并不呈正相关,因此不考虑 PEEP 水平;②医师的经验及对指征的掌

握等许多因素均影响机械通气的应用,可因未及时采用机械通气而使患者延误诊断,因此也不把机械通气作为诊断条件;③PAWP≤18mmHg作为诊断条件,有助于排除心源性肺水肿;④与以往常用的PaO_2/FiO_2≤150mmHg相比,将≤200mmHg作为诊断条件能使患者更早地得到诊断。Moss等将欧美ARDS标准与Murray的评分标准做比较,结果显示对于具有明确ARDS危险因素的患者来说,特异度分别为96%和94%,灵敏度分别为100%和81%,诊断准确率分别为97%和90%,显然前者优于后者。对于无明确ARDS危险因素的患者来说,欧美ARDS标准也略优于Murray的评分标准。因此,欧美ARDS标准对临床更有价值,目前已被广泛采用。

柏林标准公布以来,其应用日益广泛(表9-2)。该标准将ARDS依据氧合指数分为轻度、中度及重度,并且去除了急性肺损伤的诊断标准。

表9-2　ARDS的柏林诊断标准

柏林标准	ARDS		
	轻度	中度	重度
起病时间	1周之内急性起病的已知损伤或者新发的呼吸系统症状		
低氧血症	PaO_2/FiO_2:201~300mmHg 并且 PEEP >5cmH₂O	PaO_2/FiO_2:≤200mmHg 并且 PEEP≥5cmH₂O	PaO_2/FiO_2:≤100mmHg 并且 PEEP≥5cmH₂O
肺水肿来源	不能被心功能不全或液体过负荷解释的呼吸衰竭＊＊		
胸部X线片	双侧浸润影＊	双侧浸润影＊	至少累及3个象限的浸润影＊

＊通过专业影像学培训,不能被胸腔积液、结节、肿块、肺叶塌陷完全解释。

＊＊如果没有危险因素,需要客观指标的评估。

柏林标准公布以来,多项临床研究评估了其在临床应用中的ARDS诊断准确性、预后预测价值等。Thille等采用尸检评估ARDS柏林标准诊断的准确性,纳入1991—2010年所有临床尸检的死亡患者712例,符合ARDS柏林标准的366例,结果发现柏林标准用于临床诊断ARDS时对诊断弥漫性肺泡损伤(DAD)有较高的灵敏度(89%),但特异度较低(63%)。在满足ARDS临床诊断标准的患者中,尸检发现DAD的患者比例不足50%,有可能将无DAD病理改变的患者临床诊断为ARDS。满足ARDS诊断标准大于72小时的重度ARDS患者,尸检发现DAD的患者比例为69%。柏林标准将ARDS分为轻度、中度和重度,研究显示临床分级和血管外肺水、肺血管通透性有很好的相关性,可反映ARDS的严重程度。

二、鉴别诊断

ARDS突出的临床征象为肺水肿和呼吸困难。在诊断标准上无特异性,因此需要与其他能够引起与ARDS症状类似的疾病鉴别。

1.心源性肺水肿　见于冠心病、高血压性心脏病、风湿性心脏病和尿毒症等引起的急

165

性左心功能不全。其主要原因是左心衰竭导致肺毛细血管静水压升高,液体从肺毛细血管漏出,致肺水肿和肺弥散功能障碍,水肿液中蛋白质浓度不高。而 ARDS 的肺部改变主要是由于肺泡-毛细血管膜损伤,致通透性增高引起的肺间质和肺泡性水肿,水肿液中蛋白质浓度增高。根据病史、病理基础和临床表现,结合胸部 X 线片和血气分析等,可进行鉴别。

2.其他非心源性肺水肿 ARDS 属于非心源性肺水肿的一种,但其他多种疾病也可导致非心源性非水肿,如肝硬化和肾病综合征等。另外,还可见于胸腔抽液、抽气过多、过快或抽吸负压过大使胸膜腔负压骤然升高形成的肺复张性肺水肿。其他少见的情况有纵隔肿瘤、肺静脉纤维化等引起的肺静脉受压或闭塞,致肺循环压力升高所致的压力性肺水肿。此类患者的共同特点为有明确的病史,肺水肿的症状、体征及 X 线征象出现较快,治疗后消失也快。低氧血症一般不重,通过吸氧易于纠正。

3.急性肺栓塞 各种原因导致的急性肺栓塞,患者突然起病,表现为剧烈胸痛、呼吸急促、呼吸困难、烦躁不安、咯血、发绀和休克等症状。PaO_2 和 $PaCO_2$ 同时下降,与 ARDS 颇为相似。但急性肺栓塞多有长期卧床、深静脉血栓形成、手术、肿瘤或羊水栓塞等病史,查体可发现气急、心动过速、肺部湿啰音、胸膜摩擦音或胸腔积液、肺动脉第二心音亢进伴分裂、右心衰竭和肢体肿胀、疼痛、皮肤色素沉着等深静脉血栓体征。胸部 X 线片检查有时可见典型的三角形或圆形阴影,还可见肺动脉段突出。典型的心电图可见 I 导联 S 波加深、Ⅲ导联 Q 波变深和 T 波倒置(即 $S_I Q_{III} T_{III}$ 改变)、肺性 P 波、电轴右偏、不完全或完全性右束支传导阻滞。D-二聚体(+)。选择性肺动脉造影和胸部 X 线片结合放射性核素扫描可确诊本病。

4.特发性肺间质纤维化 此病病因不明,临床表现为刺激性干咳、进行性呼吸困难、发绀和持续性低氧血症,逐渐出现呼吸功能衰竭,可与 ARDS 混淆。但本病起病隐袭,多属慢性经过,少数呈亚急性;肺部听诊可闻及高调的、爆裂性湿啰音,声音似乎非常表浅,如同在耳边发生一样,具有特征性;血气分析呈 I 型呼吸衰竭(PaO_2 降低,$PaCO_2$ 降低或不变);胸部 X 线片可见网状结节影,有时呈蜂窝样改变;血清免疫学检查示 IgG 和 IgM 常有异常;病理上以广泛间质性肺炎和肺间质纤维化为特点;肺功能检查可见限制性通气功能障碍和弥散功能降低。

5.慢性阻塞性肺疾病并发呼吸衰竭 此类患者既往有慢性胸、肺疾病病史,常于感染后发病;临床表现为发热、咳嗽、气促、呼吸困难和发绀;血气分析示 PaO_2 降低,多合并有 $PaCO_2$ 升高。而 ARDS 患者既往心肺功能正常,血气分析早期以动脉低氧血症为主,$PaCO_2$ 正常或降低;常规氧疗不能改善低氧血症。可见,根据病史、体征、胸部 X 线片、肺功能和血气分析等检查不难与 ARDS 鉴别。

第五节　肺保护性通气策略

ARDS 患者在接受机械通气时由于其肺部病理生理学特点导致呼吸机相关性肺损伤(VILI)的风险极大增加,包括肺萎陷伤、容积伤、气压伤、剪切力损伤等,也是造成 ARDS

高病死率的一大因素,因此肺保护性通气策略被提出。传统的肺保护性通气策略包括小潮气量、高呼气末正压(positive end expiratory pressure,PEEP)、俯卧位通气、高频振荡通气及体外膜肺氧合等。但随着研究深入,肺保护性通气策略的内容不断被更新及拓展,近年来提出的右心保护、呼吸力学监测及机械能的概念,更是对 ARDS 患者肺的保护性通气提出了更高的要求。

ARDS 患者肺的病理生理表现为肺毛细血管通透性增加、微小肺动脉栓塞和肺水肿,导致通气-血流比值严重失调,进而出现顽固性低氧血症;同时肺顺应性下降,在接受正压通气时因肺泡不均一通气导致跨肺压增高而出现气压伤,在实变肺区出现肺泡缺氧、肺泡反复开闭而发生肺萎陷伤,过度通气肺区出现肺泡过度膨胀而发生容积伤,在不张和过度膨胀区的肺组织则可能由于高应力和应变出现剪切伤。这些改变都增加了 ARDS 患者发生 VILI 的风险。所以,ARDS 患者的机械通气策略和普通呼吸衰竭患者不同,需要在保证氧合的同时,尽量减少 VILI 的发生。VILI 是机械通气常见的并发症,在动物模型实验中实施大潮气量通气时发现肺组织出现广泛渗出、肺水肿、弥漫性肺泡损伤、细胞损伤坏死,表明 VILI 的发生机制可能与非感染性炎症因子导致的急性肺损伤(ALI)有关。在后续的研究中发现除大潮气量外,PEEP 水平、肺循环状态、体位、药物(β 受体激动剂等)等其他因素也可导致 VILI。2004 年一项回顾性研究还发现,在对 ALI/ARDS 患者行机械通气初期,设置初始参数时往往忽略了患者性别因素,导致女性患者接受的通气潮气量过高而出现 VILI,说明性别也是 VILI 发生的一个独立危险因素。

此外,PEEP 作为机械通气的重要参数,主要作用在于能打开并维持塌陷的肺泡,减少肺泡反复开闭造成的肺损伤并使通气更加均一;另外,PEEP 还能改善肺间质水肿和肺泡水肿,从而增加氧合。PEEP 的负面效应一方面表现在设置水平过低时对打开 ARDS 可复张区域肺组织不起作用,过高时有增加 VILI 的风险;另一方面 PEEP 的存在可能在心肺交互作用中起到负面作用。正压通气是逆生理呼吸的过程,在吸气时,胸腔内正压的增加使中心静脉压增加,静脉回流减少,而减少回心血量;同时正压通气时肺循环阻力增加使右心室后负荷增加,有发生右心衰竭的潜在风险。近年来,对机械通气患者的右心保护研究有所增加,成为肺保护性通气策略的新内容。

综上,为了减少 VILI 的发生,平衡通气、氧合与损伤风险,肺保护性通气策略应该成为 ARDS 患者机械通气时的优先选择。

肺保护性通气策略是 1998 年 Dreyfuss 和 Saumon 提出,主张在对 ALI/ARDS 患者进行机械通气时,为了减少患者的肺组织造成进一步的损伤而设置潮气量为 6~8mL/kg 理想体质量(predicted body weight,PBW),并且限制平台压 < 30cmH$_2$O(1cmH$_2$O = 0.098kPa),允许患者存在一定的高碳酸血症和酸中毒(pH>7.25)。随后 ARDSnet 的多中心大样本随机对照试验结果显示,小潮气量组的病死率及 28 天脱机时间均优于传统对照组。这样的小潮气量低压力的通气策略也随之得到肯定,这也是如今 ARDS 机械通气肺保护性通气策略的主要内容。肺保护性通气策略的发展从设置小潮气量和限制平台压开始,到使用高水平 PEEP 和肺复张手法打开塌陷肺组织改善氧合、俯卧位通气改善氧合、关注心肺交互作用,再到如今对驱动压、跨肺压及机械能的研究,随着临床研究的进行和资料的累积,一直在更新和发展。

一、潮气量的设置

早期动物实验显示大潮气量高压力的机械通气会损伤肺组织。Dreyfuss 和 Saumon 提出了对 ARDS 患者进行机械通气时,限制气道压力和允许性高碳酸血症或许能减少肺损伤的发生,防止 ALI/ARDS 患者已经出现的肺损伤进一步加重。2013 年的一项大数据统计显示,6~8mL/kg PBW 的小潮气量设置在机械通气患者中已经从 30%(1998 年)增长至 43%(2010 年),中位潮气量为 6.9mL/kg PBW;2016 年数据显示 65% ARDS 患者的潮气量设置在 8mL/kg PBW 以下的水平。

ARDSnet 对 861 例 ALI/ARDS 患者进行了一项多中心随机对照研究,对照组潮气量为 12mL/kg PBW,限制平台压<50cmH$_2$O,试验组使用小潮气量通气方法,设置潮气量为 6mL/kg PBW,同时限制平台压<30cmH$_2$O。研究显示,试验组患者的病死率和 28 天脱机时间均优于对照组(病死率:31.0% vs.39.8%,P=0.007;28 天脱机时间:12 天 vs.10 天,P=0.007)。结果认为传统 10~15mL/kg PBW 的潮气量设置会导致 ALI/ARDS 患者过度通气而致肺损伤进一步加重。

使用小潮气量通气的优点在于能够减少 ARDS 肺的气压伤、剪切力伤等,但同时低水平的呼吸支持参数也会导致呼吸性酸中毒、低氧血症和肺不张等问题。因此,在使用小潮气量通气前应该评估患者的内环境状态,维持 pH>7.25。若患者出现呼吸性酸中毒,可以通过增加呼吸频率、提高 PEEP 水平和增加吸气时间等方法来提高二氧化碳清除。

小潮气量通气发展至今,对于潮气量应该设置在哪种水平仍有争议,有人提出应该对患者进行个体化的设置。常根据 PBW 计算:男性 PBW=50+0.91×[身高(cm)−152.4];女性 PBW=45.5+0.91×[身高(cm)−152.4]。Terragni 等通过测定进行小潮气量低压力策略通气的 ARDS 患者的胸部 CT,认为 6mL/kg PBW 的潮气量和平台压<30cmH$_2$O 的呼吸支持对于肺部非充气部分比例较大的患者来说是不足够的。2017 年 ATS 推荐设置的潮气量为 4~8mL/kg PBW,限制平台压<30cmH$_2$O。对于小潮气量通气的使用时机,Needham 等的多中心回顾性分析认为,在 ARDS 起病后使用较高的潮气量(8mL/kg PBW)相较于小潮气量(6mL/kg PBW)来说,有更高的 ICU 死亡风险。并且初始潮气量每增加 1mL/kg PBW,ICU 的死亡风险会相应增加 23%。

综上,在小潮气量通气策略下,需要根据患者不同情况及疾病不同阶段动态地选择合适的潮气量机械通气。

二、PEEP 的设置

对于 ARDS 患者,正压通气的目标肺组织是在介于实变肺区与过度膨胀肺区之间的可复张肺区,理想的 PEEP 水平应该刚好能复张并维持这部分塌陷的肺泡。早期 ARDS 患者治疗中对于 PEEP 的设置是根据 PEEP/FiO$_2$组合表(表 9-3)。

表 9-3　PEEP/FiO$_2$组合表

指标	低水平 PEEP/FiO$_2$组合												
FiO$_2$	0.3	0.4	0.4	0.5	0.5	0.6	0.7	0.7	0.7	0.8	0.9	0.9	0.9	1.0
PEEP(cmH$_2$O)	5	5	8	8	10	10	10	12	14	14	14	16	18	18~24

指标	高水平 PEEP/FiO$_2$组合											
FiO$_2$	0.3	0.3	0.4	0.4	0.5	0.5	0.5	0.6	0.7	0.8	0.8	0.9	1.0
PEEP(cmH$_2$O)	12	14	14	16	16	18	20	20	20	20	22	22	22~24

注:FiO$_2$为吸入氧浓度;PEEP 为呼气末正压;1cmH$_2$O=0.098kPa。

理论上讲,压力-容积曲线上的低转折点上方的压力水平被认为是足够打开塌陷肺泡并维持其开放的合理 PEEP,但测定压力-容积曲线要求打断患者自主呼吸进行,临床使用不便。其他检测的方法有胸部 CT、电阻抗断层成像测定肺容积等,这些方法能够直观看到在改变 PEEP 水平前后总的肺容积的变化,但在使用上仍不便推广。近年来,重症肺部超声为评估 ARDS 机械通气后肺水肿的改变提供一个新的思路,相较于压力-容积曲线、胸部 CT 和电阻抗断层成像检查,超声是一个更加快捷、容易、无创和可重复的方法。此外,以跨肺压、驱动压为导向个体化设置 PEEP 水平和评估 PEEP 复张肺组织的效果的研究也是近年热点。但目前对于 ARDS 应该设置多高的 PEEP 还没有定论,临床中大多依据患者具体病情设定,初始设置多在 5~12cmH$_2$O,变异度较大。近期的研究提出,高 PEEP 的作用可能对中重度 ARDS 患者存活率获益更大,2017 年 ATS、ESICM、SCCM等协会推荐对中重度 ARDS 常规使用高 PEEP。

综上,在 PEEP 的设置中,肺部超声具有指导性的意义,并且具有操作简便、快捷、无创和可重复的优点。在中重度 ARDS 患者中,应该使用高 PEEP 来维持肺泡的开放。

三、压力的监测

近年来,根据机械通气时肺的力学参数调节通气参数越来越得到重视,其中最常用的指标就是驱动压和跨肺压。

驱动压是平台压和 PEEP 的差值,也能间接反映肺顺应性(潮气量/驱动压)。有研究认为驱动压能作为一个强效的病死率预测因子,驱动压越高,患者病死率越高。Sahetya 等认为驱动压的临界值为 14cmH$_2$O,超过此水平患者病死率会增加。此外,测定不同 PEEP 时的驱动压水平可以来评估肺通气是否得到改善:在持续潮气呼吸时,PEEP 增加时,如出现驱动压下降和肺顺应性随之升高,可能表明使用更高的 PEEP 可以复张肺组织;相反,在增加 PEEP 的同时,如出现驱动压升高和肺顺应性降低,则可能表明更高的 PEEP 会导致肺过度充气,进而导致 VILI 的发生。

但驱动压受胸腔顺应性影响较大,对于存在胸廓限制的患者来说,驱动压并不能作为一个很好的机械通气判断指标,因此跨肺压的监测被提出来。跨肺压是气道压和胸腔内压力的差值,气道压可在呼吸机上直接测量,因此只需要测定胸腔内压力即可明确跨肺压。目前的研究认为食管压接近于胸腔内压力值并易于获得,可用于取代胸腔内压力监测。还有人提出低的吸气流速可以降低平台压,从而减少跨肺压,最终提高患者的生存率。跨肺压还与人机同步性相关,即患者若存在强烈的自主呼吸使人机对抗,也会增加患者呼吸做功,从而增加跨肺压。

机械能是 2016 年由 Gattinoni 等提出的概念。机械能是将影响机械通气力学的因素,包括潮气量(ΔV)、肺组织弹性(EL_{rs})、呼吸频率(RR)、吸呼比($I:E$)、气道阻力(R_{aw})、PEEP,通过压力-容积曲线计算得出一个方程,即机械能方程:$Power_{rs} = RR \cdot \left\{ \Delta V^2 \cdot \left[\frac{1}{2} \cdot EL_{rs} + RR \cdot \frac{(1+I:E)}{60 \cdot I:E} \cdot R_{aw} \right] + \Delta V \cdot PEEP \right\}$,并认为机械能方程可以被写入呼吸机软件内,从而能自动计算得出每个单一变量在患者发生 VILI 中的贡献值和变量之间的影响值。实验分析还表明:①潮气量/驱动压是导致 VILI 的一个重要因素;②PEEP 与机械能呈线性增长关系,这或许也解释了 PEEP 在 VILI 发生中的重要影响;③呼吸频率与机械能呈指数增长关系,提示了呼吸频率在 VILI 中的作用,并可能指导临床的管理。Vasques 等更进一步的研究认为需要对机械能影响肺实质的途径做更详细的研究,了解其在呼吸周期中不同的影响分布。他们认为机械能对呼气和吸气的影响不是均一的,在呼气期或许对肺的损伤更大,而这有待更进一步的研究。机械能是一个新的监测机械通气的指标,目前的研究提示其可以部分预测肺损伤的发生,尚需进行更多的临床试验来明确其在机械通气监测中的地位。

四、肺复张

肺复张手法是指在短时间内以较高的持续气道正压(continuous positive airway pressure, CPAP)或 PEEP,一般是 $30\sim45cmH_2O$ 不等,使尽可能多原先萎陷的肺泡复张,其目的就是把具有潜在复张可能的肺泡都打开,这个过程持续 40 秒至 2 分钟不等。在实施肺复张时应该考虑的问题是:如何评估肺的可复张性?复张的方法有哪些?复张效果如何?

临床上评估肺可复张性的方法有很多种,大致可分为两类:①基于呼吸力学的评估,如根据压力-容积曲线、呼气末肺容积等;②根据肺部的图像直接观测,如电阻抗断层成像、胸部 CT、肺部超声等。Gattinoni 等的一项随机对照试验对 68 例 ALI/ARDS 患者进行了肺复张,使气道压在 $5\sim45cmH_2O$ 逐次增加,每次肺复张后进行胸部 CT 检查,评估复张后效果,结果表明可复张肺组织的比例与对 PEEP 的反应有关。Chiumello 等对 22 例患者进行了肺复张并通过不同的方法进行评估,最终显示基于呼吸力学的评估方法可以显示整体肺容积改变,而 CT 等方法显示了被复张的肺组织的改变。复张的手法包括 PEEP 递增法、肺膨胀法和叹气法。复张效果的主要评估标准:氧合指数增加、$PaCO_2$ 下降、呼吸系统顺应性改善等。但是,Bhattacharjee 等的一项荟萃分析研究表明肺复张在成人 ARDS 中没有降低病死率的获益,该文章比较了单独使用肺复张和肺复张与小潮气量保护性通气结合的通气患者病死率的差异,结果显示单用肺复张并未减少病死率、ICU 住院率和总住院时间。可见肺复张的效果并不绝对优良,实际上肺复张在打开肺的同时,由于短时间的高气道压力可能会对患者的循环产生影响。Mercado 等研究了中重度 ARDS 患者使用肺复张时患者超声下心功能和循环状态的改变,结果显示分阶段逐渐递增的方法没有显示有心功能的损害,提示在进行肺复张时缓慢温和的方法对患者的心肺保护作用更佳。

综上,目前不适合在所有 ARDS 患者中使用肺复张,但在中重度 ARDS 患者中使用肺复张有获益。

五、俯卧位通气

俯卧位通气是 1976 年由 Piehl 和 Brown 首次提出,其原理是基于 ARDS 肺部的病理生理改变,通过改变患者体位从而改变重力作用的肺区,调节肺组织的通气-血流比值、使实变肺区得到更均一的通气从而达到避免 VILI、改善氧合的目的。早期的研究发现俯卧位通气对于 ARDS 患者的病死率没有改善,但近年的几项大样本研究均证明俯卧位对改善中重度 ARDS 患者通气、氧合和病死率有增益作用。

2018 年一项前瞻性研究发现重度 ARDS 患者俯卧位的使用率为 32.9%,并且其并发症发生率低,氧合显著增加,驱动压显著降低。结果还指出不对患者使用俯卧位的原因包括临床医师认为缺氧并不足够严重(64.3%)和血流动力学不稳定,平均动脉压<65mmHg(1mmHg=0.133kPa)(5.7%);俯卧位时的并发症主要包括插管相关并发症(意外脱管等)、缺氧加重、压疮、颅压升高等。从这项研究中可发现超过一半不使用俯卧位的原因是患者缺氧状态不足够严重。这一点在 ATS/SCCM 等协会的推荐意见中也得到呼应,即认为在中重度 ARDS 患者强烈推荐使用俯卧位通气。

六、右心保护性通气策略

在 ARDS 患者中,有一半患者的血流动力学不稳定是由右心衰竭导致的肺循环障碍引起。目前认为右心室是 ARDS 中最薄弱的环节,其最严重的形式为急性肺源性心脏病。2013 年一项调查研究显示,中重度 ARDS 合并急性肺源性心脏病的发病率为 22.5%,严重的急性肺源性心脏病和肺功能障碍被认为是 ARDS 死亡的独立危险因素。ARDS 机械通气导致急性肺源性心脏病的可能机制:①ARDS 保护性通气策略中允许性高碳酸血症使 $PaCO_2$ 过高,肺动脉收缩,从而增加右心室后负荷。目前有小样本研究显示重度 ARDS 患者若出现短时间的 $PaCO_2$ 急剧增高(>48mmHg),可能会导致急性肺源性心脏病和血流动力学状态的改变;②正压通气增加肺循环阻力,从而增加右心室后负荷;③跨肺压、驱动压在潮气呼吸中周期性地影响右心室功能。

因此,ARDS 患者行机械通气时不仅应该着眼于肺的保护,对心功能的保护也应当得到重视。Repessé 和 Vieillard-Baron 提出保护右心功能旨在缓解右心室后负荷,通气策略在增加氧合指数至 150mmHg 及以上,控制驱动压<18cmH₂O,控制 $PaCO_2$<48mmHg,同时积极使用俯卧位达到正面效果。

ARDS 患者在进行正压通气时容易出现 VILI 和右心功能衰竭,肺保护性通气策略旨在维持肺通气、改善氧合、保护心功能和减少肺损伤。目前常用的通气策略是小潮气量通气的同时限制平台压,而设置多高水平的潮气量仍未有统一定论,未来研究方向或可聚焦于此。目前认为中重度 ARDS 患者可使用高水平 PEEP 并结合肺复张和俯卧位以改善通气,但高 PEEP 带来的损伤风险也较大,越来越多的研究聚焦于 ARDS 机械通气的力学参数监测,如驱动压、跨肺压和机械能等,这似乎也为未来深入研究指出方向。在强调肺保护的同时,也不可忽略正压通气对患者心功能的影响,因此未来肺保护性通气策略的内容应当拓宽到如何保护 ARDS 患者的心功能。必要时也可使用体外膜肺氧合来进行呼吸和心脏功能的支持。改善氧合仅仅是 ARDS 治疗的一个方面,在临床工作中不应该将关注点局限于通过调整呼吸机参数来减轻肺损伤,还应注意与其他脏器的交互作用,应该从整体来考虑患者病情与治疗。

第十章 重症哮喘及哮喘持续状态

支气管哮喘(简称哮喘)是一种常见病、多发病。近年来发病有增加趋势,在我国哮喘的患病率为 0.5%~6%。本病严重危害人类的健康,给社会造成了巨大的经济负担,是全世界面临的主要公共卫生问题之一。

重症哮喘,也称难治性哮喘,是哮喘患者死亡的主要原因之一。重症哮喘通常可分为以下几种临床类型。①哮喘持续状态,指哮喘严重发作并持续 24 小时以上;②哮喘猝死,有部分哮喘患者在经过一段相对缓解的时期后,突然出现严重急性发作,如果救治不及时,可在数分钟到数小时内死亡,称为哮喘猝死;③潜在性致死性哮喘,包括以下几种情况:长期口服糖皮质激素类药物治疗;以往曾因哮喘严重发作住院抢救治疗;曾因哮喘严重发作而行气管切开、机械通气治疗;既往曾有气胸或纵隔气肿病史;本次发病过程中需超常规剂量使用支气管扩张药,但效果不明显。

第一节 临床认知

一、病因

哮喘的病因还不十分清楚,大多认为其是与基因遗传有关的疾病,同时受遗传因素和环境因素双重影响。

许多调查资料表明,哮喘的亲属患病率高于群体患病率,并且亲缘关系越近,患病率越高。哮喘患儿双亲大多存在不同程度的气道反应性增高。目前哮喘的相关基因尚未完全明确,但有研究表明存在与气道高反应性、IgE 调节和特应性反应相关的基因,这些基因在哮喘的发病中起着重要的作用。

环境因素中主要包括某些激发因素:①吸入物,如尘螨、花粉、真菌、动物毛屑、二氧化硫、氨气等各种特异性和非特异性吸入物;②感染,如细菌、病毒、原虫、寄生虫等;③食物,如鱼、虾、蟹、蛋类、牛奶等;④药物,如普萘洛尔、阿司匹林等。气候变化、运动、妊娠等都可能是哮喘的激发因素。

二、病理生理

显微镜下可见气道纤毛上皮剥离,气道上皮下有肥大细胞、嗜酸性粒细胞、淋巴细胞与中性粒细胞浸润,气道黏膜下组织水肿,微血管通透性增加,杯状细胞增生及支气管分泌物增加,支气管平滑肌痉挛等病理改变。若哮喘长期反复发作,表现为支气管平滑肌肌层肥厚、气道上皮细胞下纤维化、黏液腺增生和新生血管形成等,导致气道重构。

三、发病机制

哮喘的发病机制尚不完全清楚。多数人认为哮喘与变态反应、气道炎症、气道反应性增高及神经机制等因素相互作用有关。

1.变态反应　当变应原进入具有特应性体质的机体后,可刺激机体通过 T 淋巴细胞的传递,由 B 淋巴细胞合成特异性 IgE,并结合于肥大细胞和嗜碱性粒细胞表面的高亲和性的 IgE 受体(FcER1);IgE 也能结合于某些 B 细胞、巨噬细胞、单核细胞、嗜酸性粒细胞、NK 细胞及血小板表面的低亲和性的 FcER2,但是 FcER1 与 IgE 的亲和性比 FcER2 高10~100 倍。若变应原再次进入体内,可与结合在 FcER 上的 IgE 交联,使该细胞合成并释放多种活性介质,导致平滑肌收缩、黏液分泌增加、血管通透性增高和炎症细胞浸润等。炎症细胞在介质的作用下又可分泌多种介质,使气道病变加重,炎症反应增加,产生哮喘的临床症状。

根据变应原吸入后哮喘发生的时间,可分为速发型哮喘反应(IAR)、迟发型哮喘反应(LAR)和双相型哮喘反应(OAR)。IAR 几乎在吸入变应原的同时立即发生反应,15~30分钟达高峰,2 小时后逐渐恢复正常。LAR 在 6 小时左右发病,持续时间长,可达数日,而且临床症状重,常呈持续性哮喘表现,肺功能损害严重而持久。LAR 的发病机制较复杂,不仅与 IgE 介导的肥大细胞脱颗粒有关,而且主要是由气道炎症所致。现在认为哮喘是一种涉及多种炎症细胞和结构细胞相互作用,由许多介质和细胞因子参与的一种慢性炎症疾病。LAR 是慢性炎症反应的结果。

2.气道炎症　气道慢性炎症被认为是哮喘的本质。表现为多种炎症细胞特别是肥大细胞、嗜酸性粒细胞和 T 淋巴细胞等在气道的浸润和聚集。这些细胞相互作用可以分泌多种炎症递质和细胞因子,这些介质、细胞因子与炎症细胞和结构细胞相互作用构成复杂的网络,使气道反应性增高,气道收缩,黏液分泌增加,血管渗出增多。已知肥大细胞、嗜酸性粒细胞、中性粒细胞、上皮细胞、巨噬细胞和内皮细胞都可产生炎症递质。

3.气道高反应性(AHR)　表现为气道对各种刺激因子出现过强或过早的收缩反应,是哮喘患者发生和发展的另外一个重要因素。目前普遍认为气道炎症是导致气道高反应性的重要机制,但气道受到变应原或其他刺激后,由于多种炎症细胞、炎症递质和细胞因子的参与,以及气道上皮和上皮内神经的损害等而导致气道高反应性。AHR 常有家族倾向,受遗传因素的影响,AHR 为哮喘患者的共同病理生理特征,然而出现 AHR 者并非都是哮喘,如长期吸烟、接触臭氧、病毒性上呼吸道感染、慢性阻塞性肺疾病(COPD)等也可出现 AHR。

4.神经机制　神经因素也被认为是哮喘发病的重要环节。支气管受复杂的自主神经支配。除胆碱能神经、肾上腺素能神经外,还有非肾上腺素能非胆碱能(NANC)神经系统。支气管哮喘与 β 受体功能低下和迷走神经张力亢进有关,并可能存在 α 肾上腺素神经的反应增加。NANC 能释放舒张支气管平滑肌的神经介质,如血管活性肠肽(VIP)、一氧化氮(NO)及收缩支气管平滑肌的介质(如 P 物质、神经激肽),两者平衡失调,则可引起支气管平滑肌收缩。

四、表型

哮喘的异质性和特异性决定了哮喘有多种表型,表型是指生物体的可观测特征,由基因和环境因素互相作用产生,它也是将生物体分为不同独立类群的一系列特征。哮喘表型尤其是难治性哮喘表型的确立,可以使哮喘的治疗更具针对性和个体化,更好地改善患者生活质量。

持续性气流受限是一种特殊的哮喘表型,在所有哮喘患者中不足5%。这个亚组的特点:中性粒细胞是该类患者气道炎症细胞的主要成分;气道平滑肌(ASM)增厚与持续性气流受限有关。因此,气道炎症类型和气道壁结构的差异也许能够指导哮喘患者分型。

Moore等利用系统聚类分析方法,对SARP中的726例非吸烟哮喘患者进行研究,总结出5种表型:轻度特应性哮喘、轻中度特应性哮喘、晚发非特应性哮喘、重度特应性哮喘、伴有固定气流阻塞的重度哮喘。由于所观察的项目比较齐全,能较全面地评价哮喘患者的病情。

Lötvall等通过临床特征、生物标志物、肺部生理功能、基因、组织病理学、流行病学及治疗反应这7项参数,划分不同表型的特定机制,形成6种哮喘的内型,并提出机制特异性的治疗建议。由于哮喘机制不明,"内型"这种定义方式仍是一种挑战。

吉宁飞等为了指导个体化治疗,利用支气管镜的评估作用形成了5个相互独立的表型:胃食管反流型、亚急性细胞感染型、嗜酸性粒细胞型、混合型和非特异型。根据这些表型对患者采取特定的治疗措施,结果患者的哮喘控制测试和肺功能都得到很大的改善。可见,支气管镜的评估作用能够对难治性哮喘的分型产生重要作用。

哮喘表型的划分最初是依据临床特点,现在的划分结合了生物学和统计学。哮喘全球倡议(GINA)指出,哮喘病情严重程度可根据日间症状、活动限制、夜间症状/憋醒次数、使用急救药物的频率及肺功能呼气峰流量(PEF)或第1秒用力呼气量容积(FEV$_1$)进行分级。但是由于人们对哮喘机制知之甚少,制订的标准还有待统一。

第二节　临床评估与诊断

一、病情评估

鉴于哮喘的异质性和多样性,以及支气管热成像术(BT等治疗新方法的发展,迫切需要发展新的哮喘评估技术,以更好地理解哮喘、全面评估哮喘患者情况,这将促进哮喘准确分型,促进哮喘患者个体化治疗。

为了进一步评估哮喘患者,最近的研究正积极利用支气管镜探索哮喘病理生理机制。Cohen等在组织活检中发现,严重持续性哮喘患者的上皮和板网状层厚度比对照组(轻度持续性哮喘患者、正常人和慢性支气管炎患者)大得多,上皮与板网状层的厚度呈正相关,而且这两种指标和肺功能呈负相关。Gordon等利用支气管内活检技术形成一种分级系统,包括上皮改变的有无、上皮内的炎症类型、基膜增厚、ASM突出程度、弹性纤维和黏膜下黏液腺不规则度。该研究还挑选了3例严重持续性哮喘患者在BT前后分别进行支气管内活检。结果发现:与对照组比较,严重哮喘患者的上皮内嗜酸性粒细胞、黏膜下嗜酸性粒细胞及淋巴细胞更多,ASM和杯状细胞增生更突出;上皮和基底膜结构没有明显改变;BT 后,ASM 减少并且部分由纤维组织替代。

支气管镜技术可获取患者气道组织,直接观察组织的病理生理信息,然而操作的有创性、取样的局限性,使得支气管镜的应用受到限制。影像学技术以其无创性和可重复性受到人们的重视。不管是临床还是科学研究方面,用于评估哮喘患者的影像学技术都有了显著进步。

高分辨率 CT(high resolution CT,HRCT)一直用于评估哮喘患者气道壁增厚程度与气体潴留量。HRCT 不但能够有效而无创地评估气道壁结构和气体潴留状况,还能够整体评估哮喘肺的病理改变。严重哮喘在 HRCT 的特征是气道壁增厚和气体潴留量增加。上述研究表明 HRCT 有望确定严重哮喘患者的表型。

肺定量显微测密术的发展为人们带来了无创研究哮喘气道重塑的新措施。比较 CT 成像中吸气相和呼气相的差异,可以发现气体潴留程度和小气道阻塞程度间接相关。Mitsunobu 等研究发现,相对于稳定性哮喘组和对照组,不稳定哮喘组的加权平均肺密度(mean lung density,MLD)显著降低;相比较于不稳定哮喘患者的高位肺,其中低位肺 MLD 显著降低,而肺实质面积百分比(percentage low attenuation,%LAA)显著增大,稳定哮喘患者情况恰好相反。口服糖皮质激素治疗哮喘急性发作会造成 MLD 显著增加而% LAA 显著减少。Downie 等研究发现:不同严重程度的哮喘患者,其基线通气不均匀性与气道高反应性密切相关,这种情况在大气道尤其显著;通气不均匀性和气道高反应性的关系不会因吸入型糖皮质激素(ICS)的治疗和气道炎症的改善而改变。Busacker 等发现,定量 CT 确诊的气体潴留患者比没有气体潴留的患者更容易发生哮喘相关的住院治疗、特护病房治疗和(或)呼吸机治疗。Gupta 等研究显示,基于回归分析,临床指标 FEV_1/FVC 值是 CT 异常(支气管扩张和支气管壁增厚)的最强预测指标。

此外,研究还发现 CT 影像的改变和痰的炎性生物标志无有关,尤其是基质金属蛋白酶 9(matrix metalloproteinase-9,MMP-9)和组织金属蛋白酶抑制剂 1(tissue inhibitor metalloproteinase-1,TIMP-1)。Matsumoto 等对 ICS 可以控制的稳定性哮喘患者进行研究,发现痰 MMP-9 水平和气道壁增厚指标(WA%)呈负相关,而 TIMP-1 水平和 WA%呈正相关。该研究再次说明 CT 成像的有效性与无创性。

超极化气体用作肺部磁共振成像的吸入性造影剂,为肺成像提供高空间分辨率。超极化气体 MRI 成像没有电离辐射,因此在哮喘气道评估方面非常有吸引力。研究发现,不了解临床信息的阅片者评估的超极化气体 MRI 通气缺陷数量、大小,与相应患者肺功能、疾病严重性的相关性好。超极化气体 MRI 上显示的通气异常位置与炎症区域有关。尽管超极化气体 MRI 通气缺陷数量随时间的推移减少,但相当数量的缺陷在局部保持不变,而这些不变的缺陷和气道重塑造成的持续性局部气流改变有关。然而,这些研究结论还有待证实。Lilburn 等用动物模型表明功能性超极化气体 [129]Xe-MRI 可以动态监测哮喘肺部反应,有望成为目前哮喘诊断的新辅助措施。Kruger 等研究显示超极化气体 [3]He-MRI可以显示运动诱发哮喘时肺局部通气改变,不仅分辨率高,而且可用于长期动态随访。

Thomen 等研究表明,肺通气局部定量分析技术是一项切实可行的影像学技术,将指导阻塞性肺疾病的治疗。他们通过 CT 及 ^{3}He-MRI 定量分析重症哮喘患者肺通气损伤，发现重症哮喘患者的肺通气损伤及肺段间通气损伤的差异，要比正常人大，而 BT 后患者肺通气损伤可有明显减少。该定量分析技术为哮喘病理生理提供了新的见解，可能成为选择 BT 适宜患者的一项有效手段。

此外，成像技术可作为潜在的生物标记，用来评估哮喘治疗反应，包括新的生物治疗及 BT。Lederlin 等用小鼠模型证明，呼吸门控微小 CT 有望无创监测哮喘患者支气管重塑，以及评估治疗效果。Zha 等研究表明 ^{3}He-MRI 可以定量显示哮喘患者肺通气纹理，通气纹理特征的分级可能用作哮喘患者治疗反应的生物标记。

超极化气体 ^{129}Xe 和 ^{3}He 被用作造影剂，测量肺末梢通气情况，PET-CT 可确定哮喘患者肺部炎症情况。CT 上显示的局部低衰减区被认作是气体潴留，呼气相持续 MRI 信号也被推测和气体潴留有关。这两种成像模型显示的气体潴留区域总体上一致。也许 CT 的结构信息和超极化气体 MRI 功能信息的结合，将是指导难治性哮喘治疗的强有力工具。

二、诊断

1.临床症状　几乎所有的支气管哮喘患者都有长期性和反复发作性的特点，哮喘的发作与季节、周围环境、饮食、职业、精神心理因素、运动和服用某些药物有密切关系。

（1）前驱症状：在变应原引起的急性哮喘发作前往往有打喷嚏、流鼻涕、眼痒、流泪、干咳或胸闷等前驱症状。

（2）喘息和呼吸困难：是哮喘的典型症状，喘息的发作往往较突然。呼吸困难呈呼气性，表现为吸气时间短、呼气时间长，患者感到呼气费力，但有些患者感到呼气和吸气都费力。

当呼吸肌收缩克服气道狭窄产生的过高支气管阻力负荷时，患者即可感到呼吸困难。一般来说，呼吸困难的严重程度和气道阻力增高程度呈正比。但有 15% 的患者当第 1 秒用力呼气容积（FEV_1）下降到正常值的 50% 时仍然察觉不到气流受限，表明这部分患者产生了颈动脉窦的适应，即对持续的刺激反应性降低。这说明单纯依靠症状的严重程度来评估病情有低估的危险，需结合其他的客观检查手段来正确评估哮喘病情的严重程度。

（3）咳嗽和咳痰：咳嗽是哮喘的常见症状，由于气道的炎症和支气管痉挛引起。干咳常是哮喘的前兆，哮喘发作时，咳嗽、咳痰症状反而减轻，以喘息为主。哮喘发作接近尾声时，支气管哮喘和气道狭窄减轻，大量气道分泌物需要排出时，咳嗽、咳痰可能加重，咳出大量的白色泡沫痰。部分哮喘患者，以刺激性干咳为主要表现，无明显的喘息症状，这部分哮喘称为咳嗽变异性哮喘。

（4）胸闷和胸痛：哮喘发作时，患者可有胸闷和胸部发紧的感觉。如果哮喘发作较重，可能与呼吸肌过度疲劳和拉伤有关。突发的胸痛要考虑自发性气胸的可能。

2.体格检查　哮喘的体征与哮喘的发作有密切的关系，在哮喘缓解期可无任何阳性体征。在哮喘发作期，根据病情严重程度的不同可有不同的体征。哮喘发作时支气管进行性的气流受限可引起肺部动力学、气体交换和心血管系统一系列的变化。为了维持气道的正常功能,肺出现膨胀,伴有残气容积和肺总量的明显增加。肺的过度膨胀使肺内压力增加,产生胸腔内负压所需要的呼吸肌收缩力也明显增加。呼吸肌负荷增加的体征是呼吸困难、呼吸加快和辅助呼吸肌运动。在呼气时,肺弹性回缩压降低和气道炎症可引起显著的气道狭窄,在临床上可观察到喘息、呼气延长和呼气流速减慢。这些临床表现一般与 FEV_1 和呼气峰流量(PEF)的降低相关。由于哮喘患者气流受限并不均匀,通气的分布也不均匀,可引起肺 V/Q 失调,发生低氧血症,出现发绀等缺氧表现。在吸气期间肺过度膨胀和胸腔内负压的增加对心血管系统有很大的影响。右心室受胸腔内负压的牵拉使静脉回流增加,可引起肺动脉高压和室间隔的偏移。在这种情况下,受压的左心室需要将血液从负压明显增高的胸腔射到体循环,产生吸气期间的收缩压下降,称为奇脉。

(1)一般体征:哮喘患者在发作时,精神一般比较紧张,呼吸加快,端坐呼吸,严重时可出现口唇和指(趾)发绀。

(2)呼气延长和双肺哮鸣音:在胸部听诊时可听到呼气时间延长而吸气时间缩短,伴有双肺如笛声的高调音,称哮鸣音。单侧哮鸣音突然消失要考虑自发性气胸的可能。重症哮喘患者,支气管发生极度狭窄,出现呼吸肌疲劳时,喘鸣音反而消失,称为寂静肺,是病情危重的表现。

(3)肺过度膨胀体征:即肺气肿体征。表现为胸腔的前后径扩大,肋间隙增宽,叩诊呈过清音,肺肝浊音界下降,心浊音界缩小。长期哮喘的患者可有桶状胸,儿童可有鸡胸。

(4)奇脉:重症哮喘患者发生奇脉是吸气期间收缩压下降幅度(一般不超过 1.33kPa,即 10mmHg)增大的结果。严重的奇脉(≥3.33kPa,即 25mmHg)是重症哮喘患者的可靠指征。

(5)呼吸肌疲劳的表现:表现为辅助呼吸肌的动用,肋间肌和胸锁乳突肌的收缩,还表现为反常呼吸,即吸气时下胸壁和腹壁向内收。

(6)重症哮喘的体征:随着气流受限的加重,患者变得更窘迫,说话不连贯,皮肤潮湿,呼吸和心率增加,并出现奇脉和呼吸肌疲劳的表现。呼吸频率≥25 次/分、心率≥110次/分、奇脉≥25mmHg 是重症哮喘的指征。患者垂危状态时可出现寂静肺或呼吸乏力、发绀、心动过缓、意识恍惚或昏迷等表现。

3.辅助检查

(1)血液学检查:发作时可有嗜酸性粒细胞占比增高,但多不明显,如并发感染可有白细胞计数增高,中性粒细胞比例增高。

(2)痰液检查:涂片在显微镜下可见较多嗜酸性粒细胞,可见嗜酸性粒细胞退化形成的尖棱结晶、黏液栓和透明哮喘珠。如合并呼吸道细菌感染,痰涂片革兰染色、细菌培养及药物敏感试验有助于病原菌诊断及指导治疗。

(3)呼吸功能检查:在哮喘发作时有关呼气流量的全部指标均显著下降,FEV_1、第 1秒用力呼气容积占用力肺活量比值(FEV_1/FVC%)、最大呼气中期流量(MMEF)、25% 与

50%肺活量时的最大呼气中期流量(MMEF25%、MMEF50%)及呼气峰流量(PEF)均减少。缓解期可逐渐恢复。有效支气管舒张药可使上述指标好转。在发作时可有用力肺活量减少、残气容积增加、功能残气量和肺总量增加,残气容积占肺总量百分比增高。

(4)动脉血气分析:哮喘严重发作时可有缺氧,PaO_2降低,由于过度通气可使$PaCO_2$下降,pH上升,表现为呼吸性碱中毒。如果重症哮喘,病情进一步发展,气道阻塞严重,可有缺氧及二氧化碳潴留,$PaCO_2$上升,表现为呼吸性酸中毒。如果缺氧明显,可合并代谢性酸中毒。

(5)胸部X线检查:早期在哮喘发作时可见两肺透亮度增加,呈过度充气状态;在缓解期多无明显异常。如并发呼吸道感染,可见肺纹理增加及炎性浸润阴影。同时要注意肺不张、气胸或纵隔气肿等并发症的存在。

(6)支气管激发试验:用于测定气道反应性。哮喘患者的气道处于一种异常敏感状态,对某些刺激表现出一种过强和(或)过早的反应,称为气道高反应性。

(7)支气管舒张试验:测定气流受限的可逆性。对于一些已有支气管痉挛、狭窄的患者,采用一定剂量的支气管舒张药物使狭窄的支气管舒张,以测定其舒张程度的肺功能试验,称为支气管舒张试验。若患者吸入支气管舒张药物后,FEV_1或PEF改善率≥15%,可诊断为支气管舒张试验阳性。

(8)呼气峰流量的测定和监测:PEF是反映哮喘患者气流受限程度的一项客观指标。通过测定大气道的阻塞情况,对于支气管哮喘诊断和治疗具有辅助价值。哮喘患者PEF值的变化规律是凌晨最低、午后或晚上最高,昼夜变异率≥20%则提示哮喘诊断。在相同气流受限程度下,不同患者对呼吸困难的感知能力不同,许多患者感觉较迟钝,往往直至PEF降至很低时才感到呼吸困难,往往延误治疗。

(9)特异性变应原监测:变应原是一种抗原物质,能诱导机体产生IgE抗体。变应原检测可分为体内试验(变应原皮试)、体外特异性IgE抗体检测、嗜碱性粒细胞释放能力检测、嗜酸性粒细胞阳离子蛋白检测等。

4.诊断标准

(1)反复发作喘息、气急、胸闷或咳嗽,多与接触变应原、冷空气、物理刺激、化学刺激及病毒性上呼吸道感染、运动等有关。

(2)发作时在双肺可闻及散在或弥漫性、以呼气相为主的哮鸣音,呼气相延长。

(3)上述症状和体征经治疗缓解或自行缓解。

(4)除外其他疾病所引起的喘息、气急、胸闷和咳嗽。

(5)临床表现不典型者(如无明显喘息或体征),应至少具备以下1项试验阳性:支气管激发试验或运动激发试验阳性;支气管舒张试验阳性,FEV_1增加≥12%,且FEV_1增加绝对值≥200mL;呼气峰流量(PEF)日内(或2周)变异率≥20%。

(6)哮喘持续状态指哮喘严重发作并持续24小时以上者。

三、鉴别诊断

1.心源性哮喘 见于冠心病、高血压性心脏病、风湿性心脏病等引起的左心衰竭。发作时的症状与支气管哮喘相似,但心源性哮喘多有上述基础疾病史。阵发性咳嗽,常咳出粉红色泡沫样痰,两肺可闻及广泛的湿啰音和哮鸣音,左心界扩大,心率增快,心尖部可闻及奔马律。胸部 X 线检查时,可见心脏增大、肺淤血征,有助于鉴别。若一时难以鉴别,可雾化吸入 β_2 受体激动剂或静脉注射氨茶碱,症状缓解后进一步检查。

2.喘息型慢性支气管炎　实际上为慢性支气管炎合并哮喘,多见于中老年人,有慢性咳嗽史,喘息长年存在,有加重期。有肺气肿体征,两肺可闻及湿啰音。

3.肺嗜酸性粒细胞浸润症　见于热带性嗜酸性细胞增多症、肺嗜酸性粒细胞增多性浸润、外源性变态反应性肺泡炎等。致病原为寄生虫、花粉、化学药品、职业粉尘等,多有接触史。症状较轻,患者常有发热,胸部 X 线检查可见多发性、此起彼伏的淡薄斑片浸润阴影,可自行消失或再发。肺组织活检也有助于鉴别。

4.变态反应性支气管肺曲霉病　是一种曲霉在具有特异性个体中引起的一种变态反应性疾病。其与哮喘的鉴别要点如下:典型者咳出棕褐色痰块,内含多量嗜酸性粒细胞;胸部 X 线片呈游走性或固定性浸润病灶;支气管造影可以显示近端支气管呈囊状或柱状扩张;痰镜检或培养发现曲霉;曲霉抗原皮试呈速发反应阳性;曲霉抗原特异性沉淀抗体(IgG)测定阳性;曲霉抗原皮试出现 Arthus 现象;曲霉特异性 IgE 水平增高。

5.气管、支气管软化及复发性多软骨炎　由于气管支气管软骨软化,气道不能维持原来正常状态,患者呼气或咳嗽时胸腔内压力升高,可引起气道狭窄,甚至闭塞,临床表现为呼气性喘息,其特点为剧烈持续性,甚至犬吠样咳嗽;气道断层摄影或 CT 显示气管、大气管狭窄;支气管镜检查时可见气道呈扁平状,呼气或咳嗽时气道狭窄。

第三节　难治性哮喘的药物治疗

难治性哮喘的传统治疗药物较多,主要包括症状控制性药物和症状缓解性药物。症状控制性药物需长时间持续使用才能控制症状、减少气道炎症、降低疾病反复发作,这类药物以减少哮喘的急性发作为主要目的,常见的药物有缓释茶碱、长效 β_2 受体激动剂、白三烯调节剂等。症状缓解性药物主要用于哮喘急性发作的症状缓解,这类药物应按照患者的具体需求使用,常见的有短效茶碱、糖皮质激素、短效 β_2 受体激动剂等。随着现代药物研究的深入,越来越多的新型药物被用于难治性支气管哮喘的治疗。

一、激素治疗

全身使用激素及吸入糖皮质激素均是控制哮喘患者症状的首选用药,药物通过抑制炎症细胞活化、介导抗炎因子生成发挥抗炎功效,减轻气道炎症反应,促进哮喘症状迅速缓解。糖皮质激素是目前作用较强的平喘药物,因能直接作用于气道,单次使用剂量相对较小,较其他激素安全性更高,现已被广泛用于哮喘的治疗。传统的糖皮质激素多口服或静脉给药,全身不良反应多,近年来提倡采用局部气雾吸入的方式给药,以增加治疗的安全性。糖皮质激素气雾吸入对哮喘虽有效,但也仅针对病情较轻微的患者,对于难治性哮喘患者,若要获得理想的治疗效果则需要加大激素使用剂量。有学者对糖皮质激素的使用剂量进行研究发现,糖皮质激素超过推荐使用剂量后并未获得更为显著的治疗效果,患者的肺功能与生活质量改善情况也相对轻微,但不良反应增加且相对严重,患者出现了不同程度的白内障、青光眼、骨量减少、肾上腺抑制等疾病。可见,大剂量糖皮质激素用于难治性哮喘的治疗不一定会带来理想的疗效,甚至可能会降低药物治疗的安全性。故建议难治性哮喘患者需要使用大剂量糖皮质激素进行治疗时,应在患者症状缓解后逐渐减少剂量,以保证药物治疗的安全性。

二、β_2受体激动剂

β_2受体激动剂可以特异性地与气道细胞表面的 β_2 受体结合,导致支气管平滑肌收缩能力降低,减少炎症细胞脱颗粒、抑制炎症因子释放、增强纤毛清除能力,从而改善患者气道通气能力、缓解相关症状。目前临床上常见的 β_2 受体激动剂分为短效 β_2 受体激动剂、长效 β_2 受体激动剂和全身使用的 β_2 受体激动剂。

1.短效 β_2 受体激动剂　沙丁胺醇是短效 β_2 受体激动剂的代表药物,起效快,作用时间为 4~6 小时,可分为口服制剂和吸入制剂两种。吸入制剂的应用相对多见,口服制剂的应用相对少见,多用于无法使用吸入制剂的患者。短效 β_2 受体激动剂作为基础的缓解急性哮喘症状的药物,有松弛气道平滑肌的效果,但长时间、超剂量使用会产生负面效果,不仅无法获得理想的治疗效果,同时还可导致心律失常、肌肉震颤、胃肠道反应、低钾血症等不良反应,故多建议患者间歇、按需用药。

2.长效 β_2 受体激动剂　根据药动学可将长效 β_2 受体激动剂分为缓慢起效类制剂和快速起效类制剂两大类。福莫特罗是快速起效的长效 β_2 受体激动剂的代表药物,使用药物后 3~5 分钟起效,每次吸入剂量为 4.5~9.0μg,药效至少维持 8~12 小时。缓慢起效类长效 β_2 受体激动剂则以沙美特罗为代表,药物在使用后 30 分钟起效,吸入剂量为每次50μg,药效至少维持 12 小时。Nelson 等的研究比较了单独使用长效 β_2 受体激动剂和糖皮质激素联合长效 β_2 受体激动剂治疗支气管哮喘发现,单纯使用长效 β_2 受体激动剂治疗的支气管哮喘患者急性发作次数多,住院治疗和急诊就诊率高。故临床多建议难治性支气管哮喘患者或其他类型的哮喘患者联合使用糖皮质激素和长效 β_2 受体激动剂治疗,不建议 β_2 受体激动剂单独使用。联合治疗具有协同抗炎、平喘作用,对改善支气管哮喘患者的肺功能,提高患者治疗的依从性,减少因过量使用激素而导致的不良反应等均有积极意义。

3.β_2受体激动剂的全身应用　除短效与长效 β_2 受体激动剂的使用外,目前也有全身应用 β_2 受体激动剂,与其他短效和长效 β_2 受体激动剂比较,该药虽具有可静脉注射、肌内注射、起效快等特点,但激素的全身使用会带来较大不良反应,安全性低。故在临床中的应用相对较少也较谨慎,若无特殊情况,一般要求尽可能避免哮喘患者激素的全身使用。

三、白三烯调节剂

白三烯调节剂包括 5-脂氧合酶抑制剂、白三烯受体阻滞剂。孟鲁司特是白三烯阻滞剂的代表药物，主要通过抑制白三烯 D_4 结合半胱氨酸白三烯受体发挥功效；苯噻羟基脲则是 5-脂氧合酶抑制剂的代表，主要通过抑制 5-脂氧合酶抑制白三烯的合成、分泌。两者均具有舒张支气管、抗炎、改善肺功能的作用。白三烯调节剂是哮喘治疗的主要辅助用药，具有耐受性好、使用方便、不良反应少等特点，对于普通哮喘和难治性哮喘均适用，同时还可用于运动性哮喘及阿司匹林哮喘等特殊类型哮喘的治疗。难治性哮喘患者长时间使用白三烯调节剂能够减少各激素的使用剂量，增加 β_2 受体激动剂的协同作用，提高 β_2 受体激动剂及激素治疗效果，延缓哮喘病情恶化。

四、抗胆碱类药物

胆碱能受体 M 基因有 5 种亚型，其中 M_3 亚型在气道表达最高，通过结合副交感神经释放的递质，介导气道平滑肌收缩，增加黏膜下层黏液的释放量，加重气道炎症反应。哮喘患者常因存在变应原刺激，导致胆碱能活性普遍存在不同程度的亢进，此时患者使用抗胆碱类药物可通过结合支气管平滑肌上的胆碱能受体，抑制副交感神经释放乙酰胆碱，从而达到舒张支气管、减少黏液分泌及降低气道高反应性的目的，减少支气管哮喘患者急性发作的次数。抗胆碱能药物可分为短效受体阻滞剂和长效受体阻滞剂。异丙托溴铵是短效受体阻滞剂的代表，有雾化液和气雾剂两种，雾化液每次 $50 \sim 500 \mu g$ 吸入，而气雾剂每次 $20 \sim 40 \mu g$ 吸入，吸入后药物可在数分钟内发挥药效，并在 $30 \sim 60$ 分钟达到峰值，维持时间为 $4 \sim 6$ 小时。研究表明，短效受体阻滞剂与短效 β_2 受体激动剂联合使用较短效 β_2 受体激动剂单独使用更利于提高患者第 1 秒用力呼气容积，在改善患者肺功能、缩短住院时间方面有积极意义。噻托溴铵是长效受体阻滞剂的代表，每日推荐剂量为 $18 \mu g$，药物舒张支气管平滑肌的时间能维持至少 24 小时。研究表明，使用糖皮质激素联合长效 β_2 受体激动剂治疗难治性支气管哮喘后，气流受限情况依然存在，在此基础上给予患者噻托溴铵治疗可显著改善患者的肺功能，并可减少糖皮质激素使用量。抗胆碱类药物存在便秘、口干、排尿困难等不良反应，故前列腺增生患者、妊娠期女性及青光眼患者应慎用。

五、茶碱类药物

茶碱类药物的作用机制复杂，在使用后主要通过抑制磷酸二酯酶提高细胞环腺苷酸的表达，降低细胞钙离子的水平，达到舒张支气管、改善肺功能的目的。此外，茶碱类药物还具有利尿、强心、扩张支气管、兴奋呼吸等作用。茶碱的低剂量应用能抑制炎症递质的释放，诱导中性粒细胞、嗜酸性粒细胞凋亡，从而发挥调节免疫和抗炎的作用。研究指出，低剂量的糖皮质激素与茶碱联合使用较单独大剂量糖皮质激素应用能更好、更快地帮助哮喘患者缓解症状，减少哮喘急性发作的次数，明显改善肺功能。茶碱类药物的使用安全范围相对狭窄，极易产生不良反应，给药剂量过大或给药速度过快均会导致胃肠道反应、头痛、心律失常等不良反应,药物使用安全性较低,故至今仍未将其纳入哮喘的一线治疗药物。

六、复合制剂

糖皮质激素作为控制支气管哮喘症状的首选用药,单独使用不良反应大,可导致切口愈合不良、消化道溃疡或穿孔、骨质疏松、肌肉萎缩、代谢紊乱等,故推荐与长效 β_2 受体激动剂联合使用。目前已经有糖皮质激素与 β_2 受体激动剂的复合制剂,相较于单纯糖皮质激素制剂有更佳的平喘和抗炎功效,同时复合制剂还能减少糖皮质激素使用剂量增加而导致的一系列不良反应,更为安全可靠。目前,临床上常用的治疗支气管哮喘的复合制剂有环索奈德/福莫特罗、糠酸莫米松/茚达特罗、氟替卡松/福莫特罗等,还有一些每日仅需吸入一次即可获得理想效果的治疗难治性哮喘的复合制剂正在研制中。此外,也可将糖皮质激素与抗胆碱类药物、白三烯受体调节剂及茶碱缓释剂等联合使用,且均较单独使用糖皮质激素更利于缓解难治性哮喘患者的症状,减少患者急性发作次数、增强肺功能。

七、免疫抑制剂

为减少难治性哮喘患者全身性激素的使用量,减少激素类药物带来的不良反应,可以考虑使用免疫抑制剂治疗。支气管哮喘常用的免疫抑制剂包括环孢素 A、甲氨蝶呤等,前者是真菌多肽的产物,主要通过抑制细胞因子形成,影响 T 淋巴细胞功能,抑制 T 细胞产生细胞因子发挥作用;后者是叶酸拮抗剂,属于代谢类抗肿瘤药物,其用于难治性哮喘的作用机制是抑制二氢叶酸还原醇转化为四氢叶酸,干扰 DNA 合成。环孢素 A 与甲氨蝶呤均能抑制炎症细胞产生,释放炎症递质,从而减轻气道炎症反应,尤其是部分需要使用激素缓解症状的难治性哮喘患者,联合免疫抑制剂治疗可在一定程度上减少激素的使用剂量。免疫抑制剂的使用也存在风险,该药只能缓解患者的相关症状,在改善肺功能方面的意义不大,且使用后患者极易出现骨髓抑制、肺纤维化、免疫力降低、感染等情况,安全性有待提高。除甲氨蝶呤与环孢素 A 外,金诺芬、咪唑硫嘌呤、他克莫司等免疫抑制剂也可用于难治性哮喘的治疗,但这些药物的疗效和安全性尚未被证实,还应在未来进一步研究后再确定其应用价值。

八、生物治疗

目前用于哮喘治疗的生物制剂主要有抗肿瘤坏死因子-α 与抗免疫球蛋白(immuno-globulin,Ig)E 抗体。血清变应原特异性 IgE 表达的升高是哮喘的主要特点,也是导致支气管哮喘患病的重要环节。抗 IgE 新药 Omalizumab 能够选择性与 IgE 重链对应片段的Ce3 区结合,并结合血循环中游离的 IgE,从而对 IgE 介导的免疫反应产生抑制作用。这种新型抗 IgE 新药常规用于治疗控制效果差的难治性哮喘、有恶化风险或频繁发作的重度哮喘或需要使用高剂量激素治疗的重度哮喘。肿瘤坏死因子除是一种重要的炎症递质外,还可作为细胞因子的启动子,影响哮喘相关染色体遗传基因的改变,从而参与整个哮喘发生发展的病理生理过程和遗传过程,故阻断肿瘤坏死因子-α的释放或使用抗肿瘤坏死因子抗体治疗或基因治疗可能是未来治疗哮喘的新手段。

虽然难治性哮喘在全部哮喘中的占比不高,但其危险因素多,发病机制复杂,传统药物治疗反应不佳,导致患者治疗的难度大,病死率居高不下。随着现代医学技术的进步,难治性支气管哮喘的临床特点、生理特点被深入研究,许多新的治疗措施不断出现,故对于临床医师而言,其首要任务是识别难治性哮喘,其次应明确患者表型,再根据患者的具体病情为其制订合理的个体化干预方案与治疗目标,以提高难治性哮喘的控制效果。目前,国内哮喘联盟已经开始计划并筹备建立一个与难治性哮喘相关的全国性数据库,以期进一步研究难治性哮喘的遗传学、流行病学、病理生理机制、危险因素,旨在找到更为安全有效的难治性哮喘治疗措施,以降低难治性哮喘患者的病死率,改善预后,提高患者生活质量。

第十一章　急性肝损伤与肝衰竭

第一节　急性肝损伤

急性肝损伤是指患者在无慢性肝病基础上,由各种病因导致肝细胞损伤的临床综合征。临床上轻者表现为血清转氨酶、胆红素升高;严重者可发生肝衰竭、凝血功能障碍、肝性脑病等。急性肝衰竭特征为突然出现明显的肝细胞损害并迅速恶化,其临床表现通常包括肝功能异常、肝性脑病和凝血功能障碍,许多患者进展为多器官功能衰竭,病死率极高。

肝具有双重血液供应,来源于肝动脉(腹主动脉分支,25%~30%)的血液供氧,而门静脉(70%)主要提供来源于肠道的营养。肝具有双重输出管道,肝静脉将营养代谢降解物引入下腔静脉,胆道系统将脂溶性物质及其代谢产物排入肠道。

肝是人体最大的实质性脏器,担负着重要而复杂的生理功能,如代谢功能、排泄功能、合成功能及解毒功能。库普弗细胞具有强大的吞噬功能,参与调节肝内微循环,参与某些生化反应(如脂类的分解代谢、合成尿素与胰岛素的降解等)并可分泌多种细胞因子和炎症递质,对机体的防御、免疫功能有着极其重要的作用。

肝损害的各种病因作用于肝组织后,导致上述任何一种或数种肝细胞功能丧失,均可引起不同程度的肝细胞损伤与肝功能障碍,产生肝功能不全,最终发展为肝衰竭。肝实质细胞首先发生的是代谢排泄功能障碍(高胆红素血症、胆汁淤积症),其后为合成功能障碍(凝血因子合成减少、低蛋白血症),最后发生解毒功能障碍(激素灭活功能低下,血氨、胺类与芳香族氨基酸水平升高等)。

凡各种致肝损伤因素使肝细胞(包括肝实质细胞和肝巨噬细胞)发生严重损害,使其代谢、排泄、合成、解毒与免疫功能发生严重障碍,机体往往出现黄疸,出血,腹腔积液、继发性感染、肝性脑病、肾功能障碍等一系列临床表现,称为肝衰竭。

一、病因

急性肝损伤的常见病因包括各种类型休克、外伤及心力衰竭等造成肝缺血缺氧、脓毒症、感染(肝炎病毒等)、创伤与手术打击、药物与有毒物质中毒、妊娠急性脂肪肝(AFLP)、肝移植及部分肝叶切除后肝功能损伤,其他还有高热、病毒性肝炎、自身免疫性肝炎等。

1.缺血性急性肝损伤　缺血性肝炎,又称休克肝、缺氧性肝炎,常见于严重的心力衰竭、呼吸衰竭、手术、外伤等各种原因引起的各类休克,导致灌注不足,肝缺血缺氧,血清转氨酶在发病后12~48小时急剧突然升高数十倍,甚至数百倍,维持有效血容量和有效灌注治疗后1~2周可降至正常。肝血流量减少导致的肝缺血缺氧是缺血性肝炎发生的主要机制。病理特点为肝小叶中央区细胞的坏死,无明显炎症细胞浸润。

2.感染所致急性肝损伤 急性甲型、戊型、乙型、丙型肝炎等嗜肝病毒感染,常常急性起病,出现乏力、食欲缺乏、恶心等消化道症状。急性病毒性肝炎血清转氨酶常升高 10 倍以上,甚至高达 200 倍,血清转氨酶多在黄疸前 2 周升高,黄疸出现后 1 周迅速下降。实验室检查血清各种病毒学指标阳性。

非嗜肝病毒感染如 EB 病毒(EBV)、E 细胞病毒(CMV)等感染常见,免疫功能正常者多为潜伏感染,免疫功能严重低下时可引起严重感染,最常见的临床表现为发热、血液系统改变和肝功能损害、细胞免疫功能下降,白细胞、CD4$^+$T 淋巴细胞减少,CD4$^+$ 与 CD8$^+$ 比例降低。感染导致的肝功能损害多不严重,但少数患者可发生严重肝炎甚至肝衰竭。临床最常用 CMV 特异性 IgM 抗体(+)、外周血 CMV DNA 明确 CMV 感染的诊断。

脓毒症累及肝导致肝功能异常,主要由感染毒素及炎症反应导致,常常与脓毒症原发病的严重程度和进展有关。胆道感染(急性胆囊炎、胆石症)是临床上的常见病,患者出现发热、腹痛、皮肤巩膜黄染。血白细胞(WBC)、中性粒细胞数升高,ALT、AST 升高,胆红素升高(直接胆红素升高为主),超声或腹部 CT 发现胆囊肿大、胆囊结石,其特点是经过抗生素及保肝治疗后谷丙转氨酶(ALT)、谷草转氨酶(AST)、胆红素恢复较快,常认为是由感染控制后,胆系通畅后胆红素排除所致。

3.化学毒物导致急性肝损伤 我国急性药物性肝损伤发病呈逐年增加趋势。常见导致肝损伤的药物包括中药、抗生素、降脂药、抗结核、抗肿瘤、皮肤病药、甲亢类药物等,占黄疸住院患者的 2%~5%,急性肝炎住院患者的 10%,在老年肝病患者中可达 20% 以上,暴发性肝衰竭患者的 15%~30%,欧美国家急性肝衰竭占 50%,其中 36% 为非甾体类抗炎药导致的急性肝衰竭。

4.妊娠急性脂肪肝 妊娠急性脂肪肝(AFLP)是发生于妊娠晚期的急症,也是导致急性肝衰竭的原因之一。其特点是肝细胞在短时间内发生大量微泡性脂肪浸润,本病所致肝衰竭病死率高。临床特征为恶心、呕吐等消化道症状,黄疸,严重肝功能损伤伴凝血功能障碍(DIC)、肝性脑病,B 超、CT、磁共振检查提示脂肪肝改变,但肝穿刺是诊断 AFLP 的“金标准”。AFLP 治疗除保肝支持治疗外,应尽快终止妊娠。

5.放射性肝损伤 放射治疗是肝恶性肿瘤治疗手段。由于对肝癌采用局部放疗或内照射治疗越来越广泛,所以放射性肝损伤(radiation induced liver injury,RILI)也逐渐引起人们的关注。RILI 临床表现为肝受照后出现非癌性腹腔积液、肝大,无黄疸性碱性磷酸酶高于正常或是治疗前的 2 倍以上,转氨酶高于正常或治疗前 5 倍以上,B 超或 CT 等检查均无肿瘤进展的表现。

6.其他原因 可能有肝移植及部分肝叶切除后肝功能损伤,肿瘤浸润、急性 Budd-Chiari 综合征、中暑,以及代谢性疾病如威尔森病等。

二、发病机制

1.自由基与肝损伤 肝细胞内含有丰富的线粒体和内质网,这两种细胞器内含有代谢酶系、单胺氧化酶系、黄嘌呤氧化还原酶系等。线粒体内膜上的氧化呼吸链系统是自由基的产生部位。机体通过物质代谢的电子传递过程和对外源性物质代谢产生自由基。正常情况下体内存在自由基清除系统，如超氧化物歧化酶（SOD）、谷胱甘肽超氧化物酶（GSH-PX）、过氧化氢酶等，通常机体可产生的少量自由基不会引起肝损伤。但当自由基的产生超过机体清除能力时，即可引起肝损伤，主要通过：①改变蛋白质立体结构；②直接损伤肝细胞生命必需基因；③消耗自由基清除剂；④启动肌体脂质过氧化反应，引起肝细胞损伤。

2.脂质过氧化与肝细胞损伤　脂质过氧化反应是体内不饱和脂肪酸在自由基和某些酶类作用下，发生的一系列过氧化反应。正常状态下肝中含有大量谷胱甘肽（GSH）等，限制脂质过氧化程度。病理条件下，大量自由基的产生，自由基的清除剂过度消耗后便启动脂质过氧化反应。脂质过氧化主要通过扩大自由基的连锁反应、直接损伤肝细胞膜、本身毒性反应、激活脂酶 A2 和磷脂酶 C 活性等导致肝细胞损伤。

3.花生四烯酸代谢与肝细胞损伤　花生四烯酸是体内 3 种必需不饱和脂肪酸之一，是细胞膜脂质的重要构成部分。肝是体内花生四烯酸代谢、失活及清除的重要部位。其代谢物主要包括前列腺素（PG）、血栓素（TX）和白三烯（LT）。其 3 种代谢产物在肝损伤中发挥不同的作用：①LT 是介导急性肝损伤的重要促炎因子；②TXA2 具有强烈的血管收缩和血小板聚集作用，在肝微循环障碍中发挥重要作用，同时又作为促炎因子介导肝损伤；③前列腺素在多种因素导致的肝损伤的过程中具有明显的抗损伤作用。

4.肝细胞钙超载与肝细胞损伤　肝细胞内液与外液 Ca^{2+} 浓度相差 10 000 倍；肝细胞内相对于胞外基质呈负电荷；悬殊的电化学梯度是 Ca^{2+} 发挥第二信使作用所必需的条件。肝细胞内具有强有力的 Ca^{2+} 稳态调节机制，同时也使肝细胞处于永恒的危险警界。内质网和线粒体是肝细胞内最主要的钙库，线粒体在肝细胞内调节钙稳态中起主动的调节作用。毒物、缺氧等引起肝细胞膜破坏，线粒体损伤，钙通道蛋白损伤，导致细胞内钙超载，引起膜磷脂分解，蛋白质降解，DNA 水解，ATP 减少，导致肝细胞损伤。

5.缺血缺氧与肝细胞损伤　缺血缺氧性肝损伤是由于肝血流量明显减少，肝细胞缺氧、缺血，肝细胞膜、线粒体与溶酶体损伤，导致肝细胞损伤。

根据缺血缺氧发生的时间和细胞状态的变化将缺血缺氧性肝损伤分为 3 个时期。

（1）缺血缺氧性肝损伤早期：肝细胞没有发生死亡，缺血时间短暂，没有超过 6 小时。

（2）缺血缺氧性肝损伤中期：缺血缺氧发生 6 小时后，库普弗细胞活化，释放 TNF-α、IL-1 和氧自由基等进一步加重肝损伤。

（3）缺血缺氧性肝损伤后期：可见中性粒细胞浸润。

6.细胞因子与肝细胞损伤　各种致伤因素导致 Th1 和肝巨噬细胞产生 TNF-α、IL-1、IL-6、IL-8 等细胞因子，导致肝细胞膜的花生四烯酸分解，大量炎症递质导致肝细胞损伤。

三、临床表现

患者在原发疾病的临床表现基础上出现肝损伤的表现，短期内患者出现消化道症状，血清 ALT、AST、胆红素升高，肝损伤严重时可发生急性肝衰竭及各种严重并发症。

缺血性肝损害与急性病毒性肝炎的生化指标变化,如转氨酶和胆红素变化,有一定的特点。缺血性肝损害的转氨酶和胆红素在受到打击后均迅速升高,随着患者病情的缓解逐步下降,而急性病毒性肝炎等感染性肝损害转氨酶和胆红素均缓慢上升,随病情变化,病情改善后方缓慢下降。

急性肝衰竭临床分期如下。

1.早期 严重的全身及消化道症状,黄疸迅速加深,血清胆红素≥171μmol/L,凝血酶原活动度≤40%,但未发生明显的肝性脑病,亦未出现明确的腹腔积液。

2.中期 发生Ⅱ级以上的肝性脑病或出现明确的腹腔积液。

3.晚期 发生难治性(或致死性)并发症,如脑水肿、肝肾综合征、上消化道大出血、严重继发性感染等,此期实际上已进入 MOF。

四、诊断与鉴别诊断

诊断主要依赖病史、临床表现和实验室检查结果。

1.诊断要点 患者出现乏力、厌食、恶心、呕吐、呃逆、明显腹胀、闷胀不适等症状,伴黄疸并进行性加重。严重者可出现急性肝功能衰竭,临床表现为出血倾向,性格改变,不同程度的意识障碍,肌张力增强,扑翼样震颤,并出现肝臭,肝浊音界进行性缩小,出现腹腔积液,或出现肝性脑病。

急性肝衰竭患者实验室检查提示血清胆红素和转氨酶分离(胆酶分离),胆碱酯酶活性显著降低,凝血酶原活动度≤40%,血清胆固醇及胆固醇酯降低,血氨升高,血清 AST/ALT 值增高,血浆支链氨基酸/芳香氨基酸值下降(<1)等。目前广为接受的诊断标准:血清总胆红素>342μmol/L,并持续 5 天以上;AST>正常值的 2 倍;PT>20 秒,且维生素 K 试验阳性。

2.肝功能分级 根据患者的临床表现和相关检查,可以将急性严重肝损伤患者的肝功能分为 Child-Pugh A 级、B 级和 C 级。A 级:1~6 分;B 级 7~9 分;C 级:10~15 分(表11-1)。

表 11-1 肝功能 Child-Pugh 分级

项目	1 分	2 分	3 分
清蛋白(g/dL)	3.5	2.8~3.5	<2.8
PT 延长(秒)	1~3	4~6	>6
胆红素(mg/dL)	≤2	2~3	>3
腹腔积液	无	少量	中量
肝性脑病	无	1~2	3~4

3.肝损伤严重程度及与病因关系的判断 重度肝损伤:ALT 升高至正常值 20 倍,常见于休克肝、急性病毒性肝炎、药物或毒物损伤;中度肝损伤:ALT 正常值 3~20 倍,常见于病毒性、药物性、酒精性、自身免疫性肝炎等;轻度肝损伤:ALT 正常值 1~3 倍,常见于脂肪肝、非酒精性脂肪性、肝硬化等。

五、监测与治疗

急性肝损伤采取肝功能损伤分级下分层综合疗。综合治疗包括进行严密监护,定时监测各项指标,及时观察疾病的动态变化,基础支持治疗,根据致病因素进行病因治疗,减少毒物生成、纠正代谢紊乱,改善肝血循环及提高氧供,防治可能或已出现的并发症等。重症患者采用人工肝系统进行支持或必要时行肝移植治疗。

1.病因治疗　在保肝治疗的同时针对不同病因进行的病因治疗是关键。

(1)药物性肝损伤:立即停用相关药物和可疑物,同时保肝、降酶、退黄治疗。

(2)感染性原因导致的急性肝损伤:应积极控制染,胆囊炎及胆结石时消炎利胆解除胆道梗阻。

(3)各种原因导致的缺血性肝损伤:应积极纠正缺血,保证肝灌注,同时还要注意保护其他脏器在低灌注中的损伤。

(4)妊娠急性脂肪肝:除保肝支持治疗外,应尽快终止妊娠。

2.保护肝功能　保护肝功能,临床常用复方甘草单胺(美能)、还原型谷胱甘肽、必需磷脂(易善复)等药物;肝内胆汁淤积可用熊去氧胆酸等利胆、退黄药物。

有病例报道使用N-乙酰半胱氨酸可能减轻肝损伤,保护肝功能。

轻者可短期康复,一般1~2周,误诊未能及时诊治或重者治疗效果差的可进展为慢性肝病,最终可发生肝纤维化和肝硬化。

3.重症肝损伤的治疗　重症肝损伤患者和肝衰竭者在支持治疗基础上,必要时行人工肝系统支持或肝移植术。

第二节　急性重症肝衰竭

急性重症肝衰竭是指急性病毒性肝炎、药物、肝毒性物质等各种因素,引起急性严重肝功能损害,导致其合成、解毒、排泄和生物转化等功能发生严重障碍或失代偿,出现凝血功能障碍和黄疸、腹腔积液,并在发病2周内出现Ⅱ度以上肝性脑病的一组临床综合征。其病情迅速恶化,肝进行性缩小,黄疸迅猛加深,很快出现肝性脑病、严重凝血功能障碍。

一、病因

约85%的急性肝衰竭(ALF)患者可以找到相对明确的病因,约15%的患者发生急性肝衰竭的原因不清,部分临床病例可以是多种因素同时致病。在中国引起肝衰竭的主要病因是肝炎病毒(主要是乙型肝炎病毒),其次是药物及肝毒性物质(如乙醇、化学制剂等)。在欧美国家,药物是引起急性、亚急性肝衰竭的主要原因。儿童肝衰竭还可见于遗传代谢性疾病。

二、发病机制

发病机制:①内毒素与肝损伤,内毒素使肝能量代谢发生障碍。还可诱导中性粒细胞向肝内聚集,并激活中性粒细胞参与导致大块肝细胞坏死的炎症过程。内毒素作用于肝窦内皮细胞及微血管,引起肝微循环障碍,导致缺血缺氧性损伤;②细胞因子与肝损伤,细胞因子不仅是肝坏死过程的主要因素,还与肝衰竭时肝细胞再生抑制状态有关;③细胞凋亡;④多器官功能障碍与肝衰竭,肝衰竭是多器官功能障碍的主要起因,而多器官功能障碍又可加重肝衰竭。

三、病理生理

1.病理改变　主要的病理改变是肝细胞广泛坏死或脂肪浸润。坏死的部位和范围因病因和病程不同而异。按照坏死的范围及程度,可分为大块坏死(坏死范围超过肝实质的 2/3)、亚大块坏死(占肝实质的 1/2~2/3)、融合性坏死(相邻成片的肝细胞坏死)及桥接坏死(较广泛的融合性坏死并破坏肝实质结构)。由病毒感染、药物/毒物中毒、脓毒症和缺血缺氧等引起者,肝细胞多广泛坏死,病变呈弥漫性分布,整个肝小叶细胞溶解坏死,网状支架塌陷,残存的肝细胞肿胀变性,汇管区及其周围大量淋巴细胞、单核细胞、粒细胞浸润。由妊娠急性脂肪肝、Reye 综合征等引起者,由于肝损伤导致脂肪代谢紊乱,肝细胞内有均匀分布的小脂滴,肿胀苍白,很少有肝细胞坏死,也缺乏炎症细胞浸润。肉眼观,肝体积显著缩小,以左叶为甚,重量减至 600~800g,质地柔软,表面被膜皱缩。切面呈黄色或红褐色,有的区域呈红黄相间的斑纹状,故又称为急性黄色肝萎缩或急性红色肝萎缩。

2.病理生理改变　肝细胞广泛坏死或脂肪浸润而肝细胞再生能力不足以代偿进而导致肝细胞合成、解毒和生物转化、转运和排泄等功能障碍为共同病理生理特征。

(1)肝功能减退:导致糖代谢、脂代谢、蛋白质代谢、胆汁胆红素代谢紊乱,凝血因子及补体成分合成障碍,性激素、醛固酮及血管升压素等的降解与灭活减少,体内水潴留,低钠低钾血症等。

(2)毒素蓄积:肝功能受损,解毒能力下降,造成内毒素血症,并诱导产生各种炎性细胞因子如 TNF-α、IL-1、IL-6,进一步加重肝损伤,形成 SIRS、MODS。

(3)多器官功能障碍综合征:机体受各种刺激因素影响,启动全身炎症反应发病机制引起全身炎症反应,造成全身广泛组织损伤,导致 MODS。

以上各种因素导致患者出现一系列急性肝衰竭的症状。

四、诊断

1.病史　凡是既往无肝病或虽有肝病但长期无症状的急性缺血缺氧、严重脓毒症、急性药物中毒、有毒物质中毒、严重创伤与手术打击、妊娠急性脂肪肝及病毒性肝炎等原发疾病,患者于病程 2 周内出现 Ⅱ 度及以上肝性脑病且排除其他原因,即可诊断为 ALF。

2.临床诊断标准　急性起病,2 周内出现 Ⅱ 度及以上肝性脑病(按 Ⅳ 度分类法划分)并有以下表现者:①极度乏力,并伴有明显厌食、腹胀、恶心、呕吐等严重消化道症状;②短期内黄疸进行性加深;③出血倾向明显,凝血酶原活动度(PTA)≤40%,或国际标准化比值(INR)≥1.5,并排除其他原因;④肝进行性缩小。

3.组织病理学表现　肝细胞呈一次性坏死,坏死面积≥肝实质的 2/3;或亚大块坏死,或桥接坏死,伴存活肝细胞严重变性、肝窦网状支架不塌陷或非完全性塌陷。

4.临床表现

(1)意识障碍并伴随严重消化道症状:急性重症肝炎多伴有严重的消化道症状,如食欲明显减退,甚至出现厌食、频繁呕吐、恶心及高度腹胀,并伴有极度乏力。情绪上也会同时出现烦躁不安、谵妄、狂躁、抑郁等昏迷前驱症状者。

(2)腹腔积液:急性重症肝炎发病急,会在几日之内迅速出现肝腹腔积液,大多数为漏出液,少数为渗出液或血性液,肝或肝浊音界进行性缩小。正常肝浊音界位于右锁骨中线第5肋间隙的肋缘,若浊音界缩小,浊音界叩诊1~2肋间区叩空,表明肝进行性萎缩。经肝CT及B超检查,可显示明显的肝萎缩。

(3)全身中毒症状:随着黄疸的加深而出现,表现为高度乏力、厌食、高度腹胀,并且出现计算力及定向力障碍、扑翼样震颤、意识障碍等,精神方面也会出现异常、性格暴躁等症状。

(4)皮肤出血及晚期咯血:最初可能只是出现皮肤瘀点及瘀斑,尤其是某些接受注射治疗的皮肤部位更易出血,此外也会伴有口腔及牙龈出血。晚期出血症状比较严重,表现为咯血及便血形式。

(5)肝性脑病:属于急性重症肝衰竭比较严重时的表现,患者的性格及精神状态改变明显,意识模糊,很容易进入昏迷状态。若伴有呕吐、球结膜水肿、瞳孔大小不等和边缘不整、全身肌张力增高、伸肌强直及阵发性痉挛等,则表明患者可能已经出现脑水肿,状况非常严重。为了判断神经精神症状的深度、治疗反应及预后,临床常将肝性脑度分成Ⅳ度:Ⅰ度(前驱期),轻度精神异常,常无阳性神经系统体征。Ⅱ度(昏迷前期),精神错乱,意识模糊,常出现扑翼震颤、腱反射亢进、肌张力增高。Ⅲ度(昏睡期),较重的精神紊乱和定向力障碍,昏睡。Ⅳ度(昏迷期),反射均消失,昏迷状态。

(6)黄疸迅速加深:急性重症肝衰竭患者由于肝功能快速损伤,数日内血清总胆红素升高达 $171\mu mol/L$ 以上,而血清丙谷转氨酶(ALT)下降甚至正常,肝代谢功能迅速减弱,短时间内(2~3日)会出现明显的皮肤巩膜黄染并迅速加深,并伴有浓茶样的尿色改变。

(7)其他临床表现:高热、低血糖、顽固性低血压和休克、肾衰竭、急性肺水肿与呼吸衰竭及弥散性血管内凝血(DIC)等。

5.辅助检查

(1)血常规:了解有无感染、贫血及血小板减少情况。

(2)肝功能:转氨酶在 ALF 时可异常升高,常为正常值上限10倍以上,有时可达数千倍以上。一般血清丙谷转氨酶(ALT)上升幅度高于 AST,ALT/AST>1,而当 ALT/AST<1 时,常提示肝细胞坏死严重。血清总胆红素和直接胆红素通常有明显升高,多超过 $171\mu mol/L$,最高可达 $800\mu mol/L$ 以上,如进行性升高提示预后不良。危重患者可有胆酶分离,即开始时胆红素逸到血清中的速度较缓慢,ALT 半衰期短,仅 2~6 日,表现为 ALT 水平逐渐下降,而胆红素则不断升高,此种情况常提示预后不良。动态观察对预后有一定的参考价值。

(3)凝血:凝血酶原时间(PT)延长,单纯用维生素 K 不能纠正。如 PT>50 秒,则预后不良。凝血酶原活动度(PTA)可降低,严重时可降至40%以下。

(4)血氨:为估测预后的重要指标之一,大于118μmol/L提示预后不良。

(5)其他检查:肝炎病毒标志物及其他病毒抗体的检查有助于病因的诊断,还有血糖、甲胎蛋白(AFP)、血尿素氮和肌酐、电解质及酸碱平衡、弥散性血管内凝血(DIC)指标、凝血因子等。

(6)影像学检查:肝超声,必要时行CT扫描,以了解肝大小、结构变化,以及胆道系统、脾、胰腺情况,有无腹腔积液等。胸部X线片检查有助于排除肺部病变、胸腔积液情况。ECG检查了解心电变化,特别是有无心肌缺血改变等。

五、鉴别诊断

1.急性黄疸型肝炎 起病症状相似,但临床过程较轻,无肝性脑病症状,肝功能检查可以区别于急性肝衰竭。

2.急性化脓性胆管炎 由于该病以急性黄疸、发热、右上腹痛、血压下降、精神症状为主要临床表现,应注意与急性肝衰竭鉴别。胆道系统疾病病史,腹部体征可提示该病,影像学检查可帮助确诊。

3.急性溶血性黄疸 有食物、药物或输血等诱因,黄疸的同时伴有贫血、网织红细胞水平增高,肝功能往往正常。

4.脓毒症 与急性肝衰竭有很多相似之处:①与急性肝衰竭一样有高动力循环的表现,高心排血量及外周血管阻力降低,平均动脉压下降;②全身性感染,可出现脑病、黄疸、凝血病,极易诊断为急性肝衰竭,检查Ⅷ因子有重要鉴别诊断意义,此因子为肝外合成,在急性肝衰竭时保持正常水平,而在脓毒症患者则降低。

5.先兆子痫或子痫 与急性肝衰竭特别是妊娠急性脂肪肝引起的急性肝衰竭很难鉴别,由于两者可重叠出现,增加诊断的困难,但两者治疗却是一致的,即终止妊娠。

6.慢性肝病基础上发生的肝衰竭 过去有肝病病史者易鉴别,如病史不详时则易误诊。慢性肝病的特有体征、影像学检查及生化检查可提供诊断依据。

六、治疗

目前肝衰竭的内科治疗尚缺乏特效药物和手段。原则上强调早期诊断、早期治疗,针对不同病因采取相应的综合治疗措施,并积极防治各种并发症。肝衰竭能否逆转,决定因素是残余肝细胞的数量多少。如果肝细胞坏死殆尽,储备功能丧失,即无再生基础。此时,任何药物均不能使肝衰竭的病程逆转,而肝移植是唯一有效的治疗方法。

1.一般支持治疗 卧床休息,饮食宜低盐、低脂肪、高糖,保证充足的热量,减少体力消耗,减轻肝负担,避免外界刺激,保持水、电解质的平衡,积极寻找病因,去除诱因。

2.保肝治疗

(1)应用细胞活性药物:如ATP、辅酶A、肌苷、1,6-二磷酸果糖等。

(2)胰岛素-胰高血糖素疗法:一般可用胰高血糖素1mg、胰岛素10U,加入10%葡萄糖溶液500mL内,静脉缓慢滴注,如输注太快可有恶心、呕吐、心悸等不适,每日1~2次,有阻断肝细胞坏死和促进DNA合成作用,从而促使肝细胞再生。

（3）促肝细胞生长因子（HGF）：HGF 具有促进肝细胞再生、阻断自由基的脂质过氧化、抑制肿瘤坏死因子活性、阻止肝细胞坏死、增强库普弗细胞的吞噬功能、保护肝细胞等作用。用于重症肝衰竭治疗，可提高存活率，早中期疗效优于晚期。HGF 的剂量通常为 $100\sim200mg/d$，加入葡萄糖液中静滴，直至患者肝功能明显恢复。

（4）前列腺素 E_1（PGE_1）：可扩张血管，改善肝微循环，稳定肝细胞膜，防止肝细胞坏死，减少毒性物质积蓄，给肝细胞创造一个良好的再生环境，但疗效尚需进一步确定。

（5）适当补充新鲜血、新鲜血浆及清蛋白：有利于提高胶体渗透压，促进肝细胞的再生和补充凝血因子。补充清蛋白，有利于防治腹腔积液和肝性脑病，维持血容量。新鲜血浆内有大量凝血因子、血小板及免疫活性物质，有利于防治出血及促进肝细胞再生，每日输入 $100\sim200mL$ 是支持疗法中最重要的措施，限制性输血策略可避免急性出血的加重。

（6）抗病毒治疗：对于大多数病毒性急性肝衰竭患者，在过去肝移植是唯一的治疗选择。目前，急性肝衰竭的乙型肝炎病毒（HBV）核苷酸诱导治疗或核苷类似物的应用具有很好的耐受性，可有益地影响疾病的治疗过程。在病情稳定和情况许可时考虑抗病毒治疗，如使用核苷类似物拉米夫定、阿德福韦酯、替比夫定和恩替卡韦。一般不用干扰素。

（7）免疫调解治疗：目前对于肾上腺皮质激素在肝衰竭治疗中的应用尚存在不同意见。非病毒感染性肝衰竭，如自身免疫性肝病、凝血病、急性乙醇中毒等是其适应证。其他原因所致的肝衰竭早期，若病情发展迅速且无严重感染、出血等并发症者，可酌情使用。为调节肝衰竭患者的免疫功能、减少感染等并发症，可选用胸腺素等免疫调节剂。

（8）N-乙酰半胱氨酸（NAC）有可能对药物诱发的肝损伤所致急性肝衰竭有益，仍需进一步研究。研究指出，NAC 的使用能够提高肝移植患者的存活率，但 NAC 没有改善非对乙酰氨基酚引起的急性肝衰竭患者的总体生存率，但可能有益于那些 I、II 级肝性脑病患者。

3.防治并发症

（1）肝性脑病

1）去除诱因，如严重感染、出血、电解质紊乱等，避免使用麻醉、镇痛、催眠等中枢抑制药物，及时控制感染和上消化道出血，注意纠正水、电解质紊乱和酸碱平衡失调。

2）降低血氨：氨在肝性脑病的发病机制中具有的核心作用，并发脑水肿、颅高压与 ALF 的高病死率相关。①禁止经口摄入清蛋白，尤其动物蛋白，以减少氨的形成；②抑制肠道产氨细菌生长，可口服或鼻饲新霉素 $1\sim2g/d$，甲硝唑 $0.2\ g$，每日 4 次；③清除肠道积食、积血或其他含氮物质，应用乳果糖或拉克替醇，口服或高位灌肠，可酸化肠道，促进氨的排出，减少肠源性毒素吸收；④根据患者的电解质和酸碱平衡情况选用谷氨酸钠、谷氨酸钾、精氨酸等降氨药物；⑤使用支链氨基酸或支链氨基酸和精氨酸混合制剂，以纠正氨基酸失衡，提高支链氨基酸及纠正支链氨基酸/芳香族氨基酸比例，对改善肝功能及防治肝性脑病有一定效果。

3）抽搐患者可酌情使用半衰期短的苯妥英或苯二氮䓬类镇静药物，但不推荐预防用药。

（2）出血：①预防胃应激性溃疡出血，可用 H_2 受体阻滞药或质子泵抑制药物；②凝血功能障碍者注射维生素 K，可促进凝血因子的合成。血小板减少或功能异常者可输注血小板。胃肠道出血者可用冰盐水加血管收缩药物局部灌注止血；③活动性出血或需要接受损伤性操作者，应补充凝血因子，以新鲜血浆为宜；④一旦出现 DIC、颅内出血，应积极抢救治疗；⑤对门静脉高压性出血患者，为降低门静脉压力，首选生长抑素类似物，也可使用垂体后叶素（或联合应用硝酸酯类药物）、三腔管压迫止血、内镜下硬化剂注射或套扎治疗止血；内科保守治疗无效时，可急诊手术治疗；⑥应用止血剂防止出血时应考虑出血风险大于血栓性并发症的风险。有必要考虑预防和治疗血栓栓塞事件，同时需要考虑患者的具体因素。

（3）肝肾综合征：①及时去除诱因，如避免强烈利尿剂、大量放腹腔积液，不使用损坏肾功能的药物；②在改善肝功能的前提下，适当输注胶体液，以提高循环血量；③补充血容量的同时给予利尿药，可消除组织水肿、腹腔积液，减轻心脏负荷，清除有害物质；④应用血管活性药物，以扩张肾血管，增加肾血流。有报道加压素/特利加压素可以成功用于肝肾综合征的治疗；⑤经上述治疗无效时，宜尽早进行血液透析，清除血内有害物质，减轻氮质血症，纠正高钾血症和酸中毒。如果需要透析支持治疗急性肾衰竭，建议用连续模式，而非间断模式。

（4）感染：是急性肝衰竭患者最常见的并发症，也是急性肝衰竭的主要死因。感染的常见原因是机体免疫功能低下、肠道微生态失衡、肠黏膜屏障作用降低及侵袭性操作较多等。一旦出现感染，应首先根据经验用药，选用强效抗生素或联合应用抗生素，同时可加服微生态调节剂。尽可能在应用抗生素前进行病原体分离及药敏试验，并根据药敏试验结果调整用药，同时注意防治二重感染。但不应使用有肝、肾毒性的药物。感染致病菌可为革兰阴性菌、革兰阳性菌或假丝酵母菌等，预防性抗生素和抗真菌药物未显示可改善 ALF 的总体转归，因此不提倡在所有患者（特别是那些轻度肝性脑病的患者）中使用，研究显示目前对于预防性使用抗生素和抗真菌的治疗，不同医院仍存在明显差异。

（5）脑水肿：颅压增高者给予高渗性脱水药物。20%甘露醇（0.5~1.0mg/kg）是降低颅压最有效的药物；也可应用利尿剂治疗，可与渗透性脱水剂交替使用；头部亚低温治疗也可应用。研究指出，30%高渗盐水可起到降低颅压的作用，但需更多的研究证实。

（6）心肺功能障碍：循环功能障碍和低血压是急性肝衰竭常见的并发症，且往往是多因素损伤的起源。由于口服吸收较差和呕吐造成的液体损失，以及发生血管舒张，患者的有效血容量可能较低，形成了与发生低血容量性休克相一致的条件。急性肝衰竭患者采用的心血管支持治疗的方法，与其他严重疾病患者在早期恢复循环量、全身灌注、输氧等并无明显区别，可应用去甲肾上腺素等药物进行系统性升压支持治疗血容量难治性低血压，或确保合适的中心动脉压（CAP）。

在去甲肾上腺素难治性病例，可添加血管加压素或特利加压素，但在有颅高压的重度肝性脑病患者应慎用。

循环支持的目标是 MAP≥75mmHg 和 CAP 60~80mmHg。但气管插管往往需要控制患者意识水平的降低程度，进展至严重肝性脑病（Ⅲ或Ⅳ级）的患者应进行气管插管。呼吸功能障碍在急性肝衰竭早期较为罕见,其更常见于后期,在肝再生阶段或与医院内脓毒血症相关。

4.血液净化疗法　可清除因肝功能严重障碍而产生的各种有害物质,使血液得以净化,帮助患者渡过危险期,血浆置换是较为成熟的血液净化方法,可以去除与血浆蛋白结合的毒物,补充血浆蛋白、凝血因子等人体必需的物质,从而减轻急性肝衰竭患者的症状。

5.肝替代治疗

(1)人工肝支持治疗:人工肝是指通过体外的机械、物理化学或生物装置,清除各种有害物质,补充必需物质,改善内环境,暂时替代衰竭肝的部分功能的治疗方法,能为肝细胞再生及肝功能恢复创造条件或等待时机进行肝移植。人工肝支持系统分为非生物型、生物型和组合型3种。

非生物型人工肝已在临床广泛应用并被证明有一定疗效。目前应用的非生物型人工肝方法包括血浆置换(PE)、血液灌流(HP)、血浆胆红素吸附(PBA)、血液滤过(HF)、血液透析(HD)、清蛋白透析(AD)、血浆滤过透析(PDF)和持续性血液净化治疗(CBP)等。伴有脑水肿或肾衰竭时,可选用PE联合CBP、HF或PDF;伴有高胆红素血症时,可选用PBA或PE;伴有水电解质紊乱时,可选用HD或AD。应注意人工肝治疗操作的规范化。生物型及组合型人工肝不仅具有解毒功能,而且还具备部分合成和代谢功能,是人工肝的发展方向,现正处于临床研究阶段。

(2)肝移植:是目前被认为治疗急性肝衰竭最有效的手段,研究显示移植后90日患者的整体存活率可达到76%。病情恶化或条件符合肝移植标准的最好在3日内接受肝移植手术,但因急性肝衰竭病情的迅速进展及肝源的短缺限制了肝移植的临床应用。在器官供应有限的情况下,可考虑活供体或辅助性肝移植,但其使用仍有争议。肝细胞移植是指门静脉或腹腔内输注分离的人类肝细胞,以增强肝功能。该方法已被成功地应用在新生儿和小儿先天性代谢疾病中。

第十二章　消化道出血

第一节　上消化道出血

上消化道包括食管、胃、十二指肠、空肠上段和胆道。上消化道出血的主要临床表现是咯血和便血,或仅有便血。在成人,全身总血量约为体重的8%。如果一次失血超过全身总血量的20%(800~1 200mL及以上),并引起休克的症状和体征,称为消化道大出血。消化道大出血在临床上很常见,其病死率与病因误诊率至今仍较高,分别为10%与20%左右,必须予以重视。

一、病因

上消化道出血引起大出血并急需外科处理的,以下列5种病因为多见。

1.胃、十二指肠溃疡　占40%~50%,其中3/4是十二指肠溃疡。大出血的溃疡一般位于十二指肠球部后壁或胃小弯,均由于溃疡基底血管被侵蚀破裂所致,多数为动脉出血。特别在慢性溃疡,因伴有大量瘢痕组织,出血的动脉裂口缺乏收缩能力,往往引起不能自止的出血。年龄在50岁以上的患者,因伴有小动脉壁硬化,出血也不易自止。

在胃、十二指肠溃疡中,有两种情况需予以注意。一种是药物损伤引起的溃疡,如阿司匹林和吲哚美辛等有促进胃酸分泌增加和导致胃黏膜屏障损害(抑制黏液分泌,加重胃局部血管痉挛)的作用,长期应用较大剂量可引起急性溃疡形成,或使已有的溃疡活动化,导致大出血。另一种是吻合口溃疡,胃部分切除术后或在单纯的胃-空肠吻合术后,在胃和空肠吻合口附近可发生溃疡。前者发生率为1%~3%,后者可高达15%~30%。发生时间多在术后2年内,也可在手术后十余日。50%的吻合口溃疡会发生出血,且可引起大出血而需手术处理。

2.门静脉高压症　约占20%。肝硬化引起门静脉高压症多伴有食管下段和胃底黏膜下层的静脉曲张。黏膜因曲张静脉而变薄,易被粗糙食物所损伤;或由于胃液反流入食管,腐蚀已变薄的黏膜;同时门静脉系统内的压力又高,以致曲张静脉破裂,发生难以自止的大出血。原发性肝癌伴门静脉主干癌栓时,常引起急性门静脉高压而发生食管-胃底曲张静脉破裂大出血,且预后极差。

3.应激性溃疡或急性糜烂性胃炎　约占20%。近年来,其发生率已明显上升。多与休克、严重感染、严重烧伤、严重脑外伤或大手术有关。在这种严重情况下,交感神经兴奋,肾上腺髓质分泌儿茶酚胺增多,使胃黏膜下血管发生痉挛性收缩,组织灌流量骤减,导致胃黏膜缺血、缺氧,以致发生表浅的(不超过黏膜肌层)、边缘整齐、底部平坦的溃疡或多发的大小不等的糜烂。这类溃疡或急性糜烂位于胃的较多,位于十二指肠的较少,常导致大出血。

4.胃癌　由于癌组织的缺血性坏死，表面发生糜烂或溃疡，侵蚀血管而引起大出血。

5.肝内局限性慢性感染、肝肿瘤、肝外伤　肝内局限性慢性感染可引起肝内胆小管扩张合并多发性脓肿，脓肿直接破入门静脉或肝动脉分支，以致大量血液涌入胆道，再进入十二指肠而出现咯血和便血，称为胆道出血。肝癌、肝血管瘤及外伤引起的肝实质中央破裂也能导致肝内胆道大出血。

二、诊断

对于上消化道大出血的患者，应在积极抢救基础上，在较短时间内有目的有重点地完成询问病史、体格检查和实验室检查等步骤，经过分析，初步确定出血的病因和部位，从而采取及时、有效的措施。

1.出血的速度和出血量的多少　上消化道大出血的临床表现取决于出血的速度和出血量的多少，而出血的部位高低则是次要的。如果出血很急，量很多，既有咯血，也有便血；由于血液在胃肠内停滞的时间很短，咯的血多为鲜血；由于肠蠕动过速，便血也相当鲜红。反之，出血较慢，量较少，则常出现黑便症，较少为咯血；由于血液在胃肠道内停滞时间较长，经胃肠液的作用，呕出的血多呈棕褐色，便血多呈柏油样或紫黑色。

2.不同部位出血具有不同特点　①食管或胃底出血（曲张静脉破裂），一般很急，一次出血量常达 500～1 000mL，常可引起休克。临床主要表现是咯血，单纯便血的较少；②胃和十二指肠球部出血（溃疡、出血性胃炎、胃癌），虽也很急，但一次出血量一般不超过 500mL，并发休克的较少。临床上可以咯血为主，也可以便血为主，经过积极的非手术疗法多能止血，但日后可再出血；③十二指肠球部以下出血（胆道出血），出血量一般不多，一次为 200～300mL，很少引起休克。临床上表现以便血为主，但常呈周期性复发，间隔期一般为 1～2 周。

3.详细询问患者病史

（1）消化性溃疡患者进食和服用抑酸药可缓解上腹部疼痛，或曾经内镜或 X 线片检查证明有胃十二指肠溃疡。

（2）肝硬化、门静脉高压症患者常有大量嗜酒、肝炎或血吸虫病史，曾经 X 线或内镜检查有食管静脉曲张。

（3）进行性体重下降和厌食应考虑消化道肿瘤。

（4）出血性胃炎常有服用破坏胃黏膜屏障和损伤胃黏膜的药物，如阿司匹林等非甾体类和固醇类药物史，也易发生在严重创伤、大手术、重度感染和休克等应激状态时。

4.仔细的体格检查　体检时应包括仔细地检查鼻咽部，以排除来自鼻咽部咽下的血液。

如果发现有蜘蛛痣、肝掌、腹壁皮下静脉曲张、肝脾大、腹腔积液、巩膜黄染等，多可诊断为食管-胃底曲张静脉破裂出血。

肝内胆道出血多有类似胆绞痛的剧烈上腹部疼痛的前驱症状，右上腹多有不同程度的压痛，甚至可触及肿大的胆囊。

感染性胆道出血，同时伴有寒战、高热，并出现黄疸，这些症状综合在一起，就能明确

诊断,

5.实验室检查 血红蛋白、红细胞计数、血细胞比容、中性粒细胞计数、肝功能试验(胆红素、碱性磷酸酶、清蛋白、谷草转氨酶、谷丙转氨酶)、凝血功能(血小板计数、凝血酶原时间、纤维蛋白原、部分凝血活酶时间)、血液生化(血尿素氮、血尿素氮/血肌酐值大于25∶1,可能提示出血来自上消化道)。

3/4 的上消化道大出血患者,数小时后血中尿素氮常可升高>11.9mmol/L,可能与血液在消化道中分解产物吸收和低血压引起尿素氮清除率下降有关。氮质血症不仅与上消化道出血量有关,也与肾功能损害严重程度有关。

6.其他辅助检查

(1)鼻胃管或三腔管检查。

(2)纤维胃十二指肠镜检查。

(3)选择性腹腔动脉或肠系膜上动脉造影。

(4)X 线钡餐检查。

(5)核素检查。

三、鉴别诊断

常见疾病中的某一种虽已明确诊断,但不一定就是出血的原因。例如,在肝硬化门静脉高压症,20%～30%的大出血可能是门静脉高压性胃病引起的,10%～15% 可能是合并的胃、十二指肠溃疡病所致。另一方面,有些十二指肠溃疡和早期胃癌病例,临床上无任何症状,一发病就出现上消化道大出血,也应予以注意。经过临床分析,如果仍不能确定出血的病因,应考虑一些少见或罕见的疾病,如食管裂孔疝、胃息肉、胃和十二指肠良性肿瘤、剧烈呕吐所形成的贲门黏膜撕裂综合征、血友病或其他血液疾病等,并做必要的辅助检查加以鉴别。

1.应用三腔二囊管检查 三腔二囊管放入胃内后,将胃气囊和食管气囊充气压迫胃底和食管下段,用等渗盐水经第三管将胃内存血冲洗干净。如果没有再出血,则可证明为食管或胃底曲张静脉的破裂出血;如果吸出的胃液仍含血液,则门静脉高压性胃病或胃、十二指肠溃疡出血的可能较大。对这种患者用三腔二囊管检查来明确出血部位,更有实际意义。该检查虽简单易行,但需要取得患者的充分合作。

2.X 线钡餐检查 上消化道急性出血期内进行钡餐检查可促使休克发生,或使原已停止的出血再出血,因而不宜施行。休克改善后,为确定诊断以选择决定性治疗,应做钡餐检查。食管静脉曲张或十二指肠溃疡是较易发现的;但胃溃疡,特别是较小的,由于胃内常存有血块,一般较难发现。常规的 X 线检查要确定有无溃疡龛影,需要手法按压,这可使出血处已凝固的血块脱落,引起再出血,不宜采用。采用不按压技术做双重对比造影,约80%的出血部位可被发现,同时也较安全。

3.纤维内镜检查 可帮助明确出血的部位和性质,并可同时进行止血(双极电凝、微波、激光、套扎和注射硬化剂等)。镜检应早期(出血后 24 小时内)进行,阳性率高达95%。镜检前用冰盐水反复灌洗,不但能发现表浅的黏膜病变,且能在食管或胃底静脉曲张和溃疡两种病变同时存在时,确定何种是引起出血的原因。如发现壶腹部开口处溢出血性胆汁,即为胆道出血。

4.选择性腹腔动脉或肠系膜上动脉造影及超选择性肝动脉造影　每分钟至少要有0.5mL含有显影剂的血量自血管裂口溢出,才能显示出血部位。在明确了出血部位后,还可将导管推进至出血部位,进行栓塞止血。此项检查比较安全,在有条件时应作为首选的诊断方法。

5.^{99m}Tc 标记红细胞的腹部 γ-闪烁扫描　可发现出血(5mL 出血量)部位的放射性浓集区,多可在扫描后 1 小时内获得阳性结果,特别对间歇性出血的定位,阳性率可达 90%以上。

6.B 超、CT 和 MRI 检查　有助于肝、胆和胰腺结石、脓肿或肿瘤等病变的发现及诊断;MRI 门静脉、胆道重建成像,可帮助了解门静脉直径、有无血栓或癌栓及胆道病变等。

经过上述的临床分析和体检,或加以辅助检查,基本上可明确上消化道大出血的病因和部位,从而针对不同情况有目的地采取有效的止血措施。

四、治疗

1.初步处理　首先,建立 1~2 条大的静脉输液通道,最好是经颈内静脉或锁骨下静脉达上腔静脉,以便监测中心静脉压,以保证迅速补充血容量。先输注平衡盐溶液或乳酸钠等渗盐水,同时进行血型鉴定、交叉配血和血常规、血细胞比容检查。要每 15~30 分钟测定血压、脉率,并观察周围循环情况,作为补液、输血的参考指标。一般说来,失血量不超过 400mL,循环血容量的轻度减少可很快地被组织液、脾或肝储血所补充,血压、脉率的变化不明显。如果收缩压降至 70~90mmHg,脉率增速至每分钟 130 次,这表示失血量约达全身总血量的 25%,患者黏膜苍白,皮肤湿冷,表浅静脉塌陷。此时即应大量补液、输血,将血压维持在 100mmHg,脉率在每分钟 100 次以下。需要指出,平衡盐溶液的输入量宜为失血量的 2~3 倍。只要保持血细胞比容不低于 0.30,大量输入平衡盐溶液以补充功能性细胞外液的丧失和电解质,有利于抗休克治疗。

已有休克的患者,应置导尿管,记录每小时尿量。留置中心静脉导管进行中心静脉压的测定等血流动力学监测。尿量和中心静脉压可作为指导补液、输血速度和量的参考依据。目前重症超声监测为临床床旁无创监测血流动力学的手段已广泛应用,可有效指导休克患者的液体复苏治疗。

止血药物中可静脉注射维生素 K_1、纤维蛋白原等。通过胃管应用冰盐水(内加肾上腺素 0.02mg/mL)或 5% Monsel 溶液反复灌洗。血管加压素可促使内脏小动脉收缩,减少血流量,从而达到止血作用,但对高血压和有冠状血管供血不足的患者不适用。近年来多应用特利加压素,该药是激素原,注射后在患者体内以稳定速率释放加压素,产生的不良反应较轻。开始剂量为 2mg,缓慢静脉注射(超过 1 分钟),维持剂量为每 4 小时静脉注射 1~2mg,延续用药 24~36 小时,至出血停止。

2.病因处理

(1)胃、十二指肠溃疡大出血:治疗消化性溃疡出血的抑酸药物包括 H_2 受体阻滞剂

(法莫替丁)和质子泵抑制剂(奥美拉唑等)。也可以用冷盐水反复洗胃,再用去甲肾上腺素 2~4mg 加生理盐水 100mL 灌洗,也可注入凝血酶等止血药物。对于中等量的消化性溃疡出血,可经内镜用电凝止血。

年龄在 30 岁以下的胃、十二指肠溃疡大出血患者,常是急性溃疡,经过初步处理后,出血多可自止。但如果年龄在 50 岁以上,或病史较长,为慢性溃疡,这种出血很难自止。经过初步处理,待血压、脉率有所恢复后,应尽早手术。首选胃部分切除术,不仅切除了出血的溃疡,而且是防止再出血的最可靠方法。如果十二指肠溃疡位置很低,靠近胆总管或已穿透入胰头,强行切除溃疡会损伤胆总管及胰头,则可切开十二指肠前壁,用粗丝线缝合溃疡面,同时在十二指肠上、下缘结扎胃十二指肠动脉和胰十二指肠动脉,旷置溃疡,再施行胃部分切除术。

吻合口溃疡的出血多难自止,应早期施行手术,切除胃空肠吻合口,再次行胃空肠吻合,并同时行迷走神经切断术。重要的是,在这种情况下,一定要探查原十二指肠残端。如果发现原残端太长,有胃窦黏膜残留的可能,应再次切除原残端,才能收到持久的疗效。

由药物引起的急性溃疡,在停用药物后,经过初步处理,出血都会自止。

(2)门静脉高压症引起的食管、胃底曲张静脉破裂的大出血:对由于门静脉高压症引起的食管或胃底曲张静脉破裂的患者,应视肝功能的情况来决定处理方法。对肝功能差的患者(有黄疸、腹腔积液或处于肝性脑病前期者),应采用三腔二囊管压迫止血,或经纤维内镜局部应用黏合剂、注射硬化剂或套扎止血,加用血管加压素、生长抑素、维生素 K_1、凝血酶原复合物等药物。必要时可急诊行经颈静脉肝内门体分流术(TIPS)。对肝功能好的患者,应积极手术治疗。因其效果可靠,有利于防止反复出血而诱发的肝性脑病。常用的手术方法是贲门周围血管离断术,通过完全离断食管下段和胃底曲张静脉的反常血流,达到确切止血的目的。

(3)对于应激性溃疡或急性糜烂性胃炎,可静脉注射 H_2 受体阻滞剂雷尼替丁或质子泵抑制剂,以抑制胃酸分泌而有利于病变愈合和止血。人工合成生长抑素(sandostatin 或 stilamin),不但能减少内脏血流量,抑制促胃液素的分泌,且能有效地抑制胃酸分泌;剂量是 $250\mu g/h$,静脉持续滴注。

经过这些措施后,如果仍然不能止血,则可采用胃大部切除术,或选择性胃迷走神经切断术加行幽门成形术。

(4)一旦明确为胃癌引起的大出血,应尽早手术。根据癌肿局部情况,行根治性胃大部或全胃切除术。

(5)胆道出血的量一般不大,多可采用非手术疗法,包括抗感染和止血药。但反复大量出血时,可首先进行超选择性肝动脉造影,以明确病变性质,同时进行栓塞(常用吸收性明胶海绵)以止血。如仍不能止血,则应积极采用手术治疗。在确定肝内局限性病变的性质和部位后,即施行肝叶切除术。结扎病变侧的肝动脉分支或肝固有动脉,有时也可使出血停止;但仅仅结扎肝总动脉常是无效的。困难的是有时不易确定出血部位。肝表面有无局限性隆起;切开胆总管分别在左右胆管内插入细导尿管,观察有无血性胆汁流出,以及从哪一侧导管流出,可帮助定位;有条件时,可在术中行胆道造影或胆道镜检,帮助明确出血部位,决定肝切除的范围。

3.对部位不明的上消化道大出血　经过积极的初步处理后,血压、脉率仍不稳定,应考虑早期行开腹探查,找到病因,进行止血。

开腹探查一般行上腹部正中切口或经右腹直肌切口。进入腹腔后,首先探查胃和十二指肠。如果初步探查没有发现溃疡或其他病变,第二步即检查有无肝硬化和脾大,同时要注意胆囊和胆总管的情况。胆道出血时,胆囊多肿大,且因含有血性胆汁呈暗蓝色;必要时可行诊断性胆囊或胆总管穿刺。如果肝、脾、胆囊、胆总管都正常,进一步就切开胃结肠韧带,探查胃和十二指肠球部的后壁。另外,切不可忽略了贲门附近和胃底部的探查。同时,必须提起横结肠和横结肠系膜,自空肠上端开始,顺序探查空肠的上段。临床实践中,已有不少病例由于空肠上段的病变如良性肿瘤、血管瘤、结核性溃疡等而引起咯血的报道。如果仍未发现病变,而胃或十二指肠内有积血,即可在胃大弯与胃小弯之间、血管较少的部位,纵行切开胃窦前壁,进行探查。切开胃壁时要结扎所有的黏膜下血管,以免因胃壁出血而影响胃内探查。胃壁切口不宜太小,需要时可长达 10cm 或更长些,以便在直视下检查胃内壁的所有部位。浅在而较小的出血性溃疡容易被忽视。其多在胃底部,常在胃内壁上黏附着的血凝块下面;溃疡中含有一动脉瘤样变的小动脉残端。如果仔细检查胃内壁后仍不能发现任何病变,最后要用手指通过幽门,必要时纵行切开幽门,检查十二指肠球部后壁靠近胰头的部分有无溃疡存在。经过上述一系列的顺序检查,多能明确出血的原因和部位。

第二节　下消化道出血

传统的下消化道是指屈氏(Treitz)韧带起始直至肛管,下消化道出血是指十二指肠空肠移行部,屈氏韧带以下的小肠和大肠疾病引起的肠道出血,临床常见为慢性出血,若急性大出血每小时失血量可达 100mL 以上,主要表现为便血。在病理生理及临床上把下消化道分为中消化道(小肠)及下消化道(大肠)似更为合理,对急性出血灶诊断,前者远比后者为难。而被迫盲目探查手术者,确实又以小肠部位出血多见。

一、病因

1.炎症性肠病　约占下消化道出血的 44.8%,慢性结肠炎约占 28.8%,15~30 岁的青少年患者以慢性结肠炎最多。

2.息肉　大肠息肉占下消化道出血的 16.3%,小儿结肠息肉可高达 57.5%。

3.肿瘤　小肠肿瘤中 53% 有出血症状,大肠癌约占下消化道出血的 11.1%,老年人下消化道出血患者中大肠癌可高达 38.6%。

4.血管病变　血管畸形约占下消化道出血的 0.7%,较常见的有血管瘤、毛细血管扩张、静脉曲张等。

5.肠结构病变　常见的有肠憩室、肠套叠,在小儿占 16.8%,亦见肠重复畸形、肠囊肿等。

6.肠寄生虫感染 常见有钩虫、鞭虫、血吸虫、阿米巴肠病等。

7.肛门直肠病 肛管疾病约占11.8%,由于反复灌肠等操作造成的医源性损伤在ICU患者也较为常见,其他主要有直肠炎、直肠息肉、直肠血管畸形、直肠血管瘤、憩室、直肠子宫内膜异位症等。

8.全身疾病 常见有白血病、出血性疾病、恶性组织细胞病、结缔组织病、尿毒症等。

9.其他 如肠道异物损伤、空肠克罗恩病、肠结核、邻近器官肠瘘等。

二、定位及病因诊断

1.病史

(1)年龄:老年患者以大肠癌、结肠血管扩张、缺血性肠炎多见。儿童以 Meckel 憩室、幼年性息肉、感染性肠炎、血液病多见。

(2)出血前病史:结核病、血吸虫病、腹部放疗史可引起相应的肠道疾病。动脉硬化、口服避孕药可引起缺血性肠炎。在血液病、风湿性疾病病程中发生的出血应考虑原发病引起的肠道出血。

(3)大便颜色和性状:血色鲜红,附于大便表面多为肛门、直肠、乙状结肠病变,便后滴血或喷血常为痔或肛裂。右侧结肠出血为暗红色或猪肝色,停留时间长可呈柏油样便。小肠出血与右侧结肠出血相似,但更易呈柏油样便。黏液脓血便多见于菌痢、溃疡性结肠炎,大肠癌特别是直肠、乙状结肠癌,有时亦可出现黏液脓血便。

(4)伴随症状:伴有发热见于肠道炎症性病变,由全身性疾病如白血病、淋巴瘤、恶性组织细胞病及风湿性疾病引起的肠出血亦多伴发热。伴不完全性肠梗阻症状常见于克罗恩病、肠结核、肠套叠、大肠癌。上述情况往往伴有不同程度腹痛,而不伴有明显腹痛的多见于息肉、未引起肠梗阻的肿瘤、无合并感染的憩室和血管病变。

2.体格检查 应特别注意以下几点。

(1)皮肤黏膜检查有无皮疹、紫癜、毛细血管扩张;浅表淋巴结有无肿大。

(2)腹部检查要全面细致,特别注意腹部压痛及腹部包块。

(3)一定要常规检查肛门及直肠,注意痔、肛裂、瘘管;直肠指检有无肿物。

3.实验室检查 常规血、尿、大便及生化检查,疑似伤寒者做血培养及肥达试验,疑似结核者做结核菌素试验,疑似全身性疾病者做相应检查。

4.内镜及影像学检查 除某些急性感染性肠炎如痢疾、伤寒、坏死性肠炎等,绝大多数下消化道出血的定位及病因需依靠内镜和影像学检查确诊。

(1)结肠镜检查:是诊断大肠及回肠末端病变的首选检查方法。其优点是诊断灵敏度高,可发现活动性出血,结合活检病理检查可判断病变性质。检查时应注意,如有可能,无论在何处发现病灶均应将镜端送至回肠末段,称为全结肠检查。

(2)X 线钡剂造影:用于诊断大肠、回盲部及阑尾病变,一般主张进行双重气钡造影。其优点是基层医院已普及,患者较易接受。缺点是对较平坦病变、广泛而较轻炎症性病变容易漏诊,有时无法确定病变性质。因此,对 X 线钡剂灌肠检查阴性的下消化道出血患者需进行结肠镜检查,已做结肠镜全结肠检查患者一般不强调 X 线钡剂灌肠检查。

小肠 X 线钡剂造影(small bowel follow-through,SBFT)是诊断小肠病变的重要方法,通过口服钡剂分段观察小肠,该检查灵敏度低、漏诊率相当高。SBFT 可在一定程度上提高诊断阳性率,但有一定难度,要求经口或鼻插管至近段小肠导入钡剂。

小肠 X 线钡剂造影检查一般要求在大出血停止至少 3 日之后进行。

(3)放射性核素扫描或选择性腹腔动脉造影:必须在活动性出血时进行,主要用于内镜检查(特别是急诊内镜检查)和 X 线钡剂造影不能确定出血来源的不明原因出血。

放射性核素扫描是静脉推注用^{99m}Tc 标记的患者自体红细胞或胶体硫进行腹部扫描,出血速度>0.1mL/min 时,标记红细胞在出血部位溢出形成浓染区,由此可判断出血部位。该检查创伤少,但存在假阳性和定位错误,可作为初步出血定位。

对持续大出血患者则宜及时行选择性腹腔动脉造影,在出血量>0.5mL/min 时,可以发现造影剂在出血部位溢出,有比较准确的定位价值。对于某些血管病变如血管畸形和血管瘤、血管丰富的肿瘤兼有定性价值。螺旋 CT 血管造影是一项新技术,可提高常规血管造影的诊断率。

(4)胶囊内镜或双气囊小肠镜检查:十二指肠降段以下小肠病变所致的消化道出血一直是传统检查的"盲区"。近年发明了胶囊内镜,患者吞服胶囊内镜后,内镜在胃肠道拍摄的图像通过无线电发送至体外接收器进行图像分析。该检查对小肠病变诊断阳性率在 60%~70%。传统推进式小肠镜插入深度仅达幽门下 50~150cm,近年发展起来的双气囊小肠镜具有插入深度好、诊断率高的特点,不但可以在直视下清晰地观察病变,且可进行活检和治疗,因此已逐渐成为诊断小肠病变的重要手段。胶囊内镜或双气囊小肠镜检查适用于常规内镜检查和 X 线钡剂造影不能确定出血来源的不明原因出血,出血活动期或静止期均可应用。

多数下消化道出血有明显血便,结合临床及必要实验室检查,通过结肠镜全结肠检查,必要时配合小肠 X 线钡剂造影检查,确诊一般并不困难。

不明原因消化道出血(obscure gastrointestinal bleeding,OGIB)的诊断步骤:不明原因消化道出血是指常规消化道内镜检查(包括检查食管至十二指肠降段的胃镜及肛直肠至回肠末段的结肠镜检查)不能确定出血来源的持续或反复消化道出血。多为小肠出血(如小肠的肿瘤、Meckel 憩室和血管病变等),虽然不多见(占消化道出血的 3%~5%),但其是消化道出血诊断的难点。在出血停止期,先行小肠钡剂检查;在出血活动期,应及时做放射性核素扫描或(和)选择性腹腔动脉造影。若上述检查结果阴性则选择胶囊内镜或(和)双气囊小肠镜检查;出血不止危及生命者行手术探查,探查时可辅以术中内镜检查。

三、鉴别诊断

1.排除上消化道出血　下消化道出血一般为血便或暗红色大便,不伴咯血,但出血量大的上消化道出血亦可表现为暗红色粪便;高位小肠出血乃至右半结肠出血,如血在肠腔停留较久亦可呈柏油样。为排除上消化道出血可常规行胃镜检查。

2.手术探查　各种检查不能明确出血灶,持续大出血危及患者生命,必须手术探查。有些微小病变特别是血管病变手术探查亦不易发现,此时可借助术中内镜检查帮助寻找出血灶。

四、下消化道出血的处理

下消化道出血的病因治疗主要针对引起下消化道出血的原发病治疗。可通过胃肠镜判断手术部位和出血原因,进行胃肠镜下治疗和为介入、外科手术治疗提供诊断依据。

除消化道出血的综合治疗外,可采用内镜下局部治疗,直肠肛管部位出血常用去甲肾上腺素生理盐水溶液喷射或保留灌肠,亦可用凝血酶粉末撒涂或局部注射硬化剂、高频电凝、电频电灼、微波、射频、组织黏合剂、圈套套扎、止血夹、水囊葫芦等进行局部止血。手术治疗适用于肿瘤、息肉、肠血管病变、肠结构病变等患者。下消化道介入选择性动脉栓塞术时需要仔细判断责任血管的位置和吻合支代偿程度,其疗效目前无一致看法,应慎用。

第十三章 妇科急重症

第一节 功能失调性子宫出血

功能失调性子宫出血（dysfunctional uterine bleeding，DUB）简称功血，是指月经的调节功能失常而非生殖器质性病灶或全身疾病引起的不正常子宫出血症，即下丘脑-垂体-卵巢轴功能失常。无排卵性功血的临床表现为月经周期、月经量和月经期的紊乱。但其他月经失调也可能有类似表现，应作鉴别。

功血虽是一种妇科常见的疾病，假使对它的认识不足，缺乏个性化的分析和拟定计划，则治疗比较盲目和限于就事论事，影响疗效，往年甚至由因疗效差或不巩固而手术切除子宫。由于以下错综复杂的问题：①控制正常月经周期的 H-P-O 轴受干扰的环节不同，如青春期、生育期和更年期，而发病机制不尽一致；②子宫内膜的局部结构及导致流血和止血机制有所差异；③就诊时病情发展所处的阶段，以及是否接受过治疗，所用的药物和疗效等具体情况等。若不加以深入分析，都可能造成诊断和处理上的困惑。

一、病因

无排卵性功血以青春期及绝经过渡期多见，病因是（H-P-O 轴）神经内分泌调控异常。在青春期，因雌激素正反馈调节机制和排卵功能未建立；在育龄期，因内、外环境异常刺激，引起短暂或持续无排卵；绝经过渡期由于残存卵泡对卵泡刺激素（FSH）敏感性降低而引起卵泡不规则发育及无排卵。有排卵性功血占 20%~30%，以育龄期妇女多见，可分为排卵性月经过多、黄体功能不足、黄体萎缩不全和排卵期出血。

二、诊断与鉴别诊断

功血的诊断首先应排除器质性病变和了解卵巢的排卵功能状况，还需要注意鉴别妊娠并发症，全身疾病所导致的月经失调，特别是血液病绝不能忽视。

1.病史　详细询问月经和月经紊乱以来的情况，如月经周期的变化、经期的长短、经量的多少、经血的性质等；起病的年龄和营养情况，过去的诊断、治疗和效果，特别需注意曾用激素的种类、剂量、用药的日期（与流血的时间），了解其近期效果和停药后的变化，末次服药的日期。

2.体格检查

（1）全身情况：精神和营养状态；是否有贫血或其他病态，如乳房发育情况和有无块状物，腹部检查时了解肝脾和块状物情况。

（2）盆腔检查：在出血期以不做阴道检查为妥，但疑有器质性病灶或妊娠并发症者可在消毒条件下进行妇科检查。功血时盆腔检查为阴性。

3.实验室诊断

(1)超声显像:初诊时可了解有否子宫和卵巢的器质性病变,除非病程久,雌激素水平高可导致子宫轻度增大外,功血时子宫和卵巢大小无异常,卵巢内可见生长卵泡。若子宫腔内无积血,可了解有否黏膜下肌瘤、内膜息肉。子宫内膜厚度对治疗、选择药物有参考价值。超声随访内膜厚度,有助于选择治疗方案。

(2)诊断性刮宫术:可做子宫内膜组织学检查,确定病变性质。对病程久者,30 岁以上已婚者且有数月病程时,即应做诊断性刮宫术。对未婚者,当疑有子宫内膜恶性病变时应取得同意后做刮宫术。对已婚者大量出血时做刮宫术,既可快速止血,又可进行组织学检查。因刮宫术非直视下进行,可有高达 25% 的漏诊率。

(3)基础体温测量:进行病程观察时,呈单相型提示为无排卵,基础体温与阴道出血无相关性,提示无排卵性子宫出血。若经治疗后出现双相型曲线(无药物影响),提示恢复排卵。

(4)生殖激素测定:FSH、黄体生成素(LH)、雌二醇(E_2)、催乳素(PRL)均在卵泡期水平,偶见 LH/FSH>1,PRL 正常。初诊,未用药时测定的生殖激素可客观地反映当时下丘脑、垂体、卵巢的功能状况。

(5)宫颈黏液:羊齿状结晶反映雌激素的状况,若出血期,宫颈黏液有羊齿状结晶,提示该时为无排卵。

(6)阴道脱落细胞:可用作观察雌激素的状况,在生理盐水中进行阴道细胞涂片,不染色,立即观察,可粗略估计雌激素状况。本方法快速简便,立等可取。

(8)宫腔镜和子宫输卵管碘油造影:两者均可用于检查子宫腔有否占位性病变。宫腔镜的创伤性稍大于造影术,但可直接观察,且可做选择性子宫内膜活检。造影术几乎无创伤,但仅能借助影像了解子宫腔情况。

(9)凝血因素:除常规凝血因素检查外,必要时请血液科医师详细检查。

4.鉴别诊断　需与妊娠相关疾病、生殖器官肿瘤、生殖器官感染、全身疾病如血液系统及肝肾重要脏器疾病、甲状腺疾病、外源性激素及异物引起的子宫不规则出血等相鉴别。

三、治疗

功血的治疗按病程久暂,当时病情和子宫内膜厚度等情况具体酌定。若处于中等量或多量出血时,应先止血,再调整月经周期。若出血量少,且子宫内膜不厚,可用孕激素使子宫内膜转变为分泌反应,于停药后使子宫内膜脱落,再做周期治疗。若出血不多,但内膜较厚,则应用雌/孕激素联合法做周期治疗,既止血又调整周期,且可使子宫内膜转变为分泌变化,期望停药后子宫内膜脱落时不至于大量出血。

青春期功血的治疗以恢复排卵为治愈,故在月经周期调整后可诱发排卵,但不同个体的效果不同。对效果欠佳且不需要生育者,不必持续药物诱发排卵,可用孕激素调整月经周期。更年期功血以孕激素调整月经周期,月经量正常为目的,使从围绝经期的过渡期顺利地进入绝经期。

（一）止血

1.大量出血止血法　只用于就诊时出血量过多者（注意排除由于曾应用过孕酮引起的撤退性出血）。选用的剂量有赖于当时出血的情况，要求达到24小时内出血量明显减少，48~72小时血止。

（1）孕酮类

1）炔诺酮（妇康片）：属19-去甲基睾酮类，止血效果较好，每次口服5mg，每8小时一次，出血应在3天内停止。随后递减，每3天减1/3药量，直至维持量2.5~5mg/d，在止血20天左右停药。同时可以加用（或不加）少量雌激素。如果就诊时出血量非常多，开始每5~10mg，每3小时一次，共2~3次，然后改为每8小时一次。

2）己酸羟孕酮250mg与戊酸雌二醇5mg的复合针剂：即Ⅰ号避孕针1支，同时加复方孕酮1支，肌内注射，10天后再注射Ⅰ号避孕针1支。

3）甲羟孕酮：属孕酮衍生物，具轻度雄激素作用，对子宫内膜的作用略逊于炔诺酮，对肝功能影响小。每次口服6mg，每8小时一次，若出血较多，开始可用10mg，每3小时一次，2~3次后改用每8小时一次。递减法同炔诺酮，维持量每日4~6mg。若出现突破性出血可加服炔雌醇0.005mg，或己烯雌酚0.125mg，每日一次。

（2）雌激素类：合成雌激素口服反应大，大量出血所需要的剂量大，往往使患者不能耐受，现已很少被采用。

1）己烯雌酚：2mg，每8小时服一次，3天内止血后，按每3天减1/3量，逐渐递减，随后维持在1mg/d，血止后20天停药。若恶心、呕吐剧烈，可改用苯甲酸雌二醇肌内注射。

2）苯甲酸雌二醇：2mg，每6~8小时肌内注射一次，递减法如上，减到每天2mg时，可改用口服己烯雌酚。若就诊时出血量过多，开始可肌内注射2mg，每3小时一次，2~3次后改用2mg，每8小时一次。

3）妊马雌酮（结合型雌激素，倍美力）：静脉注射止血效果明显，常用25mg，每4~6小时一次，一般3~4次后出血量明显减少或停止，通常用药不超过6次。因静脉注射妊马雌酮的止血作用机制未明，可能与作用于凝血机制相关，并非使子宫内膜快速增生，且静脉注入后很快被代谢，故不必逐步减量，一般停药后可转入周期疗法。雌激素的起始量为妊马雌酮1.25mg每天2次，或17β-雌二醇2mg每天2次，再减到维持量。

（3）雌激素、孕激素联合法：以人工合成孕酮为主，联合应用少量雌激素，尤其是炔雌醇，可防止单用孕激素时出现的突破性出血。近年应用复合的口服避孕片，其中含炔雌醇30μg和新一代合成孕酮，按出血量每日3~4片，分次口服，大部分患者3天左右血止，继而减量，维持量每天1片，共用22~25天，撤退性出血后转入周期疗法。高血压或血栓性静脉炎者禁用。

（4）诊断性刮宫术：病程久、子宫内膜厚，已婚者刮除长期增生的内膜可达到快速止血的目的，且又可做组织学检查。即使刮宫术后仍有出血，因子宫内膜功能层已大部分刮净，也便于用药。未婚者应严格掌握手术指征，必须征得本人及家属同意方可进行。

2.中等量或少量出血的止血法　无诊断性刮宫术指征者，按子宫内膜厚度选择药物。

子宫内膜不厚,且长期不规则出血可用孕酮类使子宫内膜撤退性出血,让患者感觉来一次较正常的月经。常用甲羟孕酮 10mg/d,口服 10 天;或孕酮 10mg/d,肌内注射,共 3 天。停药后 3~5 天月经来潮,于"月经"的第 5~第 7 天用周期疗法调整月经周期。若子宫内膜较厚或无法检测子宫内膜厚度,可用雌激素、孕激素联合法,即用新一代复合口服避孕片,每天 1 片,连服 22~25 天,停药后数天出现撤退性出血——"月经"。继而转入周期疗法。

(二)调节周期法

一般采用性激素引起子宫内膜的周期性变化和按时撤退性出血,特别是用雌激素、孕激素序贯疗法可使子宫内膜有类似正常月经周期的变化。一般用 3 个周期后进行诱发排卵或用后半周期法调整月经周期。

1.全周期疗法

(1)雌激素、孕激素序贯疗法:适用于青春期或生育年龄者。用 17β-雌二醇 2mg/d,妊马雌酮 0.625mg/d 或己烯雌酚 1mg/d,连服 20~22 天,在最后 10 天同时服甲羟孕酮,或在最后 5~7 天加孕酮 10mg/d,肌内注射。

(2)雌孕激素联合疗法:较适用于生育年龄、雌激素水平偏高,子宫内膜较厚及子宫较饱满者。可用复合口服避孕片 0 号或新一代口服避孕片,每天 1 片,21~25 天为一个周期。一般用 3~6 个周期,然后诱发排卵或用后半周期法调整月经周期。

2.后半周期疗法 主要目的是利用孕激素作用于体内已有雌激素影响的增生期子宫内膜,在雌孕激素影响下腺体呈分泌变化、间质蜕膜样变,停药后出现撤退性出血,以调节月经周期。此法常用于有内源性雌激素、不欲诱发排卵者,既可使"月经"定期来潮,"月经"期和"月经量"正常,又可防止子宫内膜过度增生。对更年期功血,雌激素较低者,可按子宫内膜厚度,40~50 天用药。常用甲羟孕酮 6~10mg/d,连服 10 天,或用孕酮 10mg/d,肌内注射,共 3~5 次。

(三)诱发排卵

青春期功血以建立有排卵月经周期为目的。最常用的药物为氯米芬。但并非用药后都能排卵,对未婚、不欲生育者若用药后 2~3 个周期无效,不必强求排卵,可用孕酮类制剂行后半周期疗法。

(四)暂时闭经法

对体质差、贫血明显,病情较重者可用 GnRH-α 协同治疗,使下丘脑-垂体-卵巢轴功能明显抑制,雌激素于数周内明显下降到相当于青春期前或绝经期后水平,再联合孕酮类制剂来萎缩子宫内膜。使闭经数月,为机体恢复健康创造条件。对更年期功血者可用米非司酮使闭经数月。待机体健康恢复后再行周期治疗,必要时诱发排卵。

(五)子宫内膜切除术或子宫切除术

虽功血的药物治疗效果较好,但易复发,对以下 3 种情况可考虑手术治疗:①反复发生子宫内膜增生过长;②子宫内膜增生过长治疗无效;③无条件随访或不愿进行长期药物治疗者,可做子宫内膜切除术或子宫切除术。

（六）子宫内膜增生过长的治疗

长期持续的雌激素作用,而缺乏孕激素的作用,子宫内膜持续增生可导致子宫内膜增生过长,甚至子宫内膜腺癌。近年来应用大剂量孕激素治疗子宫内膜增生过长和子宫内膜腺癌成功的经验,为子宫内膜增生过长、要求保留子宫生殖功能和不适合手术的患者提供了药物治疗的可能。

1.单纯型子宫内膜增生过长　为子宫内膜增生过长中较轻的一种类型,于诊断性刮宫明确诊断后决定治疗,往年大多用炔诺酮,近年用甲羟孕酮或甲地孕酮能有效地转变子宫内膜。病程不久,子宫内膜不厚,于预期的下一次月经来潮前(以 28 天为 1 个月经周期计算)14 天开始应用甲羟孕酮或甲地孕酮 10mg/d,共 14 天,停药后"月经"即来潮,如此用药 3 个周期。若病程较久,子宫内膜较厚者,可用周期法,即每一"月经"周期中用药 20 天,药物和剂量同前,连用 3 个周期。于第 3 个周期"月经"来潮后的 2 周内作诊断性刮宫,根据病理学检查采取相应的治疗措施:①若子宫内膜呈增生期,表示子宫内膜已恢复正常,按需要诱发排卵、用孕激素后半周期疗法或采用口服避孕药使"月经"定期来潮,防止复发;②若仍为单纯型增生过长,可再用孕激素治疗 3 个周期。原来用后半周期疗法者可改为周期疗法,原来用周期疗法者可加大剂量到 20mg/d。经上述治疗绝大部分患者都能转变为增生期子宫内膜,若有失败者应做进一步诊断,决定治疗方案。

2.复杂型子宫内膜增生过长　此型子宫内膜腺体和间质均明显增生,非但腺体增生明显,且腺体结构异常。笔者主张在治疗前应做宫腔镜检查,若子宫腔内有异常,应在异常处做重点活检,同时再做一次彻底刮宫术,除外恶性病变后给予药物治疗。围更年期的患者可考虑手术治疗。药物治疗最常选用甲地孕酮 60mg/d,连用 20~25 天为一个周期,停药后"月经"来潮的第 5 天再开始下一个周期的治疗,共用 3 个周期;本治疗方案亦可 30~60mg/d,连用 3 个周期不间断,无撤退性出血。因内源性雌激素有一定水平,故一般不会发生孕激素突破性出血。亦有主张连续应用 6 个周期者(周期疗法或连续疗法)。按子宫腺体增生程度和子宫内膜厚度选择周期疗法或连续疗法。笔者主张在应用到第 3 个周期末停药前,做一次诊断性刮宫,了解病理学变化:①若呈现孕激素作用,表示复杂型增生过长已经转变,可再用 3 个周期;②若仍为复杂型增生过长,可继续孕激素治疗,甲地孕酮原剂量不变或加大剂量到 100~160mg/d 或周期疗法改为连续疗法,也可考虑手术治疗。

3.不典型增生过长　不仅仅腺体和间质过度增生,而腺上皮的不典型变化是关键,曾被称为子宫内膜上皮内瘤变(endometrial intraepithelial neoplasia,EIN)和子宫内膜原位腺癌。虽子宫内膜原位腺癌的看法迄今尚未统一,但不典型增生过长为子宫内膜癌前病变已得到公认。因此,除非为了保留子宫的生殖功能或机体健康状况不适合手术者,应以切除子宫为原则。在治疗前做宫腔镜检查,全面诊断性刮宫,除外子宫内膜腺癌,而药物治疗过程中应加强监测,慎防发展为子宫内膜腺癌。药物种类和剂量各著作者不同,笔者常用甲地孕酮 160mg/d 连用 6 个周期。近年笔者于用药的第 3 个周期末用塑料吸引管做子宫内膜活检,观察病理学变化。若子宫内膜呈现孕激素作用,且无不典型增生组织象或不典型增生组织象与用药前相仿,则继续治疗;若不典型增生过长加重,则可再决定治疗方案。

第二节　妇科急性腹腔内出血

以腹腔内出血为基础的一类疾病,辅助检查提示盆腹腔积液,后穹窿穿刺或腹腔穿刺可抽出不凝血。出血多时可有血压下降、全身湿冷、脉搏细速、面色苍白等休克表现,出血少时生命体征平稳。可伴有不同程度的腹痛,或不伴腹痛。常见疾病有异位妊娠,包括输卵管妊娠、卵巢妊娠、腹腔妊娠、阔韧带妊娠、宫颈妊娠,除宫颈妊娠外,其他部位妊娠均可能引起腹腔内出血。除异位妊娠外,妇科腹腔内出血原因还有出血性输卵管炎、恶性滋养叶细胞疾病、卵巢黄体破裂。

一、妊娠滋养细胞疾病

妊娠滋养细胞侵入子宫肌层或转移至子宫外,具有恶性肿瘤行为,60%继发于葡萄胎,30%继发于流产,10%继发于足月妊娠或异位妊娠。

1.临床表现　除葡萄胎症状外,主要为转移病灶症状。

(1)子宫侵犯:当子宫病灶穿破浆膜层,可引起急性腹痛及其他腹腔内出血症状,若病灶凸向阔韧带可引起阔韧带血肿,如子宫病灶坏死继发感染,也可引起腹痛及脓性白带。

(2)肺转移:侵犯支气管,可有咳嗽,痰中带血;若阻塞支气管则形成肺不张,转移至胸膜可有胸痛、血胸,急性肺栓塞表现为肺动脉高压及呼吸循环功能衰竭,出现成人呼吸窘迫综合征。

(3)阴道转移:转移灶多位于阴道前壁、尿道口周围,可见紫蓝色结节,破溃者有出血及溃疡,个别出血量多可引起休克,反复出血可致感染,分泌物有臭味。

(4)肝转移:上腹部或肝区疼痛,病灶穿破肝包膜可出现腹腔内出血,引起死亡。

(5)脑转移:预后不佳。临床上可分为癌栓期,出现一过性脑缺血症状,脑瘤期出现头痛、呕吐、颅压升高,最后形成脑疝,压迫生命中枢,最终死亡。

2.诊断　临床表现,人绒毛膜促性腺激素(hCG)测定,影像学(B 超,盆腹腔、胸部、头颅 CT 或 MRI 等)。

3.治疗

(1)止血:对于宫腔内仍有病灶,可行清宫,若残留病灶较小,表现不典型,可行宫腔镜检查。阴道壁结节出血,可先采用局部塞纱压迫止血,有条件者也可行局部缝合或病灶切除术,但通常组织较脆,血管丰富,缝合困难。若经上述措施不能止血时,可行选择性动脉栓塞术,阴道上段病灶也可行髂内动脉栓塞或结扎术。基层单位可先局部压迫止血后转诊至上级医院。

怀疑腹腔内出血时需急诊行开腹探查术,寻找到子宫病灶后局部压迫止血,若出血不多,对于无生育要求者可行子宫切除术,有生育要求者尽量行病灶剜出术,保留子宫;若出血多,可先行髂内动脉结扎后,再行相应手术。

（2）化疗:对症止血后,如无禁忌证,尽快行化疗。化疗后病灶缩小或减退,临床症状消退。

二、卵巢黄体囊肿破裂

卵巢排卵后形成黄体,一般直径 2~3cm,超过 3cm 以上称为黄体囊肿,妊娠黄体也可增大为囊肿。因某种原因引起囊肿破损,出血不能自止,出血量多时可引起急腹症。正常月经周期排卵时,卵巢表面亦有破口,若排卵后不能迅速止血或凝血块脱落等也可引起出血,但非常少见。多数囊肿破裂属于自发性,少数可能由于外伤或机械性撞击如同房引起。

1.临床表现

（1）症状:黄体期突发一侧下腹疼痛,伴恶心、呕吐,无停经及阴道流血,腹痛出现前可能有性生活或剧烈运动或跌倒、腹部撞击等。多数患者生命体征平稳,少许内出血,多时有出血性休克表现。

（2）体征:妇检同异位妊娠,附件区可扪及包块,有压痛。后穹隆穿刺可抽出不凝血。

（3）辅助检查:尿 hCG 阴性。B 超可探及卵巢混合性包块,血流较异位妊娠包块丰富。

2.治疗　卵巢黄体破裂若内出血不多,生命体征平稳,可予卧床休息及止血药物,观察病情变化。若出血量多或持续增多时,建议行手术治疗。术中行卵巢楔形切除,尽可能保留卵巢功能。生命体征尚平稳,内出血不多时,也可行腹腔镜手术。

三、出血性输卵管炎

出血性输卵管炎是急性输卵管炎的特殊类型,主要是由于存在于阴道、宫颈的病原体,因分娩、流产、宫腔操作、放置节育环等发生上行感染,侵及输卵管黏膜,使之充血、水肿、溃烂,病变处血管扩张、淤血,管壁通透性增强,导致大量渗血,以致间质层出血。血液突破黏膜层进入输卵管管腔,甚至由伞端流入腹腔,引起输卵管及腹腔积血。多数有宫腔操作史,可能引起感染,伴有不同程度宫颈或宫颈管粘连,以致经血或输卵管出血的血液流入腹腔。

1.临床表现

（1）急性腹痛,由于输卵管炎性渗出,刺激腹膜所致。病变可累及单侧或双侧输卵管。

（2）腹腔内出血一般不多,100~200mL,很少引起休克症状。

（3）阴道不规则出血,输卵管积血可经子宫流出。

（4）患者常在发病一开始即出现发热,白细胞计数和中性粒细胞比例升高,内出血多者血红蛋白水平下降。

（5）下腹部可有明显压痛、反跳痛及腹肌紧张,内出血多时可有移动性浊音。宫颈有举痛,后穹窿饱满,附件区增厚或有包块,触痛明显。

(6)尿 hCG 阴性,但发病在人工流产等术后者,可能出现 hCG 阳性。

2.治疗　以抗感染止血治疗为主,对于腹腔出血多伴有休克表现者,可行开腹探查,手术止血。

四、盆腔动静脉瘘

动静脉瘘是指动脉与静脉之间出现不经过毛细血管网的异常短路通道。

1.病因　分为先天性和后天性两种,先天性血管发育异常多见于四肢,后天性动静脉瘘可见于全身。盆腔动静脉瘘发生率低,女性发病率较男性稍高,女性以子宫动静脉瘘多见。先天性子宫动静脉瘘多是由于胚胎期原始的血管结构发育异常所致,极为罕见,但瘘口较多,栓塞治疗后易复发。后天性子宫动静脉瘘主要与创伤(包括手术、分娩、各种流产、刮宫)、感染及肿瘤等因素有关,瘘口单一,栓塞治疗效果好。其病理改变主要为创伤的动脉分支与肌层静脉之间存在多个小的动静脉瘘,或出现动静脉血管瘤。滋养细胞肿瘤具有亲血管性生物学特性,极易侵蚀血管壁,化疗使肿瘤细胞坏死,使血管壁缺损,导致动脉和静脉形成交通支,从而使肿瘤治愈后易形成子宫肌层或宫旁动静脉瘘。

2.诊断

(1)临床表现:子宫动静脉瘘患者最常见症状为阴道出血,特点为"突发性"或"开关式",突然发生、突然停止,出血量大。多于月经期由于畸形血管暴露破裂而出现月经过多,或宫腔操作后阴道出血加重,严重时可出现失血性休克并危及生命。宫旁动静脉瘘患者可出现慢性下腹痛及坠胀感,于夜间或劳动后加剧。子宫动静脉瘘有时在子宫病变部位或有宫旁动静脉瘘存在时,可扪及搏动性肿块或血流震颤感。

(2)B 超:普通灰阶 B 超可发现子宫肌层内多发的管状无回声区,似海绵状结构,但是特异度不高。而彩色多普勒超声可发现病变部位有彩色的类似马赛克样显像,以及红色或蓝色的血流混乱图像和明显的血液倒流现象。三维彩色多普勒超声甚至可以显示其供血的血管和血流。

(3)血管造影:是诊断子宫动静脉瘘的"金标准",并且术中可以同时治疗动静脉瘘。造影可见患侧髂总和髂内动脉均比健侧增粗,且多迂曲,造影剂积聚在病变部位呈血管团,且不经过毛细血管期,直接进入静脉期,静脉期提前出现,当动脉内造影剂开始消退时,病变部位积聚更为明显,可见向四面分散、增粗的静脉,并可出现向对侧静脉分流的侧支循环。在发生动静脉瘘破裂时,还可见造影剂溢出血管外。

3.治疗

(1)手术治疗:对于已经明确诊断为子宫动静脉瘘伴发阴道出血的患者,不主张进行诊刮术,否则不但没有治疗作用,相反还会加重出血。

(2)髂内动脉结扎术或子宫切除术:既往子宫动静脉瘘主要治疗方法。髂内动脉结扎术虽然可以保留子宫,但是其缺点在于结扎后髂内动脉远端管腔并没有闭锁,血流可以通过其余交通支进入髂内动脉未闭锁的管腔直至子宫动脉,再次发生出血。子宫切除术是治疗子宫动静脉瘘致大出血的有效手段,主要适于没有生育要求、随访条件差或栓塞失败的患者。

（3）盆腔动脉造影与选择性子宫动脉栓塞术：条件允许时，应作为首选方法。盆腔动脉造影能很快明确是否有动静脉瘘及出血部位，选择性动脉栓塞术可以准确阻断出血部位的血供，及时止血，具有手术时间短、创伤小、恢复快、止血效果肯定等优点。即使在休克、DIC情况下也可以在抗休克、纠正凝血功能障碍的同时进行治疗。术中栓塞剂的选择可根据动静脉瘘的大小及范围而定，可供选择的栓塞剂主要有吸收性明胶海绵、钢丝圈或聚乙烯醇等。吸收性明胶海绵是一种中效栓塞剂，具有取材方便、无抗原性、无毒性、使用方便、易栓塞等特点。不锈钢圈是长效栓塞剂，适于栓塞较大的动静脉瘘和动脉瘤。子宫动脉栓塞治疗的成功率为79%~90%。因此，选择性盆腔动脉造影与子宫动脉栓塞术，应作为年轻并有保留生育功能要求的子宫动静脉瘘患者伴发阴道出血的首选治疗方法。

五、妊娠期子宫血管自发性破裂

妊娠期血管破裂多出现在妊娠中晚期，已有的报道几乎全是子宫静脉破裂出血，多发生于宫角处或宫底处浆膜下静脉。

1.病因　本病主要原因可能为：①妊娠后子宫血流量增多，静脉血流缓慢，盆腔小血管缺乏瓣膜，易致子宫静脉怒张、淤血；②增大的子宫压迫下腔静脉致盆腔静脉血液回流受阻，血管曲张，静脉压升高，加上子宫浆膜下静脉和宫旁静脉表浅，壁薄无鞘，缺乏弹性，易于扩张，易因腹压升高或外力撞击而破裂出血；③在上述病变基础上如合并子宫静脉畸形或子宫内膜异位症、炎症，则子宫浆膜下静脉和宫旁静脉更表浅，曲张淤血甚至裸露，易破裂出血；④子宫肌发育不良或人工流产造成子宫内膜和肌层损伤，胎盘绒毛植入子宫肌层甚至浆膜层也可能是原因之一。上述因素也可能同时存在，或在一定的诱因下出现血管破裂。可能的诱因：外伤撞击、排便后腹压增加、长时间的仰卧，严重的咳嗽或便秘，性生活，甚至是噩梦中骤然起床，腹压剧增，亦有导致静脉破裂的报道。

2.诊断

（1）临床表现：本病可突发也可缓慢发生，多表现为持续性钝痛或胀痛渐加重，腹痛部位不定，伴随症状可有呕吐、恶心、头晕、昏厥、阴道流血、便意感等。有不同程度的压痛及反跳痛，可能出现肌紧张及移动性浊音阳性。

（2）辅助检查：首要检查为血常规和B超检查，通过血常规了解贫血程度，B超除了了解胎儿一般情况外，还需检查腹腔有无积液，有无胎盘早剥或子宫瘢痕处破裂等情况。其他如血尿淀粉酶、C反应蛋白、尿常规等及泌尿系B超、肝胆B超检查均有助于诊断。对于怀疑腹腔内出血者，可行腹腔穿刺（必要时B超引导下穿刺）。

3.鉴别诊断　发病率低，容易误诊。腹腔内出血引起的刺激性腹痛易与宫缩引起的阵痛相混淆或被掩盖而误诊为先兆早产。血腹引起的腹痛、腹部压痛、腹肌紧张、子宫敏感、胎儿窘迫易误为胎盘早剥，或其他以腹痛为主要表现的外科性疾病如急性阑尾炎、肾结石、胰腺炎等。以妊娠晚期腹腔内出血为表现的，常首先考虑为子宫破裂，其次为外科性疾病如肝脾破裂、腹主动脉瘤等。由于妊娠期血容量增加，使母体对低血容量性休克原有的外周血管收缩反应减弱,休克时可能无皮肤湿冷的表现。若不动态观察尿量、生命体征和血常规,常延误诊断。关键在于监测生命体征和血常规、及时B超检查(注意腹腔内积液情况),必要时腹腔穿刺及开腹探查。

4.治疗 一旦确诊腹腔内出血,不论出血原因及胎儿是否存活,应立即开腹探查,发现出血原因并立即处理,尽量抢救患者生命。术前做好备血及多科台上会诊及新生儿抢救准备。术中确诊为子宫静脉破裂后,多主张尽量找到出血点以细针、细线缝合及热盐水纱布压迫止血。止血后需观察一段时间,确定无出血后方能关腹。胎儿存活者,术中应尽量减少对子宫的刺激,以避免术后流产、早产或胎盘早剥。如果子宫张力过高,组织脆,无法止血或者胎儿存活且接近成熟,有抢救早产儿的条件,则宜剖宫取胎使子宫血管张力下降后再缝扎止血,若仍不能止血,或有明显子宫畸形应行子宫切除术。治疗过程中,孕妇尽量取左侧卧位,避免仰卧时增大的子宫压迫下腔静脉导致回心血量减少,降低胎盘灌注量。围术期注意孕妇心肺功能和凝血功能变化,早期发现和治疗DIC。

第三节　急性出血性输卵管炎

急性出血性输卵管炎是输卵管炎的一种特殊类型,是输卵管间质层出血,血液突破黏膜层进入管腔,甚至由伞端流入腹腔,引起腹痛和腹腔内出血。由于其无特征性症状及体征,临床医师对其缺乏认识,故极易误诊。根据国内统计结果,近十年本病的发生率呈明显上升趋势,已跃居妇科急症的第四位,其发病率为3%~5%,因本病临床表现酷似输卵管异位妊娠,所以术前误诊率较高。但只要提高对此病的认识,详细询问病史,结合临床症状、体征及辅助检查,误诊是可以避免的。

一、病因

目前出血性输卵管炎的确切病因尚不清楚,因输卵管与宫腔相通,阴道或宫腔内的感染就成为盆腔继发感染的导火索。本病易发生于人工流产术后、分娩后或上/取宫内节育器、输卵管通液等宫腔操作术后,故认为可能为某些病原体,特别是厌氧菌或病毒等一些存在于生殖道中的条件致病菌,在特定情况下致病导致的。

导致出血性输卵管炎的高危因素:①各种宫腔操作时,宫颈有轻度扩张或裂伤,黏液栓消失;②流产后或产褥期女性生殖道抗感染能力减弱,阴道正常酸性环境因阴道流血或恶露而改变,正常的子宫内膜剥脱后,宫腔表面裸露,扩张的血块及凝血块成为良好的细菌培养基;③产褥期复旧过程中的子宫抗感染能力也较弱;④月经期、产褥期卫生不良或有性生活,细菌极易经黏膜上行,病原体即可侵入输卵管。

二、发病机制

各种病原体通过淋巴管经宫壁到达附件,或直接由黏膜蔓延进入输卵管,引起输卵管黏膜血管扩张、淤血、肿胀,白细胞大量入侵,黏膜极度充血,可见含有大量红细胞的渗出液,因此得名出血性输卵管炎。

三、病理

镜下见输卵管管壁和黏膜充血、水肿、出血、坏死、炎症细胞浸润,以中性粒细胞为主,少数见淋巴细胞。

四、临床表现

急性出血性输卵管炎多以急性腹痛、腹腔内出血为临床特征。此病与异位妊娠的临床表现极其相似,腹痛部位常位于一侧下腹部,为阵痛或撕裂样疼痛,常伴有肩胛部放射性痛或肛门坠胀感,还可伴有恶心、呕吐、阴道不规则出血等症状;当内出血较多时,可刺激腹膜,疼痛可扩散至全腹;并伴有心慌、晕倒、血压下降、面色苍白、大汗淋漓等失血性休克的症状。

由于此病为感染性疾病,大多数患者均有发热及白细胞计数升高等全身症状。患者可出现轻到中度发热,个别伴有化脓性炎症的患者可出现高热。体格检查可有下腹或全腹压痛、反跳痛。妇科检查可有不同程度的宫颈举痛,子宫大小正常,附件区增厚、压痛。当病程较长时,输卵管与周围组织器官发生粘连时,可触及附件区包块。

五、诊断与鉴别诊断

1.诊断 本病诊断要点如下:①患者多有人工流产、分娩史,无明显附件炎病史及停经史;②妇科检查:附件一侧或双侧增厚,有压痛,多无包块;③血常规检查:白细胞及中性粒细胞计数常同时高于正常值,偶可伴发热,尿 hCG 测定为阴性;④B 超检查可见患侧附件增粗,无胎囊、胎芽反射;⑤术中或腹腔镜下发现输卵管红肿、增粗、活动性出血,而未见异位妊娠迹象,腹腔积血多数少于 200mL;⑥起病不如异位妊娠急骤,少有贫血貌;一般不出现休克。腹部无移动性浊音。阴道后穹窿穿刺多为淡红色或血水样液体,无陈旧性或暗红色血液。其中,无停经史但有宫腔操作史是诊断急性出血性输卵管炎的重要依据。

2.鉴别诊断 急性出血性输卵管炎因临床症状无特异性,临床上极易误诊为异位妊娠、急性阑尾炎、卵巢黄体破裂、卵巢囊肿蒂扭转或破裂等。

六、预后

大多数出血性输卵管炎的患者经积极有效的药物或手术治疗,预后良好;因本病危及生命的情况相对较少见,但许多有生育要求的患者可能因误诊、治疗不及时或术中止血困难而行输卵管切除。

七、治疗

急性出血性输卵管炎一般以保守治疗为主。治疗原则为止血、抗感染。诊断困难者,应在积极抗感染治疗的同时,密切观察病情,24 小时病情无改善,或者出现血压下降、休克、内出血多时应及时开腹检查,手术止血。而腹腔镜检查可直视病灶的形态、大小,确定腹腔内出血的来源,对诊断困难而一般情况良好的患者,可大大提高诊断准确率,并同时治疗。

1.一般支持及对症治疗　绝对卧床,半卧位以利引流及炎症局限。多饮水及进食高热量易消化的半流质饮食。高热时应补液,防止脱水及电解质紊乱,对烦躁不安的患者可给予镇静剂及镇痛药。

2.抗感染治疗　可根据阴道后穹窿穿刺液的涂片检查、培养及药敏结果,选用抗生素,之前可先经验用药,可静脉滴注广谱抗生素如头孢菌素、阿米卡星、甲硝唑等,用药原则为大剂量、长疗程。有效治疗的标志是症状、体征逐渐好转,一般48~72小时见效,所以不要轻易更换抗生素。

3.手术治疗　手术方式应综合考虑患者的病情、年龄、生育要求等。对无生育要求的患者,行患侧输卵管切除;有生育要求的患者,多可保留输卵管,如遇活动性出血,可采用扎紧输卵管峡部及输卵管系膜5~10分钟,然后放松的止血方法,大多数病例可停止出血。保留输卵管对未生育者意义重大,不应轻易放弃,只有在各种止血方法失败时,才考虑行输卵管切除。因本病出血是炎症所致,故腹腔积血不宜回输。术中抗生素冲洗腹腔,感染严重的可放置引流条,术后给予足量有效的抗生素治疗。

八、预防

避免过度劳累、过度性交、月经期性交等可能诱发感染的因素,注意个人卫生,强调合理膳食及适当的体育锻炼,增强体质。

第十四章 产科急重症

第一节 前置胎盘

前置胎盘是指妊娠 28 周后胎盘仍附着于子宫下段,其下缘到达并覆盖子宫内口,位置低于胎儿先露部,是导致妊娠中晚期阴道出血的主要原因,也是母体和胎儿发生出血和死亡的主要原因。

一、中央性前置胎盘

(一)诊断要点

依据我国《前置胎盘的临床诊断与处理指南(2020 年)》进行诊断。

1.正常的胎盘附着于子宫体部的前壁、后壁或侧壁,远离宫颈内口。妊娠 28 周后,胎盘仍附着于子宫下段,其下缘达到或覆盖宫颈内口,位置低于胎儿先露部,称为前置胎盘。

2.类型 完全性前置胎盘、部分性前置胎盘、边缘性前置胎盘、低置胎盘。妊娠中期超声检查发现胎盘接近或覆盖宫颈内口时,称为胎盘前置状态。

(1)完全性前置胎盘:胎盘组织完全覆盖宫颈内口。

(2)部分性前置胎盘:胎盘组织部分覆盖宫颈内口。

(3)边缘性前置胎盘:胎盘附着于子宫下段,边缘达到宫颈内口,但未超越。

(4)低置胎盘:胎盘附着于子宫下段,边缘距宫颈内口的距离<20mm(国际上尚未统一,多数定义为距离<20mm),此距离对临床分娩方式的选择有指导意义。有文献报道,当胎盘边缘距离宫颈内口 20～35mm 时称为低置胎盘;将胎盘边缘距宫颈内口的距离<20mm 而未达到宫颈内口时定义为边缘性前置胎盘。由于低置胎盘可导致临床上的胎位异常、产前产后出血,对母婴造成危害,临床上应予重视。前置胎盘的程度可随妊娠及产程的进展而发生变化。诊断时期不同,分类也不同。建议以临床处理前的最后一次检查来确定其分类。

3.临床表现

(1)病史:妊娠晚期或临产后突然出现无诱因、无痛性的阴道流血。

(2)体征:患者全身情况与出血量及出血速度密切相关。反复出血可呈贫血貌,急性大量出血可致失血性休克。

(3)腹区检查:子宫软,无压痛,轮廓清楚,子宫大小符合妊娠周数。胎位清楚,胎先露高浮或伴有胎位异常。

(4)阴道检查:应采用超声检查确定胎盘位置,如前置胎盘诊断明确,不必再行阴道检查。如必须通过阴道检查以明确诊断或选择分娩方式,可在输液、备血及可立即行剖宫产手术的条件下进行。禁止肛查。

4.超声检查　在妊娠的任何时期,如怀疑前置胎盘,推荐使用经阴道超声进行检查。其准确性明显高于经腹超声,并具有安全性。超声检查诊断前置胎盘,建议使用下述测量方法以指导临床:当胎盘边缘未达到宫颈内口,测量胎盘边缘距宫颈内口的距离;当胎盘边缘覆盖了宫颈内口,测量超过宫颈内口的距离,精确到毫米。

5.MRI　有条件的医院,怀疑合并胎盘植入者,可选择 MRI 检查。

(二)处理要点

依据我国《前置胎盘的临床诊断与处理指南(2020 年)》进行处理。

1.处理原则　止血、纠正贫血、预防感染、适时终止妊娠。

2.期待治疗　期待治疗的目的是在母胎安全的前提下,延长妊娠时间,提高胎儿存活率。适用于妊娠<36 周,一般情况良好,胎儿存活,阴道流血不多,无须紧急分娩的孕妇。需在有母婴抢救能力的医疗机构进行。对于有阴道流血的患者,强调住院治疗。密切监测孕妇生命体征及阴道流血情况。常规进行血常规、凝血功能检测并备血。监护胎儿情况,包括胎心率、胎动计数、胎儿电子监护及胎儿生长发育情况。

3.一般处理　阴道流血期间绝对卧床,建议侧卧位。血止后可适当活动。

4.纠正贫血　目标是维持血红蛋白含量>110g/L,血细胞比容>30%,增加母体储备,改善胎儿宫内低氧情况。

5.止血　在期待治疗过程中,常伴发早产。对于有早产风险的患者可酌情给予宫缩抑制,防止因宫缩引起的进一步出血,赢得促胎肺成熟的时间。常用药物有硫酸镁、钙通道阻滞药、非甾体类抗炎药、缩宫素受体阻滞药等。在使用宫缩抑制药的过程中,仍有阴道大出血的风险,应做好随时剖宫产手术的准备。值得注意的是,宫缩抑制药与肌松药有协同作用,可加重肌松药的神经肌肉阻滞作用,增加产后出血的风险。

6.糖皮质激素的使用　若妊娠<34 周,应促胎肺成熟。

7.宫颈环扎术　宫颈环扎术止血及改善预后的效果不肯定,无足够证据。

8.保守治疗过程中阴道大出血的预测

(1)宫颈管长度:妊娠 34 周前经阴道超声测量宫颈管长度,如宫颈管长度<3cm 大出血而急诊剖宫产手术的风险增加。如覆盖宫颈内口的胎盘较厚(>1cm),产前出血、胎盘粘连、植入及手术风险增加。

(2)胎盘边缘出现无回声区:覆盖宫颈内口的胎盘边缘出现无回声区,出现突然大出血的风险是其他类型前置胎盘的 10 倍。

(3)位于前次剖宫产子宫切口瘢痕处的前置胎盘,即"凶险型前置胎盘",常伴发胎盘植入、产后严重出血,子宫切除率明显增高。

9.终止妊娠

(1)紧急剖宫产:出现大出血甚至休克,为挽救孕妇生命,应果断终止妊娠。无须考虑胎儿情况。在期待治疗过程中,若出现胎儿窘迫等产科指征,胎儿已可存活,可行急诊手术。临产后诊断的部分性或边缘性前置胎盘,出血量较多,估计短时间内不能分娩者,也选择急诊剖宫产终止妊娠。

（2）择期终止妊娠:择期剖宫产,为目前处理前置胎盘的首选。对于无症状的前置胎盘合并胎盘植入者可于妊娠 36 周后终止妊娠。无症状的完全性前置胎盘,妊娠达 37 周,可考虑终止妊娠;边缘性前置胎盘满 38 周可考虑终止妊娠;部分性前置胎盘应根据胎盘遮盖宫颈内口情况适时终止妊娠。子宫切口的选择原则上应尽量避开胎盘,以免增加孕妇和胎儿失血。对于前壁胎盘,根据产前超声胎盘定位及胎位,剖宫产切口应尽量避开胎盘,灵活选择子宫切口。胎儿娩出后,立即子宫肌壁注射宫缩药,如缩宫素、前列腺素制剂等,待子宫收缩后徒手剥离胎盘。也可用止血带将子宫下段血管扎紧数分钟,以利胎盘剥离时的止血,但需警惕结扎部位以下的出血。若剥离面出血多,应参照产后出血的处理。若采取各项措施均无效,应向家属交代病情,果断切除子宫。

（3）阴道分娩:边缘性前置胎盘、低置胎盘,出血少,枕先露;部分性前置胎盘,宫颈口已扩张,估计短时间内可以结束分娩者,在有条件的医疗机构,备足血源的同时可在严密监测下行阴道试产。经阴道分娩而发生产后出血,胎盘剥离面的止血方法参考剖宫产时的处理。

10.抗感染治疗　期待治疗过程中筛查感染与否,预防性使用抗生素。终止妊娠时在胎盘剥离后预防性使用抗生素。

11.转诊及转运　一旦确诊完全前置性胎盘,应在二级以上医院产前检查及治疗。若阴道反复出血或大出血而当地无条件处理,在充分评估母胎安全、输液、输血的条件下,迅速转院。

（三）注意事项

1.注意发生的高危因素　前置胎盘的高危因素包括流产史、宫腔操作史、产褥期感染史、高龄、剖宫产史,吸烟,双胎妊娠,妊娠 28 周前超声检查提示胎盘前置状态等。

2.注意临床表现特征　妊娠晚期或临产后突然出现无诱因、无痛性阴道流血。

3.全身情况与出血量及出血速度密切相关　反复出血可呈贫血貌,急性大量出血可致失血性休克。

4.注意如前置胎盘诊断明确,不必再行阴道检查。

5.注意如必须通过阴道检查以明确诊断或选择分娩方式,可在输液、备血及可立即行剖宫产手术的条件下进行,禁止肛查。

6.在妊娠的任何时期,如怀疑前置胎盘,推荐使用经阴道超声进行检查,怀疑合并胎盘植入者,可选择 MRI 检查。

7.注意妊娠<36 周,一般情况良好,胎儿存活,阴道流血不多,无须紧急分娩的孕妇。需在有母儿抢救能力的医疗机构进行。对于有阴道流血的患者,强调住院治疗。

8.注意纠正贫血,目标是维持血红蛋白含量>110g/L,血细胞比容>30%。

9.注意糖皮质激素的使用,若妊娠<34 周,应促胎肺成熟。

10.注意出现大出血甚至休克,为挽救孕妇生命,应果断终止妊娠。无须考虑胎儿情况。在期待治疗过程中,若出现胎儿窘迫等产科指征,胎儿已可存活,可行急诊手术。

11.注意对于无症状的前置胎盘合并胎盘植入者可于妊娠36周后终止妊娠。无症状的完全性前置胎盘,妊娠达37周,可考虑终止妊娠。

12.注意不可经阴道分娩。

二、前置胎盘合并胎盘植入

(一)诊断要点

依据我国《胎盘植入诊治指南(2015)》和《前置胎盘的临床诊断与处理指南(2020)》进行诊断。

1.胎盘植入是指胎盘绒毛不同程度侵入子宫肌层　依据胎盘植入子宫肌层深度及是否侵入子宫毗邻器官分为胎盘粘连、胎盘植入及穿透性胎盘植入;依据植入面积分为完全性和部分性胎盘植入。

2.胎盘绒毛异常侵入子宫肌层称为胎盘植入,胎盘侵入子宫浅肌层为胎盘粘连,侵入子宫深肌层为胎盘植入,穿透子宫壁达子宫浆膜层、甚至侵入子宫毗邻器官时为穿透性胎盘植入。

3.临床表现　前置胎盘合并胎盘植入的诊断主要根据临床表现及术中所见。对于无产前出血的前置胎盘,更要考虑胎盘植入的可能性,不能放松对前置胎盘凶险性的警惕。术中发现胎盘与宫壁无间隙,或胎盘附着处持续大量出血,应及时做出判断。

4.超声诊断　胎盘内多个不规则的无回声区伴丰富血流信号和(或)膀胱壁连续性的中断,强烈提示胎盘植入可能。其他具有提示意义和诊断参考价值的超声征象包括子宫肌层变薄,胎盘和子宫分界不清。

5.MRI诊断　MRI对诊断胎盘植入有很大的帮助,能更清楚地显示胎盘侵入肌层的深度、局部吻合血管分布及宫旁侵犯情况,可提供准确的局部解剖层次,指导手术路径。

6.病理检查　有助于明确诊断。

(二)处理要点

依据我国《胎盘植入诊治指南(2015)》进行处理。

1.手术时机　无症状的前置胎盘合并胎盘植入者36周后行手术。伴有反复出血症状的前置胎盘合并胎盘植入者促胎肺成熟后提前终止妊娠。

2.分娩前处置与转运　可疑诊断或确诊胎盘植入后,应使用铁剂、叶酸等药物治疗,以维持正常血红蛋白水平。此外,应每3~4周进行一次超声检查,以评估胎盘位置、胎盘植入深度及胎儿发育情况。当临床高度怀疑胎盘植入但该医疗单位不具备胎盘植入处置条件时,应在保证患者安全的前提下及时将患者转运至有处置条件的医院进一步治疗,可降低胎盘植入患者不良结果发生。

3.处置条件与团队组成　产科出血、早产、剖宫产及剖宫产后子宫切除术等并发症是导致胎盘植入患者不良妊娠结局的主要原因,足够的红细胞、血液制品储备及具有大量输血能力是降低胎盘植入不良妊娠结局发生风险的基本条件。此外,由具有胎盘植入处置经验的产科医师、麻醉科医师,及具有早产儿处置经验的儿科医师组成的救治团队可为母儿安全提供保障,妇科肿瘤和(或)泌尿外科医师参与、良好的监测设施和反复演练可改善胎盘植入患者的妊娠结局。胎盘植入患者分娩时机:计划分娩可减少出血量,降低其他并发症。

4.分娩方式

(1)阴道分娩:胎盘植入患者常进行计划分娩,多以剖宫产终止妊娠,阴道分娩主要见于产前未诊断而分娩后才确诊胎盘植入者。

(2)剖宫产:胎盘植入患者多为剖宫产分娩,尤其合并前置胎盘和(或)合并其他剖宫产指征者。腹壁切口可个体化选择,考虑腹腔严重粘连和(或)需要腹腔其他操作的患者宜选择腹区纵切口,方便腹腔探查与手术操作。子宫切口根据胎盘附着位置而定,原则上应避开胎盘或胎盘主体部分。

5.麻醉方式 应由具有产科麻醉经验的医师进行操作。麻醉方式可以为硬膜外麻醉、腰硬联合麻醉和经气管全身麻醉,具体方式应根据患者胎盘植入程度、估计出血量、手术治疗方案及手术时间综合考虑。胎盘植入患者出血量多达 1 000~8 000mL,因低血压及凝血功能障碍有增加脊椎硬膜外血肿的风险,选择全身麻醉或手术过程中将区域性麻醉改为经气管全身麻醉选择仍有争议,推荐妊娠 34~36 周分娩,以改善母儿结局的全身麻醉较为安全。

6.手术方式 建议择期剖宫产终止妊娠。后壁胎盘或前侧壁胎盘植入者,可行子宫下段剖宫产术;前壁胎盘植入者,行子宫体部剖宫产术。胎儿娩出后,依据出血量、植入的程度、患者是否有生育要求及病情决定处理方式,主要包括子宫切除术及保守治疗。

(1)子宫切除术

1)适应证:胎盘植入面积大、子宫壁薄、胎盘穿透、子宫收缩差、短时间内大量出血(数分钟内出血>2 000mL)及保守治疗失败者。有文献报道,立即切除子宫的患者病死率为 5.8%~6.6%,试图保留子宫的患者病死率为 12.5%~28.3%。无生育要求可作为子宫切除术的参考指征。

2)子宫切除术类型:推荐子宫全切除术。胎儿娩出后不剥离胎盘,直接缝合切口后行子宫全切除术。

(2)保守治疗:对生命体征平稳、出血量不多、植入范围小者行保守治疗,包括保守性手术、药物治疗、栓塞治疗。

1)保守性手术:局部缝扎止血,可采用局部"8"字、间断环状缝合或 B-Lynch 法缝合、压迫止血。为减少因强行剥离胎盘而产生的出血,剖宫产时可将胎盘部分或全部留在宫腔内,术后可配合氨甲蝶呤等药物治疗或栓塞治疗。产后应密切随访,抗生素预防感染,加强子宫收缩,观察阴道流血情况、有无感染征象等。

2)药物治疗:治疗胎盘植入的药物有氨甲蝶呤、米非司酮等。给药途径和用药剂量根据胎盘植入的部位、深浅和面积大小而异。

3)栓塞治疗:预防性结扎或阻塞盆腔血管对胎盘植入患者的作用不明确,需要进一步研究。

7.血管阻断术 其目的是防治胎盘植入患者严重产后出血,主要采用髂内动脉结扎、子宫动脉结扎、经皮双侧髂内动脉栓塞术、经皮双侧子宫动脉栓塞术和腹主动脉下段阻断术髂内血管结扎。子宫动脉上行支结扎简便,可避免 X 射线暴露,可减少 40%~70% 的盆腔血液供应,但有效率只有 40%~70%。因此近年来逐渐被 IIAE、UAE 及腹主动脉下段阻断术取代,但在缺乏血管栓塞介入设备的医院,血管结扎对治疗盆腔广泛出血仍是值得考虑的方法。腹主动脉下段阻断术操作难度较大,目前仅有个案报道。选用何种方法应综合考虑患者的具体情况、各方法的治疗效果、并发症、对胎儿的影响及医院实际水平进行。

8.子宫压迫缝合(UCS) UCS 已经广泛用于产后出血的治疗。胎盘植入面积比较局限,或胎盘植入局部病灶切除术,和(或)胎盘剥离面出血时行局部缝扎有较好疗效。

9.宫腔填塞 宫腔填塞包括纱布填塞及球囊填塞。适用于胎盘植入面积较小、胎盘剥离面出血者。宫腔纱布填塞是一种传统方法,其缺点是不易填紧,且因纱布吸血而易发生隐匿性出血。子宫球囊填塞是对宫腔纱布填塞的改良和发展,使用简便,近年来使用较为广泛,但价格较高。纱布与球囊取出时间为放置 24~48 小时后,无活动性出血,情况稳定。无论采用何种填塞方法,应预防性使用抗生素。

10.分娩后子宫和胎盘的处理

(1)胎盘原位保留方法及指征:胎盘原位保留的目的是保留子宫,减少产后出血量和手术并发症。近年来,胎盘原位保留主要有两种方式:部分胎盘和(或)部分子宫壁切除,然后行子宫缝合和(或)子宫重建;在子宫血流暂时阻断情况下,谨慎行胎盘剥离,剥离面出血部位缝合,必要时行子宫下段环行缝扎术。

(2)胎盘原位保留:部分胎盘植入或完全性胎盘植入均可以行胎盘原位保留。当经处理后患者出血量少、生命体征平稳,且满足以下条件者可选择胎盘原位保留:①患者要求保留生育功能;②具备及时输血、紧急子宫切除、感染防治等条件;③术中发现胎盘植入,但不具备子宫切除的技术条件,可在短时间内安全转院接受进一步治疗者。由于20%~30% 的胎盘原位保留者在保守治疗过程中因感染、晚发性产后出血须行子宫切除,故胎盘原位保留这种处理方式仍有争议。2012 年美国 ACOG 专家共识不推荐胎盘植入患者胎盘原位保留。基于目前的临床资料,胎盘原位保留时应充分告知患者该方法的局限性。

11.监测及治疗

(1)感染监测与抗生素应用:胎盘植入保守治疗过程中感染率 18%~28%,在术前0.5~2 小时或麻醉开始时给予抗生素,使手术切口暴露时局部组织中已达到足以杀灭手术过程中入侵切口细菌的药物浓度。如果手术时间>3 小时,或失血量>1 500mL,可在手术中再次给抗生素预防感染。抗生素的有效覆盖时间应包括整个手术过程和手术结束后 4 小时,总的预防用药时间为 24 小时,必要时延长至 48 小时。但污染手术可依据患者感染情况延长抗生素使用时间。对手术前已形成感染者,应根据药敏结果选用抗生素,一般宜用至体温正常、症状消退后 72~96 小时。对感染不能控制者,宜尽早行子宫切除术。

（2）化疗药物：氨甲蝶呤为胎盘植入患者保守治疗的辅助用药，但治疗效果有争论。以往认为采用氨甲蝶呤治疗可以提高保守治疗成功率，但近年发现，氨甲蝶呤治疗并不能改善胎盘植入患者的结局。由于胎盘植入患者应用氨甲蝶呤的剂量、治疗周期、治疗效果等尚不明确，且存在化疗不良反应，近期文献均不支持氨甲蝶呤用于胎盘植入患者的保守治疗。

12.子宫切除指征　子宫切除已成为治疗胎盘植入患者合并产后出血的主要措施。由于胎盘血液循环达700mL/min（500~1 200mL/min），如未行子宫血管阻断，不推荐徒手剥离胎盘，以减少不必要的出血。当患者有下列情况时应行子宫切除术：①产前或产时子宫大量出血，保守治疗效果差；②保守治疗过程中出现严重出血及感染；③子宫破裂修补困难；④其他因素需行切除子宫。子宫膀胱腹膜返折粘连紧密或子宫前壁胎盘植入严重甚至累及膀胱，导致粘连无法分离者，应注意分清膀胱与子宫。但由于子宫切除将使患者永久丧失生育能力，所以子宫切除应根据病情及患者意愿个体化考虑。

13.双侧输尿管支架置管　子宫切除术前行输尿管置管可降低输尿管损伤、入住重症监护病房>24小时、输血量≥4U红细胞、凝血功能障碍、早期再次手术的风险，尤其对可疑膀胱植入者，可在膀胱镜下观察植入膀胱的程度。但输尿管支架置管增加患者血尿、腰腹痛及尿路刺激症状等并发症发生率。因此，手术前输尿管支架置管应根据患者病情，权衡利弊。

（三）注意事项

1.注意止血前容许性低血压　胎盘植入合并未控制的失血性休克患者，有效止血最为重要，止血前采用控制性液体复苏，容许性低血压，以保证重要脏器的基本灌注，有利于降低患者并发症发生率。控制"低血压"持续时间有较大的个体差异，应根据患者的术前基础血压、重要器官功能状况、手术创面出血状况来实施，权衡维持足够器官灌注与继续出血的风险。

2.注意大量输血策略　胎盘植入患者手术创面大，手术止血困难，腹腔脏器暴露时间长，容易出现"致死性三联征"，即低体温、酸中毒和凝血功能障碍。这一病理过程与创伤性凝血病基本相似，因此，在快速明确止血的同时，应早期使用血液或血液制品。推荐红细胞、新鲜冰冻血浆、血小板的比例为1∶1∶1，出现凝血功能障碍时恰当使用凝血因子产品（重组活化凝血因子Ⅶ）和氨甲环酸。同时应预防和治疗低体温、酸中毒及低钙血症。

三、凶险型前置胎盘

Chattopadhyay等首次提出凶险型前置胎盘的概念，其定义为既往剖宫产史孕妇，此次妊娠为前置胎盘且胎盘附着于前壁子宫瘢痕处，伴或不伴有胎盘植入。因胎盘植入可导致严重产后出血，是围生期紧急子宫切除和孕产妇死亡的重要原因，故需引起临床重视。

(一)凶险型前置胎盘的发病机制及高危因素

凶险型前置胎盘的发病机制目前尚无定论。Rao 等认为,子宫内膜的破坏与子宫瘢痕的形成对凶险型前置胎盘的发生具有重要的预示作用。一般认为蜕膜发育不良和过度的滋养细胞侵袭是凶险型前置胎盘发生的原因,发病可能与蜕膜组织和胎盘绒毛组织侵蚀能力之间的平衡失调有关。凶险型前置胎盘的两个主要高危因素为剖宫产史及前置胎盘。当两者合并存在时,胎盘植入的发生率大大提高。前置胎盘患者合并 1 次、2 次和 3 次剖宫产史,胎盘植入的风险分别为 11%、40% 和 61%。高龄妊娠、既往子宫穿孔史、胎盘植入史、多次流产史是胎盘植入的高危因素。剖宫产术可使底蜕膜部分或完全性消失,胎盘绒毛侵入部分肌层,甚至穿透子宫肌层达浆膜。随着剖宫产率上升,凶险型前置胎盘发生率明显增高。

(二)凶险型前置胎盘的诊断

凶险型前置胎盘发生胎盘植入风险较高,临床诊断主要依据高危因素、临床症状、体征及辅助检查,合并胎盘植入时,确诊则需依据手术所见及组织病理学检查结果。如既往有剖宫产病史,妊娠中晚期出现无痛性阴道流血,查体提示有先露高浮,异常胎产式等临床情况应警惕该病可能。凶险型前置胎盘的早期诊断能够最大限度地降低患者病死率。临床常见的诊断方法为结合临床表现、影像学检查及分子生物学手段等进行综合诊断。

1.影像学检查　主要包括超声检查和 MRI。超声检查具有无创性、费用低廉、可反复检查等优点,易被患者接受,对胎儿无害,是产前评估前置胎盘是否合并胎盘植入的重要手段。王晶等报道,凶险型前置胎盘合并胎盘植入的超声特点:①胎盘附着处子宫切口肌层菲薄、消失,提示胎盘的异常粘连,是诊断胎盘植入最灵敏的方法;②胎盘内血窦形成:胎盘基底有多个静脉血池,其内未探及明显血流信号;③胎盘后间隙部分或全部消失:胎盘后间隙是由子宫蜕膜基底层的血管扩张形成,胎盘植入时此血管无回声区部分或全部消失;④胎盘组织穿透子宫肌层浸润膀胱壁,表现为子宫肌层和膀胱壁之间的强回声变薄,形态不规则,或有部分回声失落,胎盘附着处子宫浆膜层向膀胱面突出;⑤胎盘后间隙探及丰富涡旋样血流信号:胎盘血管从胎盘基底层延伸到子宫肌层或膀胱壁,其高脉压的弓形动脉及宫旁血管扩张形成了超声可见的涡旋样丰富血流信号;⑥凶险型前置胎盘中胎盘覆盖子宫前壁切口处。凶险型前置胎盘合并胎盘植入的超声检出率为 85.7%,漏诊率为 14.3%。虽然超声检查在胎盘异常增生及植入的诊断中发挥重要作用,但也存在诊断子宫后壁胎盘植入的精确度不高的缺点。MRI 对组织分辨率高,对血流灵敏,能够清楚看到胎盘并显示子宫与胎盘的关系,尤其对于子宫后壁胎盘植入和肥胖、多胎妊娠等特殊患者,MRI 具有较明显的优势。英国皇家妇产科医师学院(Royal College of Obstetricians and Gynecologists,RCOG)的指南建议,患者于妊娠 20 周可进行常规超声筛查,并定期随访与超声检查,大多能够在分娩前诊断。有症状和体征,临床上高度怀疑凶险型前置胎盘而又不能确诊时,可进行 MRI 检查。目前认为胎盘植入在 MRI 上有 6 个特征性征象:①胎盘侵入子宫基层信号;②胎盘直接侵犯盆腔内组织器官信号;③T2WI 上胎盘内低信号带;④胎盘内信号不均匀;⑤膀胱呈"帐篷样"改变;⑥子宫下段膨出。其中①、②为直接征象,若在 MRI 图像上看到这两种征象,则胎盘植入诊断成立。但由于妊娠晚期子宫下段肌层变得很薄,即使发生胎盘植入,也不易观察到这两种直接征象。故若出现③~⑥的间接征象,提示胎盘植入可能性大。

2.血清生化检查　实验室生化检查是近年研究胎盘植入产前诊断的热点,可以利用生化指标预测胎盘植入患者的不良妊娠结局。较多学者认同孕妇血清中甲胎蛋白升高对前置胎盘合并胎盘植入的诊断有参考意义。孙江川等研究发现,孕妇血清肌酸激酶活性>95U/L,需警惕胎盘植入,其检验特异度为 88.7%,灵敏度为 91.7%,阳性预测值83.1%,阴性预测值 96.8%。孕妇血清游离胎儿 DNA 检测:因为胎盘植入时,母胎屏障受到破坏,胎儿细胞经过破坏的母胎屏障渗漏到母体,因而检测孕妇血中胎儿 DNA 有助于诊断胎盘植入。但各种生化指标预测该类患者的结局特异度差,应用价值有限,临床仅用于参考。

(三)凶险型前置胎盘的处理

由于凶险型前置胎盘常常合并剖宫产史及盆腔脏器手术史,盆腔粘连及胎盘植入的风险增加。对有剖宫产史及有子宫手术史的患者,再次妊娠时必须在妊娠期明确胎盘位置,并排除有无胎盘植入。凶险型前置胎盘的患者出血可发生于产前、产时和产后。由于正常妊娠时子宫胎盘血流速度可达 700~800mL/min,如合并胎盘植入患者胎盘部分剥离,血窦长期开放,出血可极为凶险,常危及产妇生命,病死率高达 7%。所以凶险型前置胎盘患者临床处理需要多学科的团队合作,包括产科、泌尿外科、新生儿科、麻醉科、血液科和重症医学科等。临床根据患者具体情况进行个性化处理,包括期待治疗和终止妊娠。

1.期待治疗　在保证孕产妇安全的前提下,根据患者阴道出血量、孕周、生命体征及胎儿宫内存活情况进行处理。尽量延长孕周,尽最大可能提高围生儿成活率。处理原则包括抑制宫缩、止血、纠正贫血、预防感染和促胎肺成熟。

2.终止妊娠

(1)终止妊娠的时机:凶险型前置胎盘终止妊娠的时机根据胎肺发育成熟情况及孕妇产前出血的风险综合评估。部分观点认为 34 周后胎肺发育成熟,可考虑终止妊娠,对于有反复阴道流血或胎盘植入程度严重的患者应提早分娩。对于大于 36 周、胎儿存活者,无论阴道出血量多少,均可剖宫产结束分娩。术前应做好各项准备,组织多个相关学科进行术前讨论,在保证母儿安全的前提下,评估手术风险并做好应急预案。充足的血液制品、良好的静脉通道、经验丰富的多学科协作是救治成功的前提。

(2)手术方法的选择:剖宫产术是凶险型前置胎盘终止妊娠的首要选择。因患者既往有盆腔手术史,剖宫产术前对患者盆腔粘连程度,胎盘植入位置、面积、程度要做预评估。根据术中情况,最大限度地减少出血,采用快速有效的止血方式。根据手术目的将手术分类纳入以下情况:子宫切除;原位保留胎盘;去除植入组织及胎盘后恢复子宫解剖结构。理想的治疗方案应达到清除异常胎盘组织,恢复子宫正常的解剖结构,最大限度保留生育功能。完全性的保守治疗包括胎儿娩出后,完全清除胎盘组织,切除受累组织,缝合子宫前壁,恢复子宫形态。由于凶险型前置胎盘患者胎盘附着于子宫瘢痕处,易发生胎盘植入累及膀胱,增加分离子宫膀胱腹膜反折困难,术中应注意避免膀胱损伤。术中止血方法有压迫性止血,包括宫腔填塞、球囊压迫、局部缝扎、B-Lynch 缝合或者宫体部垂直的加压缝合等。杨慧霞等报道对 12 例凶险型前置胎盘伴胎盘植入患者利用止血带捆绑下行子宫下段环形蝶式缝扎术,均成功保留子宫,无一例失败。动脉栓塞术已在临床应用于胎盘植入的治疗,根据使用时间分为术前、术中及术后。Panici 等对比术前明确胎盘植入的 33 例患者发现,使用预防性血管栓塞的患者,其子宫切除的发生率、产后出血量、输血量及重症监护室入住时间均减少。刘丽丽等研究报道,23 例植入性凶险型前置胎盘患者均在导管室提前实施预防性双侧髂内动脉球囊预置术。术中通过球囊扩张暂时阻断子宫主要供血,减少子宫出血。万九峰等报道,对 41 例难治性产后出血产妇采取子宫动脉插管、吸收性明胶海绵栓塞,胎盘植入产妇在栓塞前进行氨甲蝶呤灌注。41 例产妇栓塞介入治疗一次性成功率为 100%。因此,在充分的术前准备、患者一般情况良好的状态下,及时采取恰当的处理方案是治疗成功的关键。近年来,胎盘植入患者胎盘原位保留或者延迟切除子宫已经成为常见治疗方法,主要适用于凶险型前置胎盘伴胎盘植入而无活动性出血、生命体征平稳及有生育要求且愿意接受随访的患者。据文献报道,原位保留胎盘患者术后主要的风险为出血(35%)、感染(18%)及弥散性血管内凝血(7%),治疗 60 例患者其中 12 例保守治疗失败需行子宫切除术。对于年龄较大、胎盘植入程度较深、面积较大的患者,择期剖宫产手术中行子宫切除可有效减少术中出血量。据文献报道,在难治性产后出血急症子宫切除术及相关因素分析中,胎盘因素占 33.82%,当胎盘因素致严重产后出血出现以下指征,立即行子宫切除术:①穿透性胎盘植入或胎盘植入面积大于 10cm×10cm,胎盘分离困难,剥离可造成大量出血时;②胎盘植入保守治疗合并宫腔严重感染(如绒毛膜羊膜炎等)或穿孔,或产妇出现败血症或脓毒血症时;③保守治疗失败,出血难以控制,无生育要求时。多数情况下植入的胎盘附着于子宫下段,建议行子宫全切术,避免残端再次出血。

综上所述,伴随我国剖宫产率的持续升高,凶险型前置胎盘发生率必然增高。对有剖宫产史患者应尽早筛查和诊断,遵循个体化的处理原则,适当期待治疗。通过多学科团队合作,实施围术期管理,提高手术成功率,降低凶险型前置胎盘患者的严重不良妊娠结局。

第二节 胎盘早剥

一、概述与病理生理

胎盘早剥是指在胎儿娩出之前胎盘从子宫剥离,病情危急的妊娠晚期出血原因之一,病理为胎盘后出血,进而出现临床症状,随着剥离面增大,病情逐渐加重,病情严重时可危及胎儿及孕妇生命。因此,早期诊断和正确处理胎盘早剥具有重要的临床意义。

1.病因

（1）血管病变：孕妇并发妊娠期高血压疾病、肾疾病，尤其已有全身血管病变者居多。当底蜕膜螺旋小动脉痉挛或硬化，引起远端毛细血管缺血坏死以致破裂出血，血液流至底蜕膜层形成血肿，导致胎盘自子宫壁剥离。

（2）机械性因素：外伤（特别是腹部直接受撞击或摔倒时腹部直接触地等）、胎位异常行外倒转术矫正胎位、脐带过短或脐带绕颈、在分娩过程中胎先露部下降，均可能促使胎盘早剥。此外，双胎妊娠的第一个胎儿娩出过快或羊水过多于破膜时羊水流出过快，使子宫内压力骤然降低，子宫突然收缩，也可导致胎盘自子宫壁剥离。

（3）子宫静脉压突然升高：妊娠晚期或临产后，孕产妇长时间仰卧位时，可发生仰卧位低血压综合征。此时由于巨大的妊娠子宫压迫下腔静脉，回心血量减少，血压下降，而子宫静脉却淤血，静脉压升高，蜕膜静脉床淤血或破裂，导致部分或全部胎盘自子宫壁剥离。

（4）胎膜早破：国内外很多研究报道了胎膜早破与胎盘早剥的相关性。胎膜早破孕妇发生胎盘早剥的危险性较无胎膜早破者增加 3 倍，其发生的机制不明确，可能与胎膜早破后伴发绒毛膜羊膜炎有关。

（5）吸烟：吸烟使血管发生退行性变而增加了毛细血管的脆性，尼古丁对血管收缩的影响及血清中一氧化碳结合蛋白浓度升高均可导致血管痉挛缺血，从而诱发胎盘早剥。近 10 年的研究证实了吸烟与胎盘早剥的相关性，有报道吸烟使胎盘早剥发生危险增加90%，并随着每日吸烟数量的增加，胎盘早剥发生的危险性也增加。

（6）滥用可卡因：有报道指出，在妊娠期间滥用可卡因的 50 例孕妇，其中 8 例死胎是由于胎盘早剥引起的。另有报道，112 例孕妇在妊娠期滥用可卡因，结果发生胎盘早剥者占 13%。

（7）孕妇年龄及产次：孕妇年龄与胎盘早剥发生有关，但有学者报道产次比年龄更倾向于与胎盘早剥有关。随着产次的增加，发生胎盘早剥的危险性呈几何级数增加。

2.病理生理　胎盘早剥发生内出血时，血液积聚于胎盘与子宫壁之间，由于局部压力逐渐增大，使血液侵入子宫肌层，引起肌纤维分离，甚至断裂、变性。当血液浸渍子宫浆膜层时，子宫表面呈蓝紫色瘀斑，尤其在胎盘附着处更明显，称为子宫胎盘卒中。由于肌纤维受血液浸渍，收缩力减弱，常出现宫缩乏力性产后出血。

严重的胎盘早剥可能发生凝血功能障碍，主要是由于从剥离处的胎盘绒毛和蜕膜中释放大量的组织凝血活酶（凝血因子Ⅲ）进入母体循环内，激活凝血系统，导致弥漫性血管内凝血（DIC），肺、肾等脏器的毛细血管内也可有微血栓形成，造成脏器的损害。胎盘早剥持续时间越久，促凝物质不断进入母体循环内，DIC 继续发展，激活纤维蛋白溶解系统，产生大量的纤维蛋白原降解产物（fibrin degradation product，FDP），大量 FDP 具有复杂的抗凝作用，干扰凝血酶/纤维蛋白原反应、纤维蛋白多聚作用及抑制血小板功能。由于发生胎盘早剥，使凝血因子大量消耗（包括纤维蛋白原、血小板及 V 因子、Ⅷ因子等）及产生高浓度的 FDP，最终导致凝血功能障碍。

二、诊断与鉴别诊断

1.诊断

（1）高危因素：胎盘早剥的高危因素包括产妇有慢性高血压、血管病变、机械因素、子宫静脉压升高、高龄、多产、多胎、既往有胎盘早剥病史、羊水过多、外伤及接受辅助生育技术助孕等。

（2）早期表现：常常是胎心率首先发生变化，宫缩后子宫收缩欠佳。触诊时子宫张力增大，宫底增高，严重时子宫呈板状，压痛明显，胎位触及不清；胎心率改变或消失，胎盘早剥三级患者病情凶险，可迅速发生休克、凝血功能障碍甚至多器官功能损害。

（3）临床表现

1）症状：典型症状是阴道出血、腹痛、子宫收缩和子宫压痛。后壁胎盘的隐性剥离多表现为腰背部疼痛，子宫压痛可不明显。

2）体征：①强直性子宫：持续出现子宫收缩状态，无舒张间歇；②阴道流血：绝大多数发生在妊娠 34 周以后。出血特征为陈旧性不凝血，可见与失血不成比例的低血容量性休克。

（4）辅助检查

1）超声检查：不是诊断胎盘早剥的灵敏手段，准确率在 25% 左右。超声检查无异常发生也不能排除胎盘早剥，但可用于前置胎盘的鉴别诊断及保守治疗的病情监测。

2）胎心监护：用于判断胎儿的宫内状况，胎盘早剥时可出现胎心监护的基线变异消失、变异减速、晚期减速、正弦波形及胎心率缓慢等。

3）实验室检查：主要检查产妇的贫血程度、凝血功能、肝肾功能及电解质等。进行凝血功能检测和纤溶系统确诊试验，以便及时发现 DIC。

2.鉴别诊断

可与其他原因引起的出血及疼痛的疾病相鉴别，如前置胎盘、子宫破裂、未足月产、非妇产科学原因导致的腹痛。

三、治疗

1.一般处理　监测生命体征，建立血流动力学监测途径，氧疗以降低母体及胎儿缺氧发生率。监测尿量及内环境。完善实验室检查，早期发现凝血功能障碍。

2.纠正休克　根据血流动力学监测指标予以适度液体复苏，针对性输血、补液维持循环系统的稳定。

3.有 DIC 表现者要尽早纠正凝血功能障碍使血红蛋白维持在 100g/L，血细胞比容>30%，尿量>30mL/h。

4.监测胎儿宫内情况　持续监测胎心以判断胎儿的宫内情况。对于有外伤史的产妇，疑有胎盘早剥时，应至少行 4 小时的胎心监护，以早期发现胎盘早剥。

5.终止妊娠

（1）阴道分娩：胎儿已死亡，在评估产妇生命体征前提下首选阴道分娩。严重的胎盘早剥常致胎儿死亡，且合并凝血功能异常，抢救产妇是治疗的重点。应尽快实施人工破膜减压及促进产程进展，减少出血。缩宫素的使用要慎重，以防子宫破裂。如伴有其他异常,如胎横位等可行剖宫产术。应强调根据不同情况个体化处理。

胎儿存活者,以显性出血为主,子宫口已打开,经产妇一般情况较好,估计短时间内能结束分娩者,人工破膜后可经阴道分娩。分娩过程中密切观察血压、脉搏、宫底高度、宫缩与出血情况,建议全程行胎心电子监护,了解胎儿宫内状况,并备足血制品。

(2)剖宫产术分娩:孕32周以上,胎儿存活,胎盘早剥2级以上,建议尽快、果断进行剖宫产术,以降低生产儿病死率。阴道分娩过程中,如出现胎儿窘迫征象或破膜后产程无进展者,应尽快行剖宫产术。近足月的轻度胎盘早剥者,病情可能随时加重,应考虑终止妊娠并建议剖宫产术分娩为宜。

6.保守治疗　对于孕32~34周0~1级胎盘早剥者,可予以保守治疗。孕34周以前者需给予皮质类固醇激素促胎肺成熟。孕28~32周,以及<28孕周的极早产产妇,如为显性阴道出血、子宫松弛,产妇及胎儿状态稳定时,行促胎肺成熟的同时考虑保守治疗。分娩时机应权衡产妇及胎儿的风险后再决定。保守治疗过程中,应密切进行超声检查,检测胎盘早剥情况。一旦出现明显阴道出血、子宫张力高、凝血功能障碍及胎儿窘迫时,应立即终止妊娠。

7.产后出血的处理　详见产后出血章节。

四、严重并发症及其处理

强调多学科联合治疗,在DIC处理方面应重点补充血容量及凝血因子,应在改善休克状态的同时及时终止妊娠,以阻止凝血物质继续进入血管内而发生消耗性凝血。对肾功能不全的处理,在改善休克后仍少尿者(尿量<17mL/h)则给予利尿剂(呋塞米、甘露醇等)处理。注意监测肾功能,维持电解质及酸碱平衡,必要时行血液透析治疗。

第三节　产后出血

一、概述与病理生理

产后出血(postpartum hemorrhage,PPH)是目前我国孕产妇死亡的首位原因。既往将产后出血定义为胎儿娩出后24小时内阴道出血量≥500mL,剖宫产出血量≥1 000mL;难治性产后出血是指采取子宫收缩药、持续性子宫按摩或按压等保守措施无法止血,需要外科手术、介入治疗甚至切除子宫处理的严重产后出血。2017年美国妇产科学会对产后出血最新的定义为胎儿娩出后24小时内(包括产时)累计出血量达到或超过1 000mL或出血伴血容量减少的症状或体征,与传统定义不同的是不再局限于分娩方式。绝大多数产后出血所导致的孕产妇死亡是可以避免或创造条件可以避免的,其关键在于早期诊断和正确处理。

产后出血的四大原因是子宫收缩乏力、产道损伤、胎盘因素和凝血功能障碍;四大原因可以合并存在,也可以互为因果;每种原因又包括各种病因和高危因素。所有孕产妇都有发生产后出血的可能,但有一种或多种高危因素者更易发生。有学者总结出方便记忆的产后出血病因——"4Ts"：①Tone（uterine atony，宫缩乏力）；②Tissus（胎盘组织滞留）；③Trauma（软产道损伤）；④Thrombin（凝血功能障碍）。

病理生理包括妊娠期间的血容量增加、分娩后子宫肌纤维疲劳造成持续伸展子宫弛缓、子宫肌层中走行的螺旋小动脉开放形成血窦，导致持续出血，进而形成失血性休克。

二、诊断

1.有 PPH 高危因素

（1）PPH 病史。

（2）月经量过多。

（3）产程延长伴或不伴绒毛膜羊膜炎。

（4）双胎妊娠。

（5）羊水过多。

2.症状和体征

（1）产后阴道活动性出血。

（2）有宫缩乏力表现：子宫柔软有泥沼感，可触及膀胱扩张，宫颈口和子宫下段充满血凝块。

（3）产道撕裂：宫颈、宫体、阴道黏膜（皱襞多见）及会阴体的解剖结构不完整。

（4）胎盘附着：胎盘绒毛穿入子宫肌层无法剥离。

（5）子宫内翻：蓝紫色团块从阴道脱出，通常可见胎盘附着。

（6）凝血紊乱：常规方法治疗 PPH 出血无效，穿刺点出血。

（7）血容量不足：直立性低血压，面色苍白，心动过速，尿少，低血压，急剧的血流动力学恶化。

3.诊断性检查和实验室检查

（1）血常规：查红细胞计数、血红蛋白、血细胞比容（HCT）、血小板计数。HCT 下降 10% 提示明显出血。

（2）出凝血指标延长、纤维蛋白原降低。

（3）组织灌注指标：血乳酸升高。

4.影像学检查　子宫超声提示胎盘滞留，可见团块状回声取代内膜条纹影。

三、治疗

原则上在积极对症处理的同时尽快寻找病因并有效解决。

（一）支持疗法

在寻找出血原因的同时进行一般处理，建立双静脉通路或中心静脉通路，积极补充血容量；进行呼吸管理，保持气道通畅，必要时给氧；监测出血量和生命体征，留置尿管，记录尿量；通知血库和检验科做好准备，交叉配血；进行基础的实验室检查（血常规、凝血功能、肝肾功能等）并行动态监测。

（二）病因治疗

病因处理是最根本的治疗，检查宫缩情况、胎盘、产道及凝血功能，针对出血原因进行积极处理。

1.宫缩乏力

（1）机械刺激法：子宫按摩或压迫法，可采用经腹按摩或经腹经阴道联合按压，按摩时间以子宫恢复正常收缩并能保持收缩状态为止，应配合应用宫缩剂。

（2）宫缩剂

1）缩宫素：一线药物最常用的种类，10U肌内注射、子宫肌层或宫颈注射，此后将10~20U缩宫素加入500mL晶体液中静脉滴注，给药速率根据患者的反应调整，常规速率为250mL/h，约为80mU/min。

缩宫素应用相对安全，但大剂量应用时可引起高血压、水中毒和心血管系统不良反应；快速静脉注射未稀释的缩宫素，可导致低血压、心动过速和（或）心律失常，禁忌使用。因缩宫素有受体饱和现象，无限制加大用量反而效果不佳，并可出现不良反应，故24小时总量应控制在60U内。

2）米索前列醇：系前列腺素E的衍生物，可引起全子宫有力收缩，在没有缩宫素的情况下也可作为治疗子宫收缩乏力性产后出血的一线药物，具有不需冷藏、口服用药方便、吸收迅速、半衰期较长及费用低廉等优点，适合产后出血和孕产妇死亡发生率高而且卫生条件差的非洲和南亚国家。

应用方法：米索前列醇200~600μg顿服或舌下给药。但米索前列醇不良反应较大，恶心、呕吐、腹泻、寒战和体温升高较常见；活动性心、肝、肾疾病及高血压、肾上腺皮质功能不全者慎用，青光眼、哮喘及过敏体质者禁用。

其他：15-甲基前列腺素F2α（欣姆沛/卡波前列素）250μg肌内注射或子宫肌内注射每15分钟1次，最大达2mg（8次）；麦角生物碱（甲基麦角新碱）0.2mg肌内注射，2~4小时可重复。

（3）止血药物

1）氨甲环酸：如果宫缩剂止血失败，或者出血可能与创伤相关，可考虑使用止血药物。该药具有抗纤维蛋白溶解作用，氨甲环酸是一种可以静脉内或口服给予的抗纤维蛋白溶解剂。WOMAN试验是一项大型、随机、国际临床试验，它将静脉注射1g氨甲环酸与同等剂量安慰剂在产后出血治疗效果上进行了比较。虽然氨甲环酸的使用并不能降低子宫切除术后或其他导致死亡原因的主要临床终点，但是由产科出血所致死亡的病死率却明显降低（氨甲环酸和安慰剂分别为1.5%和1.9%）。已经在许多小型研究中显示，预防性使用氨甲环酸可适度减少产科失血，并可作为产后出血治疗的一部分。另外，在手术中使用氨甲环酸其血栓形成风险与对照组没有差异，并且女性在接受氨甲环酸治疗后血栓形成风险没有升高，这在WAMAN临床试验中也得到证实。用量用法：每次1g静脉滴注或静脉注射，0.75~2.00g/d。

2）重组活化因子Ⅶa：因子Ⅶ是维生素K依赖性丝氨酸蛋白酶，在凝血中发挥关键作用。美国食品药物监管局（FDA）批准的重组活化因子Ⅶa仅用于治疗患有血友病A和B的患者。重组活化因子Ⅶa在原发性产后出血中的作用是有争议的。据报道，重组活化因子Ⅶa可以显著提高出血性产科患者的止血效果，但有2%~9%的概率可能导致致命性的血栓形成。重组活化因子Ⅶa不是公认的一线治疗药物，只能在大量输血治疗之后，以及参考本院会诊和该领域大出血专家共识后使用，以减轻病情。

（4）手术治疗：以上疗法效果不佳时，需要考虑选择手术。

1）宫腔填塞：可使用宫腔水囊压迫和宫腔纱条填塞术。

2）背带式子宫缝合法（B-Lynch缝合）：缝合目的是对子宫血管和肌肉施加连续的垂直压力，达到迅速止血的效果。

3）盆腔血管结扎：三步血管结扎术，即双侧子宫动脉上行支结扎，双侧子宫动脉下行支结扎，双侧卵巢子宫血管吻合支结扎。

4）经导管动脉栓塞术：适用于经保守治疗无效的各种难治性产后出血（包括宫缩乏力、产道损伤和胎盘因素等），患者生命体征稳定。

5）子宫切除术：适用于各种保守性治疗方法无效者，一般为次全子宫切除术。如前置胎盘或部分胎盘植入子宫颈时，则行子宫全切除术。

2.胎盘因素的处理

（1）胎儿娩出后，尽量等待胎盘自然娩出。

（2）胎盘滞留伴出血：对胎盘未娩出伴活动性出血者可立即行人工胎盘剥离术，并加用强效宫缩剂。对于阴道分娩者术前可用镇静剂，手法要正确、轻柔，勿强行撕拉，以防胎盘残留、子宫损伤或子宫体内翻的发生。

（3）胎盘残留：对胎盘、胎膜残留者应用手或器械清理，动作要轻柔，避免子宫穿孔。

（4）胎盘植入：胎盘植入伴活动性出血，若为剖宫产可先采用保守治疗方法，如盆腔血管结扎、子宫局部楔形切除、介入治疗等；若为阴道分娩，应在输液和（或）输血的前提下，进行介入治疗或其他保守性手术治疗。如果保守治疗方法不能有效止血，则应考虑及时行子宫切除术。

（5）凶险型前置胎盘：即附着于子宫下段剖宫产瘢痕处的前置胎盘，常常合并胎盘植入，出血量大。此处将其单独列出以引起重视。如果保守治疗措施如局部缝扎或楔形切除、血管结扎、压迫缝合、子宫动脉栓塞等无法有效止血，应早期做出切除子宫的决策，以免发展为失血性休克和多器官功能衰竭而危及产妇生命。对于有条件的医院，也可采用预防性髂内动脉球囊阻断术，以减少术中出血。

（三）凝血功能障碍处理

目标是维持凝血酶原时间及活化凝血酶原时间均<1.5倍平均值，纤维蛋白原水平在1g/L以上。

1.血小板计数　产后出血尚未控制时，若血小板计数低于$50×10^9$/L或血小板计数降低并出现不可控制的渗血时，则需考虑输注血小板，治疗目标是维持血小板计数在$50×10^9$/L以上。

2.新鲜冰冻血浆　应用剂量为 10~15mL/kg。

3.冷沉淀　输注冷沉淀主要是为了纠正纤维蛋白原的缺乏,如纤维蛋白原水平高于 1.5g/L,不必输注冷沉淀。冷沉淀常用剂量为 0.10~0.15U/kg。

4.纤维蛋白原　输入纤维蛋白原 1g 可提升血液中纤维蛋白原 0.25g/L,一次可输入纤维蛋白原 4~6g(也可根据患者具体情况决定输入剂量)。

(四)损伤控制性复苏

强调在大量输注红细胞时,早期、积极地输注血浆及血小板以纠正凝血功能异常(无须等待凝血功能检查结果),而限制早期输入过多的液体来扩容(晶体液不超过 2 000mL,胶体液不超过 1 500mL),允许在控制性低血压的条件下进行复苏。过早输入大量的液体容易导致血液中凝血因子及血小板的浓度降低而发生"稀释性凝血功能障碍",甚至发生 DIC 及难以控制的出血;过量的晶体液往往积聚于第三间隙中,可能造成脑、心、肺的水肿及腹腔间隔室综合征等并发症。

建议红细胞:血浆:血小板以 1∶1∶1 的比例(如 10U 红细胞悬液+1 000mL 新鲜冰冻血浆+1U 机采血小板)输注。

产后出血极有可能导致孕产妇死亡,医院应急管理系统应考虑涉及以下 4 种关键措施:①时刻准备应对产后出血的患者;②对所有患者做好产后出血的诊断和预防措施;③多学科合作共同应对产后大量出血;④通过报告和系统学习提高对产后出血的应对能力。

第十五章　中毒

第一节　一氧化碳中毒

急性一氧化碳中毒(acute carbon monoxide poisoning,ACOP)是指吸入过量的 CO 导致机体缺氧,引起的以神经系统损害为突出表现的一种中毒急症。

一、流行病学

美国发生一氧化碳中毒的人数约为 1.4 万/年,每年有 400 余人因此死亡。我国缺乏详尽的流行病学资料,根据发表的文献,一氧化碳中毒占所有中毒病例的 14%左右,发病的绝对数是女性高于男性,65 岁以上所占比例最高,达 25%以上。根据上海浦东新区 CDC 报道的资料,一氧化碳中毒主要发生在城乡接合部(45.7%),燃气热水器使用不当是最常见原因(63.9%)。

二、发病机制与病理生理

一氧化碳是无色、无臭、无刺激性的窒息性气体,约占空气的 0.03%,主要由含碳物质不完全燃烧产生。煤炉产生的气体中一氧化碳含量高达 6%~30%,汽车尾气中一氧化碳含量在 4.5%左右,火灾现场空气中一氧化碳浓度可达 10%。一氧化碳与血红蛋白的亲和力是氧的 240 倍,碳氧血红蛋白(COHb)解离速度是氧合血红蛋白的 1/3 600。一氧化碳中毒不仅与空气中的一氧化碳浓度有关,还与吸入的时间密切相关,吸入含 1%一氧化碳的空气 2 小时,血中碳氧血红蛋白的比例可高达 90%;吸入含 0.1%一氧化碳的空气 6 小时,血中碳氧血红蛋白的比例可升至 60%。

一氧化碳中毒的主要机制是导致人体缺氧。碳氧血红蛋白的形成使血液失去携带氧气的能力;一氧化碳与含二价铁的肌球蛋白结合,影响氧从毛细血管弥散到细胞内;一氧化碳与还原型细胞色素氧化酶的二价铁结合,抑制细胞色素氧化酶的活性,阻碍对氧的利用。缺氧会导致细胞、组织和器官的功能障碍和结构损害,特别是大脑和心脏。继发的细胞毒性脑水肿和血管源性脑水肿会使颅压升高,脑血液循环障碍可诱发脑血栓形成、脑细胞缺血性坏死及广泛的脱髓鞘病变。

三、中毒程度分级

1.轻度中毒(血液碳氧血红蛋白浓度可高于 10%)　具有以下任何一项表现者:①出现剧烈的头痛、头晕、心悸、四肢无力、恶心、呕吐;②轻度至中度意识障碍,抽搐,但无昏迷者。

2.中度中毒(血液碳氧血红蛋白浓度可高于 30%)　除有上述症状外,出现呼吸困难,意识障碍表现为浅至中度昏迷,经抢救后恢复且无明显并发症者。

3.重度中毒(血液碳氧血红蛋白浓度可高于50%) 具备以下任何一项者:①意识障碍程度达深昏迷或去大脑皮质状态;②患者有意识障碍且并发下列任何一项表现:脑水肿、休克或严重的心肌损害、肺水肿、呼吸衰竭、上消化道出血、大脑局灶损害如锥体系或锥体外系损害体征。

4.急性一氧化碳中毒迟发脑病 急性一氧化碳中毒意识障碍恢复后,经2~60天的"假愈期",又出现下列临床表现之一:①精神及意识障碍,呈痴呆状态,谵妄状态或去大脑皮质状态;②锥体外系神经障碍,出现震颤麻痹综合征;③锥体系神经损害,如偏瘫、病理反射阳性或小便失禁等;④大脑皮质局灶性功能障碍,如失语、失明等,或出现继发性癫痫。头颅CT检查可发现脑部有病理性密度减低区,脑电图检查可发现中度及高度异常。

四、临床表现

1.中毒程度的协同因素 中毒程度受以下因素影响:①CO浓度越大,CO暴露时间越长,中毒越重;②伴有其他有毒气体(如二氧化硫、二氯甲烷等)会增强毒性;③处于高温环境、贫血、心肌缺血、脑供血不足、发热、糖尿病及各种原因所致低氧血症者病情严重。

2.神经系统

(1)中毒性脑病:急性一氧化碳中毒引起的大脑弥漫性功能和器质性损害。①全脑症状:不同程度的意识障碍、精神症状、抽搐和癫痫等;②局灶表现:如偏瘫、单瘫、震颤等。

(2)脑水肿:意识障碍,呕吐、颈抵抗,眼底检查可见视盘水肿。

(3)脑疝:昏迷加深,呼吸不规则,瞳孔不等圆,对光反应消失。

(4)皮质盲:因双侧枕叶的梗死、缺血、中毒所引起。表现:①双眼视力减退或黑矇;②瞳孔对光反射存在;③精神状态较好。

(5)周围神经损害:1%~2%中、重度患者在神志清醒后发现其周围神经损伤,如面神经麻痹、喉返神经损伤等,少见长神经损伤。

(6)皮肤自主神经营养障碍:少数重症患者在四肢、躯干出现红肿或大小不等的水疱,并可连成片。

3.呼吸系统

(1)急性肺水肿:呼吸急促,口鼻喷出白色或粉红色泡沫,双肺大水泡音。

(2)急性呼吸窘迫综合征(ARDS):①ACOP后气促、发绀、烦躁、焦虑、出汗;②呼吸窘迫:呼吸频率>30次/分;③低氧血症:$PaO_2 < 60mmHg$,$FiO_2 < 200mmHg$;④肺部X线片显示双肺纹理增多,边缘模糊,可有斑片状阴影;⑤肺动脉楔压(PAWP)<18mmHg或临床排除左心衰竭。

4.循环系统 少数病例可发生休克、心律失常,急性左心衰竭的发生率极低。

5.泌尿系统

(1)肾前性氮质血症:大多由于呕吐、入量不足、脱水、尿量减少和血压降低等因素引

235

起,血尿素氮(BUN)和肌酐(Scr)升高,尿量减少。肾前性氮质血症可以发展为急性缺血性肾小管坏死。

(2)急性肾衰竭:肾血容量不足等肾前性因素持续作用导致肾长时间缺血、缺氧,或并发横纹肌溶解综合征导致血(肌)红蛋白尿对肾的损害,均可引起急性肾功能衰竭。

6.休克 表现为血压低、脉压缩小、脉搏细数,四肢末梢湿冷,皮肤苍白、毛细血管充盈时间延长,少尿或无尿等。并发症主要有以下几种。

(1)横纹肌溶解综合征:昏迷期间肢体或躯干受自身较长时间压迫,造成受压肢体躯干肌肉组织缺血、水肿、坏死。坏死的肌肉组织释放大量肌(血)红蛋白、钾等进入血液,经肾排泄时,可引起急性肾衰竭。患肢感觉异常,如剧痛、麻木、感觉减退或消失。受压肢体肿胀、皮肤磁白色或暗紫色,末梢动脉搏动减弱或消失。甚至出现肌红蛋白尿,少尿及血尿素氮、肌酐、钾离子进行性增高。

(2)脑梗死:中重度 ACOP 患者。多见于患有高血压、糖尿病、高脂血症的患者,伴偏身感觉障碍、偏瘫或单瘫、运动性失语、偏盲等。

(3)脑出血:中重度 ACOP 患者合并脑出血。脑 CT 检查可以确诊。

(4)痫性发作或癫痫:少数重症患者在急性期发生痫性发作,随病情好转,大部分发作缓解,个别患者遗留全面发作或部分发作性癫痫。

五、实验室检查

1.血 HbCO 测定

(1)定性法:比较常用氢氧化钠法:利用比色法判断。应有同期健康对照血液标本。简单易行,但假阳性和假阴性率高,目前一些三甲医院已不用此法。

(2)定量法:①脉冲血氧定量法:八波长脉冲无创血氧计,可以连续无创测定碳氧血红蛋白和高铁血红蛋白及氧饱和度(SaO₂)。发光二极管序列,发出 8 个不同频率的光波,光探测器将被吸收后的光信号接收下来,经微机计算,可显示出 HbCO、高铁血红蛋白和 SaO₂。但目前尚无物价部门核定的收费标准,不能作为常规检查方法。②血气分析法:检测 HbCO 非标准配置,需另购试纸,有条件的医院应予配置,检测结果可信度高,检测成本较高。

(3)推荐意见:HbCO 对于诊断 ACOP 有重要参考意义,应作为主要检查项目。定量检测血 HbCO 浓度可信度高。用比色方法进行定性检测易出现假阳性和假阴性,应有同期健康对照。

2.血清酶学检查 当患者所在 CO 环境不能明确,鉴别诊断困难时,血清酶学异常增高对于诊断 ACOP 有意义。

(1)血清酶测定:磷酸肌酸激酶(CPK)、乳酸脱氢酶(LDH)、谷草转氨酶(AST)、谷丙转氨酶(ALT)在心、肺、肾、脑、骨骼肌、胃肠道等组织内含量多,ACOP 时可达到正常值的 10~1000 倍。酶学检查在鉴别诊断方面非常重要,增高程度远远超过急性心肌梗死。

(2)推荐意见:血清酶学异常增高对于诊断 ACOP 有意义。当昏迷患者所在 CO 环境不能明确,鉴别诊断困难时,血清酶学异常增高与血气分析结合分析是诊断 ACOP 的重要实验室指标。

3.动脉血气分析

（1）低氧血症：未经处理的中毒患者血 PaO_2 明显降低，可至 $20\sim30mmHg$。

（2）酸碱平衡失衡：低氧血症刺激颈动脉体和主动脉体化学感受器，引起代偿性肺过度通气，导致低碳酸血症和呼吸性碱中毒。患者长时间低氧血症，使组织内有氧氧化减少，无氧酵解增强，产生大量有机酸，出现代谢性酸中毒。由于病情变化，可能出现各种各样的酸碱失衡，如合并呼吸抑制，肺间质水肿和肺泡水肿出现呼吸性酸中毒合并代谢性酸中毒。

（3）推荐意见：ACOP 后纠正低氧血症和酸碱平衡失调是急诊抢救治疗的重要环节。有条件的医疗机构应对昏迷的重症患者常规检测。

4.肾功能检查　重症 ACOP 由于脱水、休克等，肾血流量减少、肾小球滤过率降低可造成肾前性氮质血症。当肾缺血时间过久或合并非创伤性横纹肌溶解征时会发生急性肾功能衰竭，血 BUN、Scr 明显增高。推荐意见：重症患者应作为常规检测项目。

5.脑电图检查　无特异性改变，轻度 ACOP 可见局部（额叶多见）θ、δ 慢波增多为主，中、重度患者慢波弥漫性增多、呈广泛中度或重度异常，脑电图异常的程度与病情相关性尚无报告。推荐意见：不作为常规检查项目。

6.颅脑 CT 检查　1978 年始有报道，轻、中度 ACOP 患者头颅 CT 可有或无异常改变。重度 ACOP 患者 60%~80% 早期表现为脑水肿伴或不伴病变。CT 表现为双侧大脑白质弥漫性低密度，灰白质界限不清，双侧苍白球对称性低密度灶，脑室缩小或脑沟脑池变窄。脑水肿消失后仍可见苍白球及脑白质低密度影像，为苍白球软化灶和脑白质神经纤维脱髓鞘，可伴有脑萎缩，少见合并脑梗死。脑 CT 改变与病情程度及发生迟发脑病的相关性尚无有说服力的研究。推荐意见：重症 ACOP 患者应作为常规检查项目。

7.脑磁共振（MRI）检查　ACOP 患者脑的 MRI 表现，最早于 1986 年由 Davis 报道。其后国外学者报道较多，近年国内文献增加。早期双侧苍白球长 T_1、T_2，双侧大脑半球白质等 T_1、稍长 T_2，DWI 及 FLAIR 为稍高信号或高信号。偶见内囊、大脑脚、黑质、海马异常信号。晚期半卵圆中心、侧脑室周围长 T_1、T_2，FLAIR 高信号，脑室扩大，脑沟增宽脑萎缩征象。Osborn 对 ACOP 后 10 天的患者做 MRI 增强扫描，可以见到动脉边缘带的皮质出现脑回状强化及双侧基底核局灶性强化。推荐意见：重症昏迷患者，特别是有鉴别诊断意义时应及时进行此项检查。

8.心电图检查　部分患者表现异常，但其改变对于 ACOP 诊断无特异度，并无法与患者基础性疾病鉴别。推荐意见：有基础病的患者易并发急性心肌梗死、心律失常、急性心功能不全等，应根据患者具体病情酌情选择。

六、诊断

1.病史

（1）有明确或可疑一氧化碳接触史（使用燃气热水器、煤炉、吃火锅、接触汽车废气、火灾及瓦斯爆炸救援和幸存者）。

(2)出现头痛、头晕、恶心、呕吐、心悸、乏力、呼吸困难、昏迷、抽搐等。

2.体格检查　皮肤黏膜呈樱桃红色,呼吸增快、心率增快、血压下降、意识障碍等。

3.辅助检查

(1)血液碳氧血红蛋白浓度测定。

(2)损伤标志物检查:肌酸激酶、乳酸脱氢酶、谷草转氨酶、谷丙转氨酶、肌钙蛋白Ⅰ或T、肌红蛋白、血肌酐、血淀粉酶、神经元特异性烯醇化酶等。

(3)血气分析。

(4)颅脑CT:轻、中度中毒患者头颅CT可有或无异常改变。重度急性一氧化碳中毒患者中60%~80%早期表现为脑水肿。

(5)磁共振:早期双侧苍白球长T_1、T_2,双侧大脑半球白质等T_1、稍长T_2,偶见内囊、大脑脚、黑质、海马异常信号。晚期半卵圆中心、侧脑室周围长T_1、T_2,脑室扩大、脑沟增宽。

(6)脑电图:轻度急性一氧化碳中毒可见局部(额叶多见)以慢波增多为主,中-重度患者慢波弥漫性增多、呈广泛中度或重度异常。

七、治疗

1.迅速移离现场,转移患者到空气新鲜处,解开衣领,保持呼吸道畅通,将昏迷患者摆成侧卧位,避免呕吐物误吸。

2.氧疗　氧疗是治疗一氧化碳中毒的关键措施。正常大气压下,碳氧血红蛋白释放出半量一氧化碳约需116分钟,吸入纯氧可缩短至46分钟,而吸入3个大气压的纯氧则可缩短至16分钟。当患者体内碳氧血红蛋白<3%、临床中毒症状消失时,可终止氧疗。氧疗方法应根据患者病情的轻重、临床状态及客观条件选择。

(1)带储氧袋非重复呼吸面罩:吸氧浓度可达60%~90%,为避免氧中毒,此法吸氧不宜超过6小时。

(2)机械通气:适用于重度中毒出现频繁抽搐、深昏迷或去大脑皮质状态、顽固性低氧血症、休克、上消化道出血的患者,气管插管,通过呼吸机吸入纯氧不应超过6小时。

(3)高压氧:中国《2012年一氧化碳中毒临床治疗指南》建议对所有急性一氧化碳中毒患者应尽早给予高压氧治疗,常用压力为2.0~2.5绝对大气压(ATA),1次/日,舱内吸氧时间60分钟,连续治疗不超过30次。美国《2012年一氧化碳中毒专家共识》建议:高压氧适用于一氧化碳中毒伴随意识丧失、心肌缺血样改变、神经损害、明显代谢性酸中毒、碳氧血红蛋白>25%者(孕妇和儿童15%)。首次给予3.0ATA,其后症状仍持续的患者可给予2.0ATA治疗,24小时内治疗可达3次,治疗总次数不超过3次。

3.防治脑水肿　昏迷伴球结膜水肿、视盘水肿或监测颅压增高者,可予20%甘露醇125mL静脉滴注,呋塞米20mg静脉注射,两者交替使用,6小时或8小时一次。

4.控制抽搐　首选地西泮10~20mg静脉注射,根据病情可重复使用,可加用苯巴比妥100mg肌内注射,每8小时一次。抽搐难以控制者可联合异丙酚1~3mg/kg静脉注射后以4~10mg/(kg·h)持续泵入,或咪达唑仑0.2mg/kg静脉注射后以0.05~0.4mg/(kg·h)持续泵入,必要时吸入麻醉剂如异氟烷等。

5.其他可能有益的措施 包括亚低温、糖皮质激素、抗血小板药物、依达拉奉、奥拉西坦。

（1）亚低温治疗："选择性脑部亚低温"概念，即通过颅脑降温进行脑部的选择性降温，使脑温迅速下降并维持在亚低温水平（33~35℃），肛温在37.5℃左右。ACOP 患者进行亚低温脑保护受到医务人员重视并多次讨论。亚低温对损伤脑组织的保护作用表现在以下方面：降低脑耗氧量，减少脑血流量，延迟能量耗竭发生，抑制炎症反应，减轻脑水肿，降低颅压。研究提示亚低温疗法对于减轻患者脑损伤有益，并且亚低温治疗时间不能过短。

（2）糖皮质激素：有快速、强大而非特异性的抗炎作用，在炎症初期抑制毛细血管扩张，减轻血管内皮细胞的水肿和血管内膜炎症，从而改善脑的血液循环；其次，能提高中枢神经系统的兴奋性，减轻对神经细胞的损伤；此外，糖皮质激素的抗炎作用有促进肺间质液体吸收，促进肺泡Ⅱ型细胞分泌表面活性物质缓解支气管痉挛，抑制肺纤维化等多种功能；还可有效抑制体内自由基的生成，对脂质过氧化反应具有剿灭作用。ACOP 后应用糖皮质激素是否能够减轻神经损伤、恢复神志及预防迟发脑病尚未得到共识。有学者认为，ACOP 后患者中枢神经系统存在的脱髓鞘病变可能与免疫反应有关。近期国内有一项随机对照研究认为，与对照组（单纯高压氧）相比，糖皮质激素+高压氧组患者平均昏迷时间无显著差异，在 30 天时，糖皮质激素+高压氧组迟发脑病发生率大大降低。另一项随机对照研究结果显示，糖皮质激素组与对照组相比可以降低迟发脑病的发生率，高压氧+糖皮质激素效果最优。ACOP 患者往往出现应激性上消化道溃疡出血，糖尿病患者使用时可致血糖升高，应限制其使用。

（3）脱水药物：脑水肿是 ACOP 后脑缺氧过程的主要病理生理改变。缺血缺氧损伤时，脑水肿的发生在早期以细胞毒性水肿占优势，而随着病变的发展，血管性水肿逐渐占据优势地位。目前缺血缺氧性脑水肿的发生机制主要是：①微循环障碍和血脑屏障破坏；②细胞内 Ca^+ 超载；③缺血缺氧后自由基损害；④兴奋性氨基酸（EAA）引起细胞内水肿和神经毒性水肿；⑤细胞能量代谢障碍导致细胞内水肿；⑥水孔蛋白（AQP）是缺氧时诱发脑水肿的重要因素，但确切的机制还不十分清楚。目前治疗脑水肿尚无完美药物，临床上主要采用20%甘露醇等高渗性脱水药对症治疗。ACOP 脑水肿昏迷时选择何种药物脱水、脱水剂量和时间存在争议。长期以来，临床医师在 ACOP 早期昏迷时最常用20%甘露醇静脉滴注，待神志好转后减量。严重脑水肿致脑疝的患者积极的脱水治疗可以挽救患者生命。但其不良反应不容忽视，大剂量长时间脱水可致电解质平衡失调、血容量不足、肾功能受损。快速大量静脉注射渗透性脱水药可使心功能受损或使已患有心功能不全的患者在短时间内血容量急剧增多，导致急性心源性肺水肿。有些学者认为过度脱水造成机体细胞内外渗透压平衡破坏，产生细胞脱水或皱缩，脑细胞内环境紊乱，是患者持续昏迷以至于出现迟发脑病的原因之一。因此，主张有限度地使用渗透性脱水药物，降低颅压，减轻脑水肿。近年对高渗盐水（hypotonic saline，HS）的降颅压作用进行了重新评价。一项小样本前瞻随机对照交叉实验报告了 HSD 组（等摩尔 7.5%盐水 100mL+6%右旋糖酐 70）对比 MAN 组（20%甘露醇 200mL）快速输注降低颅内压的作用的研究，结果显示 HSD 降低颅压的作用优于甘露醇。近期一项高渗盐水与甘露醇治疗颅高压的系统评价,纳入 6 个随机对照试验,结论是高渗盐水减轻脑水肿,降低颅压比甘露醇更安全有效。由于已有的研究样本量太小,Jadad 评分过低,提供循证医学证据还需要高质量、大规模临床随机对照研究。

(4)神经节苷脂(GM-1):它是细胞膜上含糖酯的唾液酸,在中枢神经系统特别丰富。外源性神经节苷脂如 GM-1 能促进轴突生长,增加损伤部位轴突的存活数目,使之达到传导运动所需的阈值数,促进神经恢复。目前 GM-1 比较多地应用于脊髓损伤修复。动物实验显示:GM-1 可以促进损伤后神经元轴突侧支抽芽,减轻脑内胆碱能系统损伤。另一项动物实验显示,在不同的中枢神经受损的动物模型上系统地给予 GM-1,在急性期可防止神经元的变性坏死。欧美国家在 13 个治疗中心选择 5 000 余例脑缺氧患者通过随机、双盲、对照、平行治疗,每天注射 GM-1 100mg 或安慰剂,持续 28 天、84 天时采用多种评分标准评价,结果有些有效,有些无差别。总之,虽然 GM-1 在动物实验方面取得良好疗效,但临床疗效上有不同结果。GM-1 价格昂贵,一般医疗保险不予报销,限制了其广泛使用。临床疗效需继续观察。

(5)抗血小板聚集剂:ACOP 缺氧使血管内皮细胞损伤、脱落,血小板活性明显增加,启动血小板黏附、聚集及白细胞黏附于血管壁,使血管腔狭窄,白细胞大量浸润到缺血组织,并通过机械性堵塞微循环通道或释放毒性物质而导致及加重脑组织损伤。近年临床报告高龄患者相对较多,很多患者合并心脑血管病、高血压病、糖尿病和高脂血症。也有服用抗血小板聚集剂指征。一组随机对照临床研究观察急性中、重度 ACOP 401 例,随机分成 HBO 组 204 例、HBO+盐酸噻氯匹定(抗血小板聚集剂)组 197 例,后者给予盐酸噻氯匹定 0.25g/d,连服 30 天。结果显示:HBO 组迟发脑病发生 23 例(11.27%),HBO+盐酸噻氯匹定组 7 例(3.55%),2 组比较差异有统计学意义($P<0.01$)。

(6)依达拉奉:2001 年在日本首次上市的新药,易透过血脑屏障,其作用机制主要是消除自由基,抑制脂质过氧化反应和调控凋亡相关基因。对减轻脑缺血损伤和缺血再灌注损伤及减轻脑水肿有保护作用。动物实验显示,依达拉奉通过抑制黄嘌呤氧化酶和次黄嘌呤氧化酶的活性,刺激前列环素的生成,减少白三烯生成,降低羟自由基浓度,从而起到阻止缺血半暗带发展成脑梗死,并抑制迟发性神经元死亡的作用。依达拉奉在治疗脊髓损伤和缺血性脑损伤方面有疗效。国外尚未见依达拉奉用于 ACOP 的报告。国内几项小样本非双盲随机对照临床研究观察急性重度 ACOP 患者应用依达拉奉的治疗结果,表明 HBO+依达拉奉治疗 ACOP 在减轻脑水肿,减少昏迷时间和程度及减少病死率方面有一定作用。其不良反应主要是皮疹和肝肾功能损害。

(7)纳洛酮:纳洛酮是一种人工合成的非特异性阿片受体阻滞剂,能竞争性地阻断并取代阿片样物质与受体的结合,阻滞应激状态下产生大量内源性阿片肽所致的广泛病理生理效应,用于阿片类麻醉药的阻滞苏醒。近期国内有将纳洛酮应用于治疗 ACOP,但目前未见到设计严谨的随机对照研究。虽然国内多项小样本随机对照研究认为有效,但实验设计和疗效评价方面尚不完善。目前没有足够证据支持纳洛酮用于 ACOP 常规治疗。

(8)吡咯烷酮类:吡拉西坦、奥拉西坦和普拉西坦均为环状 GABOB 衍生物,是作用于中枢神经系统网状结构的拟胆碱能药。此药能透过血脑屏障,选择性作用于皮质和海马,激活、保护或促进神经细胞的功能恢复。1987年在意大利上市,1997年在国内上市。20世纪90年代国外将其应用于治疗阿尔茨海默病。近年奥拉西坦在国内应用于临床,由于售价昂贵,限制了其应用。一项多中心双盲平行对照试验研究了奥拉西坦注射液和吡拉西坦治疗脑器质性综合征的疗效,结果显示,奥拉西坦和吡拉西坦对脑器质性病综合征有明显疗效,奥拉西坦疗效高于吡拉西坦。Malykh等认为,普拉西坦应用于临床10年,在改善脑血管病和脑创伤所致认知障碍方面有效。

八、预后

轻度中毒可完全恢复。中度中毒大部分患者数日内痊愈,个别遗留神经症、周围神经损伤和迟发性脑病。重度中毒大部分患者1~2周恢复,部分遗留神经精神症状,约0.5%出现迟发性脑病,病死率在1%左右。

第二节 急性酒精中毒

急性酒精中毒是指在短时间摄入大量酒精(乙醇)或含酒精饮料后出现的以意识障碍为主要表现的一种中毒急症,容易继发外伤和其他脏器损害,严重者可致死。

一、流行病学

根据世界卫生组织(WHO)的研究报告,全世界每年因使用酒精导致约330万例死亡,占所有死亡数的5.9%。1989年10月,我国城市流行病调查显示我国每年约有11万人死于酒精中毒,占总死亡人数的1.3%(不包括因饮酒导致交通事故引起的死亡)。根据发表的文献推测,急性酒精中毒约占急性中毒的22.8%,每年死于醉酒驾驶的人数在4000人以上。

二、酒精代谢动力学

酒精(乙醇)分子量为46.07,易溶于水,其密度是$0.789g/cm^3$(20℃)。酒的度数是指在20℃的条件下酒中酒精的体积百分比。口服的酒精约80%由十二指肠和空肠吸收,其余由胃吸收。健康成人空腹口服后30~60分钟吸收量可达80%~90%,胃内容物可使完全吸收时间延迟至4~6小时。吸收后的酒精分布于体内所有含水的组织和体液中,且易透过血脑屏障和胎盘,表观分布容积0.6L/kg。

90%的酒精在肝内代谢,在肝细胞胞液中的乙醇脱氧酶的催化下,酒精先氧化为乙醛,然后在乙醛脱氢酶的作用下转化为乙酸,乙酸进一步转化为乙酰辅酶A,进入三羧酸循环生成CO_2和H_2O。约10%的乙醇由微粒体乙醇氧化系统氧化,小部分由过氧化氢酶氧化。成人每小时可清除酒精7g(100%酒精9mL),血液中酒精浓度每小时约下降200mg/L。

三、发病机制与病理生理

酒精具有脂溶性,可迅速透过大脑神经细胞膜并作用于膜上的酶而影响细胞功能。酒精的成人致死剂量为250~500g。酒精对中枢神经系统的抑制,随着剂量的增加,由大脑皮质向下,通过边缘系统、小脑、网状结构到延髓。低浓度酒精拮抗γ-氨基丁酸对脑的抑制作用,使患者出现兴奋症状。随着酒精浓度的增高,作用于小脑引起共济失调,作用于网状结构引起昏睡和昏迷。极高浓度酒精抑制延髓中枢引起呼吸、循环功能衰竭。另外,酒精在肝内代谢生成大量还原型辅酶Ⅰ(NADH),使细胞内还原氧化比值(NADH/NAD)增高,因而依赖于NADH/NAD正常的代谢可发生异常,如乳酸升高、酮体蓄积、低血糖等。

四、临床分级

1.轻度中毒　血酒精浓度达500mg/L以上,患者处于兴奋状态,语无伦次,轻度运动不协调,嗜睡。

2.中度中毒　具备下列之一者(血酒精浓度达1 500mg/L以上):①处于昏睡或昏迷状态或5分<Glasgow昏迷评分≤8分;②出现躁狂或攻击行为;③意识不清伴严重共济失调;④出现错幻觉或惊厥发作;⑤出现代谢紊乱,如酸中毒、低血钾、低血糖;⑥出现器官功能受损:如与酒精中毒有关的心律失常(频发期前收缩、心房颤动或心房扑动等)、心肌损伤(ST-T异常、心肌酶学升高2倍以上)或上消化道出血、胰腺炎等。

3.重度中毒　具备下列之一者(血酒精浓度达2 500mg/L以上):①处于昏迷状态,Glasgow评分≤5分;②出现微循环灌注不足:脸色苍白、皮肤湿冷、口唇发绀、心率加快、脉搏细弱、血压代偿性升高或下降(低于90/60mmHg或收缩压较基础血压下降30mmHg以上);③出现严重代谢紊乱:pH≤7.2、血钾≤2.5mmol/L、血糖≤2.5mmol/L;④出现重要脏器功能不全。

4.极重度中毒　血酒精浓度达4 000mg/L以上,出现深昏迷,呼吸循环麻痹。

五、诊断

1.临床诊断　需同时具备以下两点。

(1)明确的过量酒精或含酒精饮料摄入史。

(2)呼出气体或呕吐物有酒精气味并有以下之一者:①易激惹、多语、语无伦次、行为粗鲁或攻击行为、恶心、呕吐等;②出现明显的共济失调、眼球震颤、复视、躁动、感觉迟钝;③出现昏睡或昏迷、颜面苍白、皮肤湿冷、体温降低、血压异常、呼吸节律或频率异常、心率快或慢、二便失禁等。

2.实验室确诊　血酒精浓度≥500mg/L。

3.诊断注意事项　①外伤:急性酒精中毒后外伤常见,特别是脑外伤,延误诊断可致死;②并发症:酒精中毒容易诱发心血管事件,脑出血、窒息、胰腺炎、吸入性肺炎、食管贲门黏膜撕裂症、上消化道出血、横纹肌溶解综合征也时有发生,因此不能忽视并发症的诊断。

六、鉴别诊断

1.脑血管疾病　神经系统定位体征,以及头颅CT或MRI检查可明确。

2.低血糖症　患者常有糖尿病病史,床旁血糖监测可明确。

3.双硫仑样反应　在应用某些头孢菌素类或咪唑类药物过程中饮酒或饮酒后应用此类药物出现的类似服用双硫仑后的反应,往往在饮酒30分钟内发病,主要表现为面部潮红、头痛、头晕、心悸、胸闷、视物模糊、心率增快、多汗,严重者出现血压下降、意识不清或惊厥。

七、监测

监测神志、瞳孔、血压、呼吸和指脉氧、肢体运动、血糖、乳酸、血气分析、血酒精浓度和心电图等。

八、治疗

1.一般治疗　兴奋躁动患者需适当约束并加强看护,昏迷患者需保暖和去枕侧卧位。对于剧烈呕吐者,给予止吐,谨防误吸、食管贲门黏膜撕裂和食管破裂。

2.毒物清除

(1)洗胃:仅限于以下情况之一者:①摄入致死量的酒精;②同时存在或高度怀疑其他剧毒物质中毒。对于昏睡、昏迷的患者洗胃前必须气管插管。

(2)血液净化:经常规治疗病情恶化并具备下列之一者可行血液净化:①血酒精含量超过4 000mg/L;②呼吸循环严重抑制的深昏迷;③严重酸中毒(pH≤7.2);④出现急性肾衰竭;⑤复合中毒或高度怀疑合并其他危及生命的中毒。单纯急性中毒首选血液透析,呼吸循环不稳定时选择持续肾替代治疗(CRRT)。

3.解毒剂

(1)美他多辛:该药能激活乙醛脱氢酶,使乙醛脱氢酶的活性明显增加,从而加速酒精的代谢。另外它还能拮抗酒精中毒引起的乙醇脱氢酶活性下降,提高细胞内还原型谷胱甘肽水平。目前在国内已上市,每次0.9g(3支)加入500mL生理盐水静脉滴注。

(2)纳洛酮:对中枢抑制的患者可能有一定疗效,能缩短昏迷时间。建议中度中毒时0.4~0.8mg静脉推注,必要时可重复;重度中毒时首剂0.8~1.2mg静脉推注,用药30分钟神志未恢复可重复一次或以0.4mg/h静脉泵入,直至神志转清。

4.对症治疗　过度兴奋伴有攻击行为者可用地西泮,躁狂者予氟哌啶醇5~10mg肌内注射。应慎用镇静剂,使用中注意观察呼吸和血压。可给予质子泵抑制剂或H_2受体阻滞剂。

血中酒精浓度>4 000mg/L,昏迷长达10小时以上,或有心、肺、肝、肾病变者预后较差,医院内病死率为8.3‰。造成死亡的常见原因依次为颅脑外伤约占急性酒精中毒死因的1/3,心血管疾病约占死因的1/4,自发性脑出血、吸入性肺炎和窒息、急性胰腺炎各占死因的9%左右。

第三节　急性有机磷杀虫剂中毒

每年有机磷农药导致全世界范围内近20万人死亡。我国确切的发病人数未知,根据国内文献报道,急性有机磷杀虫剂中毒的病例数占农药中毒的近60%。

急性有机磷杀虫剂中毒(acute organophosphate pestiade,AOPP)是指有机磷农药短时间内大量进入人体造成乙酰胆碱酯酶(AChE)的抑制,导致乙酰胆碱(ACh)在突触间隙大量积聚,出现的以毒蕈碱样症状和烟碱样症状为主要表现的一种中毒危重症。

一、病因

有机磷杀虫剂品种繁多,引起AOPP最常见的毒物为敌敌畏、甲胺磷、氧化乐果、乐果、对硫磷、敌百虫。常用有机磷杀虫剂的分子量在114~291,除甲胺磷、氧化乐果、敌百虫易溶于水外,其他品种一般不易溶于水,而易溶于多种有机溶剂,遇碱易分解,有机磷农药常用乳油作为溶剂,主要含二甲苯、甲基萘等。

有机磷农药可通过胃肠道、皮肤、呼吸道等途径吸收,吸收后6~12小时血中浓度达峰值。吸收后迅速分布全身各脏器,其中以肝内浓度最高,肌肉和脑最少。主要在肝代谢,通过氧化、还原、水解、脱肟基、脱烷基及侧链改变等反应形成各种代谢产物。对硫磷通过肝细胞微粒体的氧化酶系统氧化为对氧磷,后者对AChE的抑制作用比前者强300倍。敌百虫脱去侧链转化为毒性更强的敌敌畏。有机磷杀虫药48小时内通过肾完全排出。

二、发病机制与病理生理

有机磷杀虫药能抑制多种酶的活力,但对人体的毒性主要在于抑制胆碱酯酶。胆碱酯酶分为真性胆碱酯酶和假性胆碱酯酶两类,真性胆碱酯酶主要存在于胆碱能神经末梢突触间隙,也存在于胆碱能神经元内和红细胞中,水解ACh能力最强;假性胆碱酯酶广泛存在于神经胶质细胞、血浆、肝、肾、肠中,水解ACh的能力很弱,但能水解丁酰胆碱和琥珀胆碱。

有机磷及其代谢产物与分布在神经突触和神经-肌肉接头处的AChE形成磷酰化胆碱酯酶。该酶无水解ACh的能力,导致ACh在突触间隙大量积聚,从而使胆碱能神经先强烈兴奋后衰竭。分布在胆碱能神经节后纤维所支配的组织(心脏、平滑肌、腺体等)的胆碱受体称为"毒蕈碱敏感性胆碱受体"或"M胆碱受体";在神经节突触中及骨骼肌运动终板内的胆碱受体,称为"烟碱敏感性胆碱受体"或"N胆碱受体",相应表现为一系列的毒蕈碱样、烟碱样和中枢神经系统症状。

三、临床表现

1.毒蕈碱样表现　迷走神经兴奋导致平滑肌痉挛和腺体分泌增加。表现为恶心、呕吐、腹痛、腹泻、流涕、流涎、气道分泌物增加、大小便失禁、多汗、心率减慢和瞳孔缩小,严重患者出现肺水肿。

2.烟碱样表现　ACh在横纹肌神经肌肉接头处过度蓄积,使面、眼睑、舌、四肢和全身横纹肌发生肌纤维颤动,甚至全身强直性痉挛。患者常先有全身紧束和压迫感,而后肌力减退和瘫痪,可出现呼吸肌麻痹。AChE受抑制后,交感神经节前纤维释放的ACh持续刺激节后纤维末梢,使得儿茶酚胺释放增多,部分患者可见血压增高、心率加快和心律失常。

3.中枢神经系统　表现头晕、头痛、疲乏、共济失调、烦躁不安、谵妄、抽搐和昏迷。

4.中毒程度分级

（1）轻度中毒：表现为头晕、头痛、恶心、呕吐、腹痛、多汗、胸闷、乏力、视物模糊、瞳孔缩小。全血 ChE 活性下降到 50%~70%。

（2）中度中毒：除上述症状外，出现烟碱样症状，全血 ChE 活性下降到 30%~50%。

（3）重度中毒：除上述症状外，出现昏迷、肺水肿、呼吸肌麻痹和脑水肿，全血 ChE 活性下降到 30%以下。

5.特殊表现

（1）反跳现象：AOPP 患者，特别是乐果和马拉硫磷口服中毒者，经急救好转后，可在数日至 1 周出现病情突发恶化，重新出现上述胆碱能危象，甚至发生肺水肿或突然死亡。

（2）中间型综合征：指 AOPP 所引起的以肌无力为突出表现的综合征。多在中毒后 24~96 小时发病，主要表现为屈颈肌、四肢近端肌肉及颅神经所支配的肌肉肌力减退（如睁眼困难、眼球活动受限、复视、吞咽困难、声音嘶哑）。累及呼吸肌时，可引起呼吸肌麻痹。

（3）迟发性多发性神经病：少数患者在急性重度中毒症状消失后 2~3 周出现感觉神经和运动神经多发性损害，主要表现为肢体末端烧灼、疼痛和麻木，下肢无力、瘫痪和肌肉萎缩。

（4）局部损害：皮肤接触后可出现过敏性皮炎，甚至剥脱性皮炎。累及眼部可引起结膜充血和瞳孔缩小。

四、诊断

1.病史　有机磷杀虫剂的接触史。

2.典型临床表现　毒蕈碱样表现、烟碱样表现和中枢神经系统表现。

3.全血胆碱酯酶测定　血清 ChE 活性仅占全血 ChE 活性 16%，红细胞内 ChE 约占 84%。全血胆碱酯酶活性不仅是诊断 AOPP 的特异性指标，还能用来判断中毒程度、评估疗效及预后。

五、鉴别诊断

1.急性胃肠炎　发病前不洁饮食史，大便常规异常，无瞳孔缩小，全血 AChE 活性正常。

2.氨基甲酸酯类杀虫药中毒　毒物接触史不同，全血 AChE 下降不明显。

六、监测

监测体温、呼吸频率和节律、心率和心律、血压、指脉氧、神志、瞳孔、皮肤潮湿度、肺部湿啰音、肌颤、肌力及 AChE 活性。

七、治疗

1.毒物的清除

（1）洗胃：经口摄入的患者应尽早洗胃，对于口腔内大量分泌物、意识不清或预计病情迅速恶化的患者，洗胃前应先气管插管保护气管。成人使用清水洗胃，儿童应使用生理盐水,在条件允许的情况下,最好使用2%碳酸氢钠(敌百虫忌用)。中重度中毒的患者应在第一次洗胃后留置胃管,每4~6小时用生理盐水或2%碳酸氢钠1 000mL进行胃灌洗,持续约3小时。对于经口洗胃困难的患者或存在洗胃禁忌证的患者,可紧急开腹胃切开洗胃。

(2)皮肤、毛发和口腔的清洗:对于经皮肤吸收中毒的患者,应立即更换衣物,彻底清洗全身包括毛发和指甲;对于经口中毒的患者,不应忽视口腔的清洗。应保证被褥、床单和床垫绝对无毒物污染。

(3)吸附与导泻:洗胃完毕后可经胃管给予活性炭(1g/kg),并同时给予20%甘露醇250~500mL。

(4)血液灌流:因有机磷农药脂溶性高,分布容积大,血浆中毒物存留时间很短,大部分进入红细胞和周围组织,实验研究提示分布于血液中的有机磷仅占总量约1%,单次血液灌流2小时清除的有机磷量占体内总量约3%。国内部分临床研究认为血液灌流可改善预后,有条件可试用。

2.特效解毒剂

(1)胆碱酯酶复活剂:肟类化合物吡啶环中的季胺氮带正电荷,能被磷酰化胆碱酯酶的阴离子部位所吸引,而其肟基与磷原子有较强的亲和力,能与磷酰化胆碱酯酶中的磷形成结合物,使其与AChE的酯解部位分离,从而恢复AChE活力。复活剂能有效解除烟碱样症状,迅速控制肌纤维颤动。常用药物为氯解磷定和碘解磷定,前者肟基含量高,极易溶于水,可供肌内注射,而后者只能静脉注射,两者半衰期分别为77分钟和102分钟。国内外多项研究提示在给予负荷剂量后采取持续输注的方式可取得最佳治疗效果,具体用法见表15-1。

(2)抗胆碱药物:此类药物可与乙酰胆碱争夺胆碱能受体,从而阻断ACh的作用。临床常用的药物为阿托品和戊乙奎醚,两者均能有效解除毒蕈碱样症状和呼吸中枢抑制。应用阿托品时应尽快达到并维持阿托品化,具体指标:瞳孔较前散大,口干,皮肤干燥,颜面潮红,肺部啰音消失,心率加快。同时要密切观察,防止阿托品中毒。阿托品中毒表现为高热、瞳孔散大、意识模糊、幻觉、谵妄、抽搐、尿潴留等。戊乙奎醚对心率影响较小,半衰期长,无须频繁给药,还具有拮抗烟碱样作用的特点,能有效解除肌颤和肌肉强直,具体用法见表15-1。

表15-1　AOPP解毒药的剂量与用法

药名	轻度中毒	中度中毒	重度中毒
氯解磷定	首剂30mg/kg加入5%葡萄糖100mL中快速静脉滴注,必要时2小时后重复一次	首剂30mg/kg加入5%葡萄糖100mL中快速静脉滴注,然后以8mg/(kg·h)的速度静脉泵入,疗程2~3日	首剂30mg/kg加入5%葡萄糖100mL中快速静脉滴注,然后以8mg/(kg·h)的速度静脉泵入,疗程5~7日

（续表）

药名	轻度中毒	中度中毒	重度中毒
碘解磷定	首剂 1.0g 加入 5%葡萄糖 100mL 中快速静脉滴注，必要时 2 小时后重复一次	首剂 1.5g 加入 5%葡萄糖 100mL 中快速静脉滴注，然后以 0.5g/h 的速度静脉泵入，疗程 2~3 日	首剂 2.0g 加入 5%葡萄糖 100mL 中快速静脉滴注，然后以 0.5g/h 的速度静脉泵入，疗程 5~7 日
阿托品	首剂 2~4mg 皮下注射，随后 1~2 小时重复一次。阿托品化后 0.5mg 皮下注射，4~6 小时一次	首剂 5~10mg 静脉推注，随后 1~2mg 静脉推注，30 分钟一次，皮肤干燥，肺部啰音消失后 1mg 皮下注射，4~6 小时一次	首剂 10~20mg 静脉推注，随后 2~5mg 静脉推注，10~30 分钟一次。阿托品化后 1mg 皮下注射，2~4 小时一次
戊乙奎醚	首剂 1~2mg 肌内注射，45 分钟后视情况重复 1~2mg。皮肤干燥、肺部啰音消失后 1~2mg 肌内注射，8~12 小时一次	首剂 2~4mg 肌内注射，45 分钟后视情况重复首剂半量 1~2 次，皮肤干燥、肺部啰音消失后 1~2mg 肌内注射，8~12 小时一次	首剂 4~6 mg 肌内注射，45 分钟后视情况重复首剂半量 1~2 次，直至皮肤干燥、肺部啰音消失后 1~2mg 肌内注射，8~12 小时一次

3.对症治疗

（1）呼吸支持：对于重度中毒患者建议早期气管插管，可有效避免分泌物和呕吐物堵塞气管，防止中枢性呼吸衰竭对生命的威胁。发生中间型综合征时早期可使用无创通气。

（2）循环支持：部分重度中毒患者会出现循环衰竭，建议选择去甲肾上腺素调整血管张力，根据心律失常类型给予抗心律失常药物。

（3）其他：给予甘露醇治疗脑水肿，纠正电解质紊乱等。

目前我国 AOPP 总病死率在 10%左右，死亡的主要原因是中枢性和外周性呼吸衰竭。出现呼吸、心搏骤停或严重的循环衰竭的患者死亡风险明显增大。

参考文献

[1]梁品主编.外科急危重症[M].北京:中国协和医科大学出版社,2018.

[2]梁名吉.呼吸内科急危重症[M].北京:中国协和医科大学出版社,2018.

[3]梁名吉主编.消化内科急危重症[M].北京:中国协和医科大学出版社,2018.

[4]中华医学会.2018 重症医学[M].北京:中华医学电子音像出版社,2018.

[5]陆国平.儿童急诊与重症医学临床技术[M].上海:复旦大学出版社,2016.

[6]管向东,于凯江,陈德昌,等.重症医学 2019[M].北京:中华医学电子音像出版社,
2019.

[7]陈荣昌.呼吸与危重症医学 2018—2019[M].北京:中华医学电子音像出版社,2019.

[8]刘大为.实用重症医学[M].第 2 版.北京:人民卫生出版社,2017.

[9]高友山.实用重症医学手册.[M].第 2 版.北京:科学出版社,2017.

[10]陈大鹏,母得志主编.儿童呼吸治疗学[M].北京:科学出版社,2019.

[11]国家卫生健康委员会.新型冠状病毒感染的肺炎诊疗方案(试行第七版)[EB/OL].
[2020-03-12].

[12]中国医师协会急诊医师分会,中国研究型医院学会休克与脓毒症专业委员会.中国
脓毒症/脓毒症休克急诊治疗指南(2018)[J].感染、炎症、修复,2019,20(1):3-22.

[13]欧阳彬.ESPEN2018 重症营养指南解读[J].中华重症医学电子杂志(网络版),2019,
5(3):296.

[14]中华医学会消化病学分会胰腺疾病学组,《中华胰腺病杂志》编辑委员会,《中华消
化杂志》编辑委员会.中国急性胰腺炎诊治指南(2019,沈阳)[J].中华胰腺病杂志,
2019,19(5):321-331.

[15]中华医学会感染病学分会肝衰竭与人工肝学组,中华医学会肝病学分会重型肝病与
人工肝学组.肝衰竭诊治指南(2018 年版)[J].中华传染病杂志,2019,37(1):1-9.

[16]中国医师协会急诊医师分会,中国研究型医院学会休克与脓毒症专业委员会.中国
脓毒症/脓毒症休克急诊治疗指南(2018)[J].中国急救医学,2018,38(9):741-756.